肚脐疗法治百病

DUQI LIAOFA ZHI BAIBING

第 3 版

程爵棠　编著

河南科学技术出版社

·郑州·

内容提要

本书在第 2 版的基础上修订而成,分上、下两篇。上篇为概论,简要介绍了肚脐疗法的适用范围,生理依据和药疗、拔罐、灸疗三法一体的作用机制,以及治疗方法、优点和注意事项等。下篇为疾病的肚脐疗法,着重介绍了内科、儿科、妇科、男科及伤外、皮肤科、耳鼻咽喉科等近 140 种疾病的外治良方共 900 余首的肚脐疗法治疗经验。本书是作者长期临床实践和四代家传师授经验的总结升华,操作简便、安全可靠、疗效显著,适合临床各科医师、基层医务人员和中医爱好者阅读参考,亦可供城乡家庭自疗和保健之用。

图书在版编目 (CIP) 数据

肚脐疗法治百病/程爵棠编著. －3 版. －郑州:河南科学技术出版社,2020.4 (2021.11 重印)

ISBN 978-7-5349-9787-7

Ⅰ.①肚… Ⅱ.①程… Ⅲ.①脐－中医疗法 Ⅳ.①R244.9

中国版本图书馆 CIP 数据核字 (2020) 第 013926 号

出版发行: 河南科学技术出版社
北京名医世纪文化传媒有限公司
地址:北京市丰台区万丰路 316 号万开基地 B 座 1-115　邮编:100161
电话:010-63863186　010-63863168
策划编辑: 杨磊石
文字编辑: 张　远
责任校对: 龚利霞
封面设计: 龙　岩
版式设计: 崔刚工作室
责任印制: 苟小红
印　　刷: 河南省环发印务有限公司
经　　销: 全国新华书店、医学书店、网店
开　　本: 850 mm×1168 mm　1/32　　　**印张:** 9.75　**字数:** 248 千字
版　　次: 2020 年 4 月第 3 版　　　　　2021 年 11 月第 2 次印刷
定　　价: 33.00 元

如发现印、装质量问题,影响阅读,请与出版社联系并调换

第 3 版前言

本书 2013 年出版,2016 年再版,由于其内容实用、操作简便、疗效确切而受到读者的喜爱,故多次重印以满足需求,同时也接到一些读者来信或电话,既给予了鼓励、赞扬,也提出了一些改进意见与建议,希望修订再版。为此,我们在保留原版特色的基础上,再次对本书进行了修订。此次修订主要是增补了近年来经临床验证疗效确切的新配方 66 首,新增疾病 4 种,同时修正了原版中的错漏,并删除了一部分疗效欠佳的配方。本版与原版相比,内容更加丰富、更加实用。

在本书修订过程中,承蒙程功文、程美红、张大英、张大亮、陈常珍、李勇等协助做了大量的资料收集、整理工作,在此深表谢意。由于笔者学识所限,虽经修订但仍可能存在一定疏漏和错误,敬请广大读者批评指正。

程爵棠

2019 年 10 月

第1版前言

肚脐疗法是指包括药疗、拔罐、灸疗三法一体的治病方法,属中医学外治法,是一种古老而有效的治病方法,素为历代临床医家所重视。这一疗法具有"操作简便、方法多样、安全可靠、疗效显著"和"医者用以治病、患者用以自疗"的特点,而且因肚脐在人体中的位置显著,一看便知,容易掌握,对中、青、老、幼患者普遍适用,因此具有重要的研究价值和很高的医疗实用价值。

本疗法源远流长,自《黄帝内经》始,经过历代医家的不断充实和提高,至今已日臻完善,成为中医学重要的外治疗法之一。

中医学治病概括起来,主要是内治法和外治法两种。内治法虽为临床所常用,但亦有不足之处。如服药不便、药味苦,婴儿尤为拒服。笔者有鉴于此,50多年来继承家训,重视外治,在诊治疾病时,尽量选用肚脐疗法,这样既可免除内治之不足,又因其适用范围广,疗效显著,凡内外诸疾多可疗之,深受患者欢迎。为了造福人民,笔者依据四代家传、师授经验,参考历代名著医籍及当代医籍与期刊中发表的临床经验,并结合家传秘方《外治汇要》《临床验方集》和《程氏医学笔记》及笔者50年来的临床经验,本着"撷取精华、重在实效"的原则,几经易稿,编著成《肚脐疗法治百病》一书。

全书分上、下两篇。上篇简要介绍了肚脐疗法的适用范围、生理依据，以及药疗、拔罐、灸疗三法一体的作用机制、治疗方法、优点和注意事项等。下篇着重介绍了内科、儿科、妇科、男科及伤外科、皮肤科、耳鼻咽喉科等共140多种疾病的800多首肚脐疗法的临床治疗经验。每一疾病均简要介绍了病因、症状、疗法（多并列有数方、十数方）等内容，每方包括药物组成、制法、用法、功用、主治等，有的附有相关疗法的注意事项及验证情况。

本书适合中医各科临床、教学工作者及广大基层医务工作者与中医爱好者应用和参考，也适合家庭自疗和保健之用。

在本书编写中，程功文、程美红、文力、程华、程铭、刘一平、刘华、张大英、新苗、李显平、程文、李平等协助做了大量的资料收集、整理工作，深表谢意。本书若有遗漏和不足之处，恳请同仁高贤和广大读者不吝批评赐正。

程爵棠

2012 年 6 月写于中国瓷都景德镇

目　录

上篇　概　论

下篇　疾病的肚脐疗法

上篇 概 论

中医治病常分内治法与外治法两种。肚脐疗法属外治法之一，又分药物外治法与非药物外治法两种，与内治相同，也是以中医学的脏腑经络学说为依据的。脏腑是人体生理的核心，又是生命活动的主宰；经络是气血运行的通道，又是沟通表里、联系上下的纽带。肚脐与脏腑相关、经络相通，是人体体表组织中的重要组成部分。本疗法就是利用少量常用药物或不用药物，按病或随证，选用药物敷、涂、熨或拔罐、艾灸等法，通过对肚脐产生药理作用或局部刺激，激发人体脏腑功能，以达到调和阴阳、疏通气血、祛除病邪、防治疾病的目的。

肚脐疗法由来已久，源远流长。在中医学早期著作《黄帝内经》中就有敷脐、熨脐的记载，此后历代均有发展，日臻完善。如晋代的《肘后备急方》，唐代的《备急千金要方》《千金翼方》《外台秘要》，宋代的《太平圣惠方》《圣济总录》，明代的《本草纲目》《寿世保元》，清代的《串雅内编》《串雅外编》和《医宗金鉴》等著作中，就有许多肚脐疗法的记载。特别是清代吴师机所著的《理瀹骈文》，可谓集外治法之大成，诚为"外治之宗"。新中国成立后，外治法又得到了较大的发展。外治法之一的肚脐疗法尤为临床所常用。肚脐疗法方法灵活，适用范围很广，是临床防病治病的一条"简、廉、效、捷"的新途径，值得发掘、提高和推广应用。

肚脐与人的生命活动息息相关。脐居肚腹中央，属体表组织之一，为百风之总窍，先天赋予生命之根蒂，位居中焦，主先后天疾病。如《幼幼集成》云："脐为百风之总窍，五脏寒门，道家谓之下丹田，为人身之命蒂……为真息往来之路，坎离交会之乡。"由此说明，肚脐在人身中至关重要。它既与脏腑、经络、四肢百骸、五官九窍生理相关，又与病理相关，对生命的影响最大。所以，肚脐疗法与内治法一样，都可以激发人体功能，借以调整人体内部阴阳的平衡，从而达到防治疾病、恢复健康的目的。盖内治是从人体内部（药气入胃）来调整人体功能的，而外治肚脐亦能达到内治效果：一则敷脐，从表入里，通过经络气血流注敷布全身；二则吸脐（拔罐）吸拔瘀血，激发经气，产生良性刺激；三则灸脐，经温和热力刺激激发经气。通过敷脐、吸脐、灸脐的药物或热力刺激，经脐入肾，经小肠传心，同样可以达到"药入胃中"的内治作用，且在一定情况下还优于内治之法。所以，进一步开展肚脐疗法的发掘工作，不断扩大其应用范围，对提高临床疗效，尤属必要。

一、肚脐疗法的适用范围

肚脐疗法能治内外诸疾，而且疗效显著。其治疗原理也是基于《黄帝内经》"从内之外者，调其内；从外之内者，治其外；从内之外而盛于外者，先调其内而后治其外；从外之内而盛于内者，先治其外，而后调其内；中外不相及，则治主病"之旨。病从外入，外治可应之，即使病从内生，仍必形诸外，亦可外治。肚脐位居关要之地，内外相联，无处不通，既为"急则治其标"的捷径，又为"缓则治其本"之良途也。

肚脐疗法与内治疗法的治疗原理是相通的。正如《理瀹骈文》所云："外治之理，即内治之理；外治之药，亦即内治之药，所异者法耳。"又云："郁者以宣，乖者以协，泛者以归，停者以遂，满者以泄，牢者以破，滑者以留，阻者以行，逆上者为之降，陷下者为之提，格于中者为之通，越于外者为之敛。"此与《黄帝内经》"有者求之，无者求之，盛者责之，虚者责之""寒者热之，热者寒之，微者逆之，甚者从之，坚者削之，客者除之，劳者温之，结者散之，滞者攻之，燥者濡之,急者缓之,散者收之,损者益之,逸者行之,惊者平之,上之下之,摩之浴之,薄之劫之,开之发之,适事为故"之旨甚符合。本疗法既可通过所用药物的药理作用及吸脐、灸脐的良性刺激作用而达到防治疾病的效果,又可因肚脐本身的生理抗衡作用而起无穷之功效。

肚脐疗法治病的原理同于内治,只不过给药途径、局部刺激不同。内治服药须先入胃,经过消化道分别清浊后,再将药力输送到全身,药物之糟粕不能入于经脉,能入者乃是药物的气味。肚脐疗法中敷脐之药,因药物敷于皮肤,能达到肉理之中,同样能将药物之气味透过皮肤而直达经脉、摄于体内、融化于津液之中,与之合而为一,具有内外一贯之妙。这就是《理瀹骈文》所说的"切于皮肤,彻于肉理,摄于吸气,融于渗液",说明异途同治,其理则一,均可将所吸入药物之气味,通过经脉传输、散布到全身所需之地以达到防治疾病的目的。同样,通过肚脐(取神阙穴)之拔罐、灸疗所产生的良性刺激,可激发经气而引起中枢神经反射作用。此即肚脐疗法应用范围的依据。

肚脐疗法的应用范围很广。根据有关古今医籍和笔者家传经验,笔者认为,本疗法可操阴阳诸疾之总,若仅用脐治脐病,是埋没其功。特别是对于病者衰老而不胜攻者,病者幼小而不宜表者,病邪郁伏急难外达者,局部之疾药力不易到达者,上下交病不易合治者,内外合病势难兼顾者,病起仓促不易急止者,既要祛病又怕药苦者等尤宜。脐疗重在中焦,而对上、中、下三焦之病,又有上下相应之妙,就笔者经验而言,本疗法能治内科、妇科、儿科及男科诸多疾病,并可治外科、皮肤科和耳鼻咽喉科部分之疾,合之可疗临床各科多种常见病和部分疑难病。在临证中,凡内治所用的有效方药均可为本疗法所用,此即"外治之药,亦即内治之药,所异者法耳",亦有本疗法之特定有效方药,若能按病进行辨证选方用药,多获良效。总之,要方随证定、法随证变、药必对证、务求实效为第一要务。

二、肚脐疗法的生理依据

脐居人体肚腹中央,是阴阳、经络交会之地,六腑相邻之邦,外通经络,内联脏腑。

脐,又名肚脐、脐中,或名气舍、维会、胞蒂,即针灸学上的神阙穴,道家谓之下丹田(即中虚一穴)。脐起于肚腹之正中央,即在剑突与耻骨联合连成的中点,向内凹陷,形如铜钱。脐部肌膜薄嫩,极为敏感,与脏腑相通,内联真息之气。由此可见,肚脐在人体中所居位置极为重要,又易于鉴别,一看便知,认位准确,便于临床用药、施术,以免致误。

肚脐疗法的生理依据与其他疗法一样,也是以中医学脏腑经络学说为依据的,所以,其生理主要依据有以下几个方面。

1. **脐为风窍、寒门之舍**　脐为先天赋予生命之根蒂,位居中焦,主先后天疾病。盖婴儿出生,首护肚脐,以防风寒外袭而致病。脐间真息,内通于肾,故谓脐为人身之命蒂。《幼幼集成》云:"脐为百风之总窍,五脏寒门……为人身之命蒂。"盖肾为一身阴阳之总司,而小儿稚阳未充,稚阴未长,不耐风寒,一有所侵,病必由起。由此致病,治脐最为至要,因药入肚脐,吸收较速,直入脏腑,布散全身,故奏效颇捷。所以治脐可疗全身诸疾,而且中、下二焦之病尤宜。

2. **腰脐以下,皆肾主之**　《肾病证治概要》云:"脐,又名神阙,与肾相关。脐与腰常作人体上下的分界。虽然,脐乃小肠之总结,但由于肾的部位,后着脊,前对脐,因此,脐与肾有内在联系……而且'当脐者,少阴肾之部位也',几为定论。"说明脐与肾、肾和膀胱、小肠和心都有内在的联系。而且脐部腹壁最嫩、最薄,对外部刺激最为敏感,吸收性能良好,故肚脐用药、拔罐、艾灸所产生的良性刺激,通过肾、膀胱、小肠、心与经络输布全身最速,比其他肌表施治奏效尤捷。

3. 经络相通，内外相连　肚脐为经络交会之地，通过经络相连，内通全身。脐为任、督、冲三脉相会之乡，与诸经百脉相通。任脉当脐，直贯脐中，任脉属阴脉之海，和督脉相表里，共理诸经百脉。脐又为冲脉循行之域，冲脉为经脉之海，且任、督、冲"一源而三歧"，三脉经气相通。更由于奇经纵横，串于十二经脉之间，经气相通，阴阳相济，起着溢蓄经脉（即总领诸经）、气血，调节各脏腑生理功能的作用。《吴医汇讲》云："脾脉入腹，胃支循腹，肝脉上抵于小腹，胆胃出于气街。"同时，足少阴肾脉并于冲脉，密迩挟脐；手少阴心经、足太阴脾经结拼，足阳明胃经挟脐，说明脐不但与任、督、冲三脉相通，而且与十二经脉之肾、心、脾、胃经脉亦相关。由此而联系全身经脉，再通过各经脉之气循行而交通五脏六腑、四肢百骸、五官九窍、皮肉筋膜而输布全身，无处不到。所以肚脐疗法是借经脉中流行着的气血而流注于脏腑、器官，透表达里，乃至全身。

综上所述，临床通过肚脐疗法治病是有其生理依据的。肚脐疗法，虽治在局部，但却可产生全身性的刺激和药理效应，达到内治同样之功，是值得提倡和重视的一种简便有效的治疗方法。

三、肚脐疗法的作用机制和功用

1. 作用机制　《理瀹骈文》云："外治之理，即内治之理，外治之药，亦即内治之药，所异者法耳。"说明外治肚脐与内治法方法虽异，作用机制则同，实殊途同归。所以，肚脐疗法也与内治法一样，必须先求其本，明阴阳，识脏腑，辨病源，选方法，随证疗之，调和阴阳，以平为期。

肚脐疗法能疗全身之疾，在中医学早期经典著作《黄帝内经》《伤寒杂病论》等书中已有记载，加之历代医家的发掘、充实、发展、应用，"敷灸拔脐"治疗全身诸疾的经验非常丰富。查少农教授在《中草药外治验方选》一书中说："盖人体是一个有机的内外统一的整体，体表与内脏，由于经络的纵横交错，遍布全身，在大脑皮质的指挥下,全身的各器官系统是分工负责的,又互相协调来维持各功能的活动,既有运行脏腑气血的作用,又有调节脏腑阴阳平衡的作用。因此,人体如果受了外感或内伤,影响了脏腑阴阳的平衡,发生了病变,医者便可按照治病的基本原则,寒者温之,热者清之,虚则补之,实则泻之,来进行补偏救弊,调理阴阳,使人体各种功能趋于平衡,以恢复健康。"此虽泛指外治法的基本药用机制,但也包括肚脐疗法。肚脐疗法的作用机制比较复杂,根据笔者长期临床实践体会,认为概括起来主要有以下几个方面。

(1)药物对局部的刺激作用:利用具有刺激作用的温热芳香药物,从肚脐用药后,既有穴位的刺激作用,又有药物本身的效应,产生不同的刺激效果,以达到治疗作用。通过药物刺激,一是促使局部血管扩张,加快血液循环,改善局部周围组织营养,从而达到消炎退肿作用,但刺激量要适度,若刺激性较弱,则疗效差而达不到应有效果,刺激性较强,又会使局部高度充血,渗出液增加,损伤正常组织。二是通过中枢神经反射,激发机体的自身调节作用,促使机体某些抗体形成,以提高机体的免疫功能。三是通过扶正祛邪,起到宣畅气机、调和阴阳、激发机体功能等作用,达到调整脏腑功能、防病治病、恢复健康的目的。

(2)**药理作用**:肚脐用药与内治一样,原则上亦是在辨证论治的理论指导下,辨证求因,按证选方,对证用药,利用药物性味来纠正脏腑功能之偏,进而调和阴阳,以平为期。如药物敷脐,既可通过肾和小肠的吸收输布,又可通过皮肤渗透至皮下组织内,在局部产生较强的药理治疗作用。同时,药物对局部的刺激,激发全身经气,通过微小血管的吸收、输布而发挥最大的全身药理作用。此即是经络的调衡效应。

(3)肚脐拔罐的双向调节综合效应:①可以改善皮肤的呼吸和营养,有利于汗腺和皮脂腺的分泌,排出有害物质,祛除病邪,邪去则正安;②能增强关节、肌腱的弹性和活动性,促进周围血液循环,使气血畅通,起到舒筋活络、通经止痛的作用;③缓慢而轻的手法对神经系统具有镇静的作用,急速而重的手法则具兴奋作用;④可增强肌肉的工作能力和耐力,防止肌肉萎缩,恢复活力;⑤可加深呼吸,改善呼吸功能;⑥能增强胃肠蠕动,兴奋支配腹内器官的神经,增进胃肠等脏器的分泌、消化功能;⑦加速静脉血液回流,降低大循环阻力,减轻心脏负担,调理肌肉与内脏血液流量及储备的分布情况。

(4)艾灸肚脐的作用:具有调整脏腑组织功能,促进体内新陈代谢,增加血红细胞、白细胞的数量和吞噬细胞的吞噬功能,调整和提高机体的免疫功能,增强机体的抗病能力。

2.功用　肚脐疗法,因其随证所选用方药、方法不同,其功能亦有所不同。即使同方同法,亦可因病变部位和证情不同而异。根据《理瀹骈文》和笔者家传经验,并结合笔者的临床体会,概括起来,其主要功用有以下 10 个方面。

(1)散邪解肌:凡六淫外袭,无论从皮毛或口鼻而入,均可侵卫袭肺,邪从外入,故多见卫分或肺系的病变,此因外邪在表、在卫、在上的缘故。肾与膀胱相表里,膀胱主卫、属表,故药入肚脐,或在肚脐拔罐、灸疗,可使腠理自松。腠理松则汗出,腠理闭则汗止,汗闭而使之出,即能起到散邪解肌的作用,邪去正安,其病自愈。

(2)升清降浊:大抵脾胃功能失调,则当升者不升,当降者不降,致清浊相混,病必由起。因此致病,重在中焦,而上、下二焦亦有相累。药入肚脐(即神阙穴),通过脏腑经络输布、调衡,可使脾主升清、胃主降浊之功能得复,升降相宜,各司其职,使升者升之,降者降之,升降冲和,其病自愈,此即升清降浊之功复常也。

(3)调和阴阳:阴阳是人身生命的根本。《中藏经》云:"阴阳相应,方得和平。"若阴阳失和,必然引起疾病的发作,故调和阴阳,使阴阳保持相对平衡,是治病求本的方法。外治肚脐,虽治在局部,因肚脐与脏腑相联、经络相通,故药入肚脐,通过脏腑、经络的输布,入达病所,在敷脐、拔罐、艾灸而产生的局部刺激和药理效应的双重作用下,借以激发经气,调整脏腑功能,使之阴阳相应,邪去正安,病体康复。

(4)祛邪安正:邪入正乱,邪去正安,故祛邪即可以安正,所以虚证不一定要用补,亦可用攻。清代张子和是祛邪安正的代表人物,为后人所效法。《理瀹骈文》也指出:"虚证也可用攻者,有病当先去,不可以养患也,且以气相感,虚人亦能胜,无虚虚之祸也……须知外治者,气血流通即是补,不药补亦可。"说明虚证可攻。盖妨碍生理功能的病气(邪气)既祛,使气血得以通畅,正气必能得以恢复。邪去正安,这是必然的道理。

(5)热因热用:《黄帝内经》云:"逆者正治,从者反治,寒因热用,热因寒用,寒因寒用,通因通用,必伏其所主,而先其所因,其始则同,其终则异。"外治肚脐,一般多用敷脐、熨脐或拔罐、艾灸,功多温散、温通,芳香走窜,这对表证、寒证固宜,但对热证、虚证貌似悖治,实为外治用药的奥妙所在,暗合经旨,此即"热因热用"的治法。正如清代吴师机所说:"夫热证亦可以用热者,一则得热则行也,一则以热行热使热外出也。"

(6)疏通经络:经络是人体四肢百骸、五官九窍与脏腑内外、上下表里相联的通道。气为血帅,血为气母,气血昼夜运行,周流不息,生机得旺。若外有所感(六淫),内有所伤(七情),或不内外因所致,使某一经络壅滞而致病或因病而致经络壅塞,均可用肚脐疗法治疗。肚脐疗法可以激发经气,结合药理作用而达到"散发邪气、宣畅气机、疏通经络"的功效。

(7)清热散寒:《经云》:"热者清之,寒者温之。"肚脐用药,也应辨证论治,对证用药。"内治之理,即外治之理",理同法异,用药则一。故一病一方或一方多病、一病多方,此即按病对证的治法。所以,辨证论治也是肚脐疗法用药的一项重要原则。脐病治疗,用药更应如此。

(8)温经散寒:肚脐拔罐或灸疗,因皮肤受温热刺激,通过局部皮肤感受器和经络传导给相应的内脏器官组织,使体内、体表寒邪得以温散,从而达到温经(温中)、散寒、通络的治疗功效。

(9)行气活血:寒则气凝,瘀则气滞,热则气行。气行则血行,气滞则血瘀。寒可影响气、血,形成气滞血瘀之病变,用拔罐、灸疗的吸拔、温通产生良性刺激的神经反射作用,可以促进血流量和血液循环的加速,使人体气血畅通,从而达到行气活血的作用。

(10)防病保健,强身益寿:人以阳气为本,得其所则体强而寿彰,失其所则体弱而寿夭。肚脐拔罐、灸疗、敷脐能增加免疫功能和抗病力。如灸能温阳,气阳得复,防病强身。又神阙穴为保健要穴,如无病常自灸神阙、足三里、关元、大椎等穴,能激发人体正气,提高抗病能力,起到治病保健、延缓衰老、强身益寿之功。

四、肚脐疗法的治疗方法

外治肚脐,方法甚多,现将临床常见的治疗方法归纳为 5 种。

1. **敷脐法** 敷脐法是肚脐疗法用药的一种常用方法。即将所用药物研为细末,贮瓶备用。临证用法有三:一是取药末适量,撒入脐孔内,外加绷带或纱布覆盖,用胶布固定;二是用纱布包裹药末,纳敷脐中,外加绷带固定;三是用酒、醋、水、油、涎等与药末调和成糊状,贴敷脐窝,外用纱布覆盖,胶布固定。本法作用和缓,药效持久,应用范围广泛,疗效显著。

2. **熨脐法** 熨脐法是肚脐疗法用药的一种方法。即将所用药物研为粗末,备用。每取药末 30～50 克,炒热,用纱布包好,趁热熨肚脐,药冷再炒。反复温熨脐部,每次熨 10～20 分钟。或在敷脐后加热水袋热熨,以加速药力渗透,增强药效。本法适用于全身性疾病,尤其是中、下二焦的慢性、寒性、虚寒性疾病,而且见效快,疗效高。

3. **涂脐法** 涂(搽)脐法是肚脐疗法用药的一种。即是取膏剂适量,涂搽脐部,每日涂多次,或加包扎。本法适用于脐部疾病,见效快,疗效显著。

4. **拔罐法** 肚脐拔罐是肚脐疗法中一种常用的非药物外治

方法。本法适用范围广泛,疗效显著。

5.灸疗法　灸疗是肚脐疗法中一种常用的非药物外治方法。临证用法有二:一是艾条温和灸;二是艾炷隔姜(或盐、附片等)灸,尤为临床所常用。本法适用范围广泛,疗效显著。

必须指出,以上5种方法,各有其特点和适用范围,临床时务必根据疾病和病情,或选用一法,或选用二法,或数法合用,务求方便实效。临床证明,以上各种治疗方法可广泛用于临床各科疾病。只要选用得当,灵活运用,按法施之,多获良效。

五、肚脐疗法的优点和注意事项

1.优点　实践证明,外治法与内治法虽治疗方法不同,但防治疾病的目的和作用原理是一致的。肚脐疗法属外治法,且具有一定优越性。

(1)患者易于接受:本疗法适用于口服药物入胃后呕吐,不能纳药,或畏药苦难咽,不愿进药,或病危口噤或婴儿不能内服药物,或病急而无良法之时等。同时,对体虚、衰老、稚弱而不能服药者,以肚脐给药,更易为患者所接受。

(2)治病方法多样:本疗法包括肚脐给药、拔罐、灸疗"三法一体",方法多样,一病可用多法,一法可治多病,只要注意每种方法的适应证,就可根据具体情况选择,不受一法之限,这是本疗法之优点。

(3)应用范围广:本疗法不仅能治肚脐局部疾病,而且能操阴阳诸症之总,统治一切阴阳、表里、半表半里和一切脏腑诸多疾病。本书所载多种常见病和部分疑难病症,仅为本疗法可治诸病中的一部分。

(4)见效快,疗效高:凡用本疗法所治之病,只要坚持施治,大多都能获佳效。有的虽未能痊愈,也有顿病势、缓病情的作用。一般用药或拔罐、灸疗后,多能很快见效,坚持治疗,多获良效或痊愈。若能配服对证汤剂,内外兼治,则奏效更捷。

(5)简单易行,便于应用:本疗法易学易懂,取穴准确,操作简便,只要短时学习,便可以掌握应用。不仅医者可用,而且也适合患者自疗。

(6)安全可靠,不良反应少:本疗法因方药可预先制定,遇病即可治疗,一般无不良反应。而拔罐、灸疗更是方便,临床使用也无不良反应,是一种安全可靠的治疗方法。即使出现不良反应,停用即可。

(7)药简价廉,利国利民:本疗法所用的药物一般多是常用的中药,药源广,药价低,甚至有些可就地采集,不需花钱。又因用药量少,既可节约患者的医疗费用,又可节省药源。而拔罐、灸疗更是少花钱,治好病,是一种利国利民、值得推广应用的疗法。

2. 注意事项

(1)要保持环境舒适,使患者心情舒畅,诊疗时要保持诊室内温度适度,空气通畅,环境舒适。嘱患者思想放松,不宜紧张。避开风口,防止受凉。

(2)治疗前,用药或施术部位要进行常规消毒,因用药部位的皮肤可能因受到药物刺激后而引起水疱或破损,容易发生感染,一般用 75%酒精棉球消毒即可防止感染。

(3)贴敷药物要外加固定,以免药物脱落或弄脏衣被,无论用何种剂型贴敷,如药散、药膏、药泥等,都要先用一层或数层消毒纱布覆盖,再用胶布或绷带包扎固定。

(4)药贴脐部,不宜贴之过久,过久可因药物刺激太过而造成局部皮肤充血,甚则引起溃疡,而影响继续治疗或疗效。

(5)治疗孕妇时,忌用含有麝香的方药和麝香胶布,以免导致流产等不良后果。

(6)小儿皮肤嫩薄,贴敷之药一般不宜用刺激性太强的药物,贴敷时间也不宜太长,以免损伤皮肤,发生溃疡,引起感染。拔罐、灸疗的温度要适宜,以能耐受为度。固定忌用胶布,以绷带固定为宜。

（7）对于有皮肤过敏史，脐部有损伤的患者，忌用贴敷、熨药法，以免引起不良反应。脐部皮肤损伤者，忌用拔罐灸疗。

（8）用熨法、拔罐或灸疗时，要适当控制温度。无论是用药物热熨，或贴敷后加熨，或灸疗等，要视患者的耐受程度而定。药温或灸温过高会烫伤皮肤，过低又会影响疗效。

（9）治疗药物要按规定要求加工制作。凡已加工制备之药，都要贮瓶密封，妥善保管，以防泄气或霉变失效。

下篇 疾病的肚脐疗法

一、内科疾病

感　冒

感冒是以外感风邪为主的四时不正之气（六淫）或挟时疫之邪所引起的一种外感热性疾病，即现代医学的上呼吸道感染性疾病，一年四季皆可发病，尤其以冬、春两季寒冷季节为多，是临床常见的多发病。又因患者感受的病邪不同及患者的体质强弱与所感病邪之轻重的差异，临床表现上有风寒感冒、风热感冒和时行感冒（即流行性感冒）之分，治当详察。

【病因】　六淫外袭，以风邪为主。"风为百病之长"，风邪侵袭，每多兼挟，尤以夹寒、夹热之邪为多，或夹时疫之气。若身体虚弱，卫气不固，每遇气候变化、寒热失常时尤易罹患。

【症状】　感受风邪为主的为伤风感冒，症见头痛，鼻塞流涕，怕风。夹寒邪的为风寒感冒，以恶寒、发热、无汗、头痛、身痛、鼻塞、声重、咳嗽、痰稀白、脉浮紧为主；夹热邪的为风热感冒，以发热、微恶风寒、有汗、头痛且胀、咽喉肿痛、微渴欲饮、咳嗽、痰黄稠、苔薄黄、脉浮数为主。若感受非时之邪（时疫），且发病急，病情似风热感冒，并有传染性，易引起暴发或大流行，称为流行性感冒，即古称"时行感冒"。

【疗法】

1. 麻黄香薷膏　麻黄、香薷各 15 克，板蓝根、蒲公英各 10

克,桔梗 12 克。上药共研为细末,贮瓶备用。

用法:每次取药末 1～3 克,用温水调和成糊状,放入肚脐中心(小儿用时,可取一团干米饭,温度合适时将药物撒在上面,做成饭饼),用纱布覆盖,胶布固定。每日 1 次,中病即止。散寒解表,温中消炎。主治伤风感冒。屡用效佳。

2. 豆豉银翘膏 淡豆豉 30 克,金银花、连翘、板蓝根各 15 克,薄荷 9 克。上药共研细末,和匀,贮瓶备用。

用法:每取药粉 20 克,加葱白适量,共捣成膏,贴敷肚脐(神阙)及大椎、风池(双)3 穴,上覆盖纱布,用胶布固定,然后以冷水滴药上,待气入腹内即效。或肚脐内仅上药粉填满,如上法固定,滴冷水在药上。每日换药 1 次。辛凉解表,清热解毒。主治风热感冒。

附记:治疗 150 例,经用药 1～3 次,总有效率达 100%。

3. 复方杏苏散 紫苏叶、杏仁、白芷各 15 克,葱白(连须)5 根,生姜 2 片,蜂蜜、萝卜各适量。先将紫苏叶、葱白和生姜捣烂如泥,次将杏仁、白芷共研为极细末,与上药泥调匀,再取蜂蜜、萝卜汁加入调和成膏状备用。

用法:用时取药膏如蚕豆大,捏成圆形药团,贴入脐内,外盖以消毒纱布,胶布固定。每日换药 1 次。贴药后嘱患者覆被而卧,令发微汗,汗后即收效。辛温发汗。主治风寒感冒。屡用效佳。

4. 葱姜麻黄糊 生姜、葱白各 30 克,麻黄 6 克。将麻黄研为细末,与生姜、葱白共捣烂如泥状,备用。

用法:取上药泥敷脐部,其上置热水袋熨之,覆被取汗。辛温解表。主治风寒感冒见恶寒发热、头痛、无汗者。屡用屡验,效佳。

5. 复方板蓝根散 板蓝根、生石膏、马勃、淡豆豉各 15 克,连翘、薄荷各 10 克,葱白(去泥、连须)5 根,鲜生姜 3 片,蜂蜜适量。将前 6 味混合共研成细末,过筛和匀,贮瓶备用。

用法:每取药末 15 克,加入葱白、生姜共捣烂,再加入蜂蜜共捣成稠膏状,敷于脐上,覆盖纱布,以胶布固定。每日换药 1 次。

清热解毒,辛凉解表。主治流行性感冒。屡用效佳。

6. 流感散　荆芥、防风、金银花、连翘各 30 克,薄荷、葛根各 9 克,白芷 15 克,冰片 3 克。先将前 7 味药共研细末,入冰片同研细和匀,贮瓶备用,勿泄气。

用法:每次取药散 30 克,入鸡蛋清(适量)或生姜汁调和成泥膏状,捏成药饼 3 个,分别贴敷于神阙(肚脐)和双侧足心涌泉穴,包扎固定。每日换药 1 次,连贴 3～5 天。辛平解表,疏风清热。主治流行性感冒初起。

附记:治疗 50 例,治愈率达 100%。凡流行性感冒初起,无论风寒或风热,均可用之。又用于治疗普通感冒,疗效亦佳。

7. 退热糊　雄黄、朱砂各 10 克,玄明粉 30 克,生葱白、生姜片、青皮鸭蛋清各适量。先将前 3 味药混合研成细末,次将生葱白、生姜片捣烂绞汁和入药末拌匀,再加鸭蛋清适量调成厚糊状备用。

用法:取药糊适量敷脐中,外以纱布盖上,再以宽布带束紧固定。每日换药 1 次,至病愈为度。解毒安神,通脐退热。主治感冒高热不退。屡用效佳。

8. 经期感冒方　柴胡 9 克,当归、川芎、白芍、桂枝各 6 克,葱白适量。若寒凝血脉伴少腹胀痛者,加桃仁、制香附各 6 克。上药除葱白外,其余药物共研为细末,贮瓶备用。

用法:每取药末 15 克,同葱白共捣烂如膏状,敷于脐孔上,外盖纱布,胶布固定。每日换药 1 次。活血调经,辛温解表。主治经期感冒。屡用效佳。

9. 拔罐配穴方　取肺俞、心俞、膈俞、天突、膻中、神阙。采用单纯拔罐法(7 岁以下只拔神阙、肺俞 2 穴),留罐 5～10 分钟。起罐后,将药饼(制备法:白芥子、细辛、甘遂、吴茱萸、苍术、青木香、川芎、雄黄、丁香、肉桂、皂角各等份,冰片少许。共研细和装瓶密封。使用时用鲜生姜汁调成稠糊状,做成直径约 1 厘米的圆饼)贴敷穴位上,胶布固定 6～20 小时,以不起疱为度。隔日换药 1 次,至治愈为度。主治感冒。

附记:屡用屡验,效果甚佳。如果反复感冒、气管炎者,每7～10天治疗1次,连续5次,可以提高抗病能力,达到预防发病的目的。若合并盗汗者,于神阙穴拔罐后撒上适量的朱砂末,然后再贴药;消化不良、哮喘者,点刺四缝,足三里穴位上贴药;大便不正常者,贴药于天枢、上巨虚穴上;贫血者,贴药于膏肓、足三里、三阴交穴位上;缺钙,点刺四缝,并贴药于大杼、悬钟穴位上;流涕、鼻塞者,贴药于新识穴上;扁桃体肿大,咽喉型气管炎,贴药于扁桃体穴上;高热者,于少商或耳尖上点刺放血数滴。

10. **灸疗配穴方** 取神阙、大横、足三里(双),用艾炷非瘢痕灸〔其中神阙隔姜(或麻黄饼、附片)灸〕,连灸3壮。每日或隔日1次,至治愈为度。主治风寒感冒、体虚感冒、阳虚外寒。笔者多年使用,治验甚多,疗效显著。

中　暑

中暑俗称"发痧",是发生在夏季的一种急性病症,若不及时治疗或治不得法,可致死亡。根据临床表现,一般分伤暑、暑风或暑厥。

【病因】 多因长期处在高温环境或烈日下(夏、秋季节)作业,温热秽浊毒气侵入人体,使气血滞塞而发病。轻者为伤暑,重者为暑风或暑厥。

【症状】 猝然出现头昏、头痛,心中烦乱、无汗、眼发黑、恶心、倦怠、四肢发冷、指甲与唇口乌青,甚则突然晕厥、口噤不能言、抽搐,或壮热、烦躁,或汗出气短、四肢厥冷、神志不清、血压下降,或腹痛剧烈、欲吐不出。

【疗法】

1. **消暑熨** 生石膏60克,知母30克,山药、生甘草各10克。上药加水煎取浓汁,并将药渣装入药袋,备用。

用法:取药汁,以纱布或毛巾蘸汁温熨胸部募穴、背部腧穴。

同时,取药袋趁热熨敷脐腹部。清热消暑。主治中暑。

附记:屡用特效。或用清凉油半盒填脐,并涂搽太阳穴(双)。用人丹 15 克,研粉,温水调糊填脐内,胶布固定。效果均佳。

2. 暑厥糊　硫黄、朴硝各 15 克,白矾、滑石各 8 克。将上药混合粉碎为细末,过筛和匀。以白面粉 50 克,加水掺药末调和为糊状,备用。

用法:将药糊分别涂布神阙、天枢(脐旁 2 寸)、关元(脐下 3 寸),干后另换。每日不间断涂之。温阳、消暑、复苏。主治中暑昏厥。屡用效佳。

3. 辛皂散　北细辛、猪牙皂各 9 克,樟脑 2 克。上药共研极细末,贮瓶备用,勿泄气。

用法:每取药物适量,加水调和为糊状,涂搽肚脐中心及脐周。同时取药末少许吹入患者鼻孔内。若得喷嚏,则神志苏醒。不应,再吹鼻 1 次。通窍开闭。主治中暑昏迷,无论闭证或脱证均可为之。屡用效佳。本方为中暑救急之良方。本方去樟脑,如上法用之,效果亦佳。

4. 灸疗配穴方　取神阙、气海、关元、涌泉(双),用艾炷隔盐(或姜片)灸(或只取神阙穴),壮数不限,以苏醒为度。主治中暑脱证。此法有回阳固脱之功,故用之效佳。

5. 拔罐配穴方　取神阙、曲池、委中、曲泽,配穴十宣、人中。采用刺络拔罐法(神阙穴不针刺),留罐 5 分钟。配穴随症刺血,不拔罐。主治中暑。临床验证,多 1 次即愈,疗效满意。放血多少,应视患者体质、病情轻重酌定,灵活掌握。

中　寒

《素问》云:"冬三月,此谓闭藏,水冰地坼,无扰乎阳,早卧晚起,必待日光。此去寒就温之意也。"不善调摄,寒必中之。

【病因】　多因素体阳虚,卫外失固,加之调摄不善,起居失常,寒邪直中所致。

【症状】 猝然眩晕,口噤失音,四肢强直,或洒洒恶寒,或翕翕发热,面赤多汗,舌淡苔白,脉沉迟。挟风则脉浮,眩晕不仁,兼湿则脉濡,肿满疼痛。

【疗法】

1. 蒸脐法 麝香 0.3 克,半夏、皂荚各 9 克。先将半夏、皂荚共研细末,再入麝香同研细和匀,贮瓶备用,勿泄气。

用法:每取本散 1.5~3 克撒入肚脐中,按紧,上放生姜 1 片,将艾炷置姜片上灸 27 壮。若加灸关元、气海穴各 27 壮,则奏效尤捷。热气通于内,寒气通于外,阴自退而热自复。主治中寒。本方有通络逐寒、散邪通窍之功。药贴肚脐,外加艾灸,逐寒作用尤著,故用于中寒之证,疗效颇佳。

2. 逐寒散 葱白 1 把,麝香 0.5~1 克,硫黄、肉桂、干姜各 3 克。先将后 3 味药共研细末,再入麝香同研细和匀,贮瓶备用,勿泄气。再将葱白捣烂,搓成 4 个药饼,备用。

用法:每取本散 1.5~3 克撒入肚脐中,又取一药饼覆盖药上,外以纱布盖之,胶布固定。每日换药 1 次。温中逐寒,通络回阳。主治中寒。

附记:经治 15 例,均在用药 2~4 天获得痊愈。本方逐寒通阳之功显著,用于敷脐治疗,通过经络的输布作用,对于中寒诸证的缓解或消失有一定的效果。

3. 葱熨法 葱头 5 根,麦麸、食盐各 6 克。上药加倍,和匀,分 2 包,炒热,分别用布包之,备用。

用法:每取 1 包药,趁热敷脐中,或先熨后敷。两包药交替使用,冷则再炒再熨。日夜熨之勿停,至治愈为度。通阳逐寒,复畅气机。主治中寒。临床屡用,疗效明显。

4. 揉脐法 吴茱萸 15 克,食盐、麸皮各 9 克。先将吴茱萸研成粗末,再加入食盐、麸皮拌匀,炒热,用绢布包好,备用。

用法:趁热揉熨脐部及上下腹部,冷则再炒再熨。每日 1 剂。温中逐寒。主治中寒。临床验证,若能坚持治疗,每获良效。

5. 灸疗配穴方(一) 取神阙(肚脐)、气海、关元,用艾炷隔姜灸。先取麝香、半夏、皂荚各 0.5～1 克,共研细末,填入脐中。再将生姜切成薄片,取 1 片置肚脐上,放艾炷于姜片上,点燃,重灸 37 壮,并灸关元、气海穴各 20 壮。主治中寒。灸后热气通于内,寒气逼于外,阴自退而阳自复矣,故临证用之效佳。

6. 灸疗配穴方(二) 取神阙、关元、肾俞(双),用艾炷隔附片灸。将附子切片,每取附子 1 片置于穴位上,上放中等艾炷,点燃灸之。每穴各 7～15 壮。每日灸 1 次,至愈为度。主治中寒。笔者屡用屡验,效佳。

7. 灸疗配穴方(三) 取穴:①神阙(肚脐);②神阙(肚脐)、气海、关元。用葱熨灸。方用葱白(连须)、麦麸各 75 克,食盐 50 克,共捣,用水和匀,分 2 份,炒令极热,用薄布包之,趁热在①组穴熨灸之,冷则易之。或再用水、葱白、麦麸、食盐拌和炒焦,依法用之,至药物糜烂,不用更换新料。日夜熨之,中病即止。如大小便不通,用此法亦可以行其势。同时,又用艾炷在②组穴上(神阙隔附片)着肤灸(无瘢痕灸),各灸 20～30 壮,效佳。

主治:凡中寒四肢、浑身冷极,唇青,厥冷无脉,阴囊缩者,宜急熨灸之。或三阴中寒,一切虚冷厥冷,呕吐,阴盛阳虚及阴毒伤寒,四肢厥冷,脐腹刺痛,咽痛呕吐,下利,身背强,自汗流,脉沉细,唇青面黑,诸虚寒等证,皆可用之。屡用有效。

8. 拔罐配穴方 取神阙、关元、足三里(双),采用罐后加灸法。上穴先拔罐,留罐 10～15 分钟,罐后加艾条温和灸,各灸 5～10 分钟,至局部皮肤灼热、潮红为度。每日或隔日 1 次。主治中寒。屡用效佳。

疟　疾

疟疾是蚊虫叮咬感染疟邪(疟原虫)所致的一种急性传染病。本病四时皆可发生,多发于夏季。

【病因】 本病虽以感染疟邪所致,但饮食不节、劳累过度、起居失常等亦是造成正虚邪入的内在因素。

【症状】 寒战、壮热、出汗,休作有时,或为 1 日一发,或为 2 日一发、3 日一发。

【疗法】

1. **二母散** 生知母、生贝母、生半夏各等量。上药共研细末,贮瓶备用。

用法:于发病前 1.5 小时,将脐部洗净,用生姜汁涂数次,后取药粉 0.5～1 克置肚脐上,外用胶布固定。清热化痰截疟。主治各种疟疾。屡用效佳。

2. **二椒散** 白胡椒、花椒、硫黄、生半夏各 10 克。上药共研细末,和匀,贮瓶备用。

用法:在疟疾发作前 4 小时,用药粉如黄豆大,放在肚脐内,用胶布覆盖,待疟疾过后第 2 天去掉。回阳散寒,化痰截疟。主治寒疟。屡用效佳。

3. **复方疟疾散** 常山、草果、陈皮、甘草、苍术、槟榔、半夏、川芎、当归、荆芥、防风、知母、杜仲各 3 克,乌梅 15 克。将上药混合,共研细末,和匀,贮瓶备用。

用法:于疟发前 2 小时,在肚脐内放药粉 1 克,再将其他药粉炒热,装入布袋敷肚脐上,其病必轻。再发再敷。驱邪截疟。主治疟疾。屡用效佳。

4. **芩梅平胃熨** 黄芩 15 克,乌梅 12 克,苍术、厚朴、陈皮、炙甘草各 30 克。将上药烘干,共研为粗末,备用。

用法:在疟疾发作前 2～3 小时,取上药炒热,用布包裹,趁热熨于肚脐部,药冷则再炒再熨。和胃截疟。主治疟疾。屡用效佳。

5. **二甘散** 甘遂、甘草各等量。上药共研细末,和匀,贮瓶备用。

用法:用时每取本散 0.5～1 克,用药棉包裹如球状,于疟疾发作前 2 小时放置肚脐内,外盖纱布,以胶布固定,贴紧,勿泄气。每次贴 1～2 天。当时即可抑制症状,个别亦显著减轻症状。截疟主治疟疾。经治 500 例,均获满意疗效。

6. 胡椒硫黄饼　白胡椒 15 克,硫黄、火硝各 0.21 克。上药共研极细末,和匀,贮瓶备用。

用法:上药粉用陈醋和匀成膏,敷脐,外用暖脐膏(中成药)盖贴。务须发病 3 次或 4 次者方可用之,早用恐生变证。截疟。主治疟疾。屡用效佳。

7. 雄黄散　雄黄、威灵仙各 3 克,胡椒 6 克。将上药研为细粉,和匀,贮瓶备用。

用法:取药粉 0.3 克,加水调匀,于疟疾发作前 2 小时敷于脐部,用布包扎固定。散寒、解毒、截疟。主治疟疾。屡用效佳。

8. 半夏椒桃泥　生半夏、红辣椒、桃叶各 3 克。将生半夏研细末,同后 2 味药共捣烂如泥状,备用。

用法:取上药泥放脐眼上,用小膏药贴盖,于发作前 2 小时贴脐。活血化痰,散寒截疟。主治疟疾。屡用效佳。

9. 当归脐贴　当归、川芎、防风、甘草、陈皮、苍术、杜仲、槟榔、草果、常山、半夏、荆芥、知母各 3 克,乌梅 6 克。将上药共研细末,备用。

用法:在疟疾发作前 2 小时,取适量药末炒热,填满脐孔,剩余部分用布包裹,熨于患者肚脐处,外用绷带包扎。祛风活血、化痰截疟。主治疟疾。屡用屡验,尤对间日疟疗效更好。

10. 山柰甘松膏　山柰、甘松各 3 克,小膏药 1 帖。共研为细末,放在小膏药中央,备用。

用法:在疟疾发作前 2 小时,取上膏药贴于患者肚脐处。截疟。主治疟疾。屡用效佳。

11. 外台时气膏　鳖甲、茵陈、栀子、芒硝各 64 克,大黄 160 克,常山、炒杏仁各 93 克,巴豆仁 38 克。上药麻油熬,黄丹收。

用法:贴肚脐上。清热解毒;软坚导滞、行气截疟。主治一切时气、瘴气病、黄疸、疟疾、赤白痢疾。屡用皆效。

12. 太乙保安膏　羌活、草乌、川乌、僵蚕、独活、麻黄、桂枝、当归、乌药、防风、荆芥、高良姜、海风藤、闹羊花各 30 克。上药用麻油 1500 毫升,熬至药枯焦,去渣,下黄丹 200 克收膏,收贮备用。

用法:贴肚脐及有关穴位上或患处。祛风除湿、温经散寒、活血通络。主治五劳七伤、风寒湿气、筋骨疼痛、痰喘咳嗽、心痛、腰痛、疟疾、痢疾、脚气、跌打损伤、瘰疬、阴毒、臁疮。屡用有效。

13. 拔罐配穴方 取神阙、大椎、陶道,采用单纯拔罐法。后 2 穴可用刺络拔罐法。留罐 5~10 分钟。每日 1 次。主治疟疾。笔者经验,屡用效佳。

14. 灸疗配穴方 取大椎、神阙、陶道、内关,用艾炷隔姜灸,每次各灸 5~7 壮。每日 1 次。主治疟疾。屡用效佳。

头 痛

头痛是人自身感觉到的一种症状,在临床上较为常见。头痛一症,既可单独出现为病,也可并发于其他疾病中为症。

【病因】 无论外感六淫或内伤七情,皆可致头痛。外感头痛以风邪为多,因"风为百病之长",为病每多兼挟,尤以风寒或风热、风湿所致为多。内伤头痛多因脏腑功能失调、气血不足所致。

【症状】 急性头痛,多为外感;慢性头痛,多为内伤。又因其邪循经络而致,故有前额痛、后头痛、巅顶头痛、偏头痛和全头痛之分,治当详察。

【疗法】

1. 三白膏 白附子、川芎、白芷各 30 克,细辛 10 克,葱白 5茎。先将前 4 味药粉碎为细末,加葱白捣茸如膏,取药膏如蚕豆大为丸,压扁备用。

用法:取丸 4 粒,分贴于太阳、神阙、关元上,每穴 1 粒,胶布固定。每日换药 1 次。祛风散寒,通络止痛。主治头痛发凉,遇风痛甚。屡用效佳。

2. 决明子散 炒决明子 30 克,藁本 10 克。上药共研为细末,贮瓶备用。

用法:每取药粉 10 克,以清茶水调和为糊状,分别敷于患者肚脐及双侧太阳穴上,盖以纱布,胶布固定。干则洒茶水湿润。每日换药 2 次。清热、祛风、止痛。主治风热头痛、肝阳头痛、巅顶头痛、头风头痛。临床验证效佳。又单用炒决明子,用法、主治同上,疗效亦佳。

3. **白芥子散**　白芥子 30 克。上药研为细末,贮瓶备用。

用法:每取药粉 5 克以温水调匀填脐部,隔布 2 层,以壶盛热水熨,至汗出可愈。热因热用,通络止痛。主治热病初起,症见头痛。屡用皆效。

4. **芎芷萸散**　川芎、白芷、吴茱萸各等量。上药混合,共研成细末,贮瓶备用。

用法:用时取药粉 6～10 克,用温水调成糊状,敷于肚脐上,上盖纱布,胶布固定。每 2 日换药 1 次,病愈方可停药。祛风散寒,通络止痛。主治头痛。屡用效佳。

5. **吴茱萸散**　吴茱萸适量。将上药研成细末,备用。

用法:取药粉 6～10 克,以醋调敷脐,纱布包扎,令药性上达。止痛。主治厥阴头痛。屡用效佳。又本方加川芎等份,用法同上,用治高血压头痛,上盖麝香膏,效佳。

6. **石膏芎芷贴**　生石膏 6 克,川芎、白芷各 3 克,伤湿止痛膏 1 贴。共研细末,贮瓶备用。

用法:临用前先将患者脐孔皮肤洗净,然后取药末 2 克,置于脐孔内,盖以棉球、外以伤湿止痛膏封贴。每日换药 1 次,病愈为度。清热、祛风、止痛。主治偏头痛。屡用有效,久用效佳。

7. **胡椒百草贴**　胡椒、百草霜各 30 克,葱白适量。将胡椒研细末,加百草霜混合均匀,贮瓶备用。

用法:用时取药末 6 克,同葱白共捣烂如泥,敷于患者肚脐上,上盖纱布,胶布固定。每日换药 1 次。祛风散寒,通阳止痛。主治风寒型头痛。屡用效佳。敷药后令患者覆被而卧,并吃热粥,以取药发汗,汗出痛止。

8. **拔罐配穴方** 取神阙、大椎、太阳(双)。风寒头痛配风府;风热头痛配曲池;肝阳(火)头痛配太冲(只点刺);痰浊头痛配中脘;瘀血头痛配血海;肾虚头痛配气海。主穴采用单纯拔罐法,留罐 15～20 分钟。配穴用刺络拔罐,即先刺血,再拔罐。其中风寒、肾虚头痛用灸罐法,即拔罐后加温灸 5～10 分钟。每日或隔日 1次。主治风寒头痛、风热头痛、肝阳头痛、痰浊头痛、瘀血头痛和肾虚头痛。笔者多年使用,多取得较好疗效。

9. **灸疗配穴方** 取神阙、太阳、大椎、气海,用艾炷隔姜(或附片)灸,每穴各灸 5～10 壮。每日 1 次。主治风寒头痛、肾虚头痛。屡用效佳。

三叉神经痛

三叉神经痛,中医学称为"面痛""偏头痛"。临床表现为三叉神经分支范围内反复出现的阵发性、闪电样、刀割样、火灼样疼痛,无感觉缺失,检查无异常。本病多发生于 40 岁以上的中老年人,尤以女性为多。

【病因】 病因不明。中医学认为,病因与头痛基本一致,多因风寒、风热阻络,或肝火上逆、气虚痰阻等因所致。

【症状】 三叉神经痛仅限于三叉神经感觉分布区内,不扩散至后头部。一般分为发作期与缓解期。发作期起病急骤,疼痛剧烈,为阵发性,痛如刀割、锥刺、火灼、电击样,其来去突然,持续时间仅几秒至几分钟。多深夜发作,可将患者从熟睡中痛醒。疼痛可因触及面部某一点(如谈笑、刷牙、洗脸时)而诱发,该处称为扳机点。通常多发于三叉神经的第 2 支与第 3 支,单发于第 1 支者较少见。疼痛多于上下唇、鼻翼、眼眶等处开始,向外放射。在发作数日或数周后常可自行缓解数月或数年,即缓解期。病期越长,发作越剧烈,缓解期越短。

【疗法】

1. **山甲乳没散** 穿山甲(代)、川厚朴、白芍、乳香、没药各等份。将上药共研细末,和匀,贮瓶备用。

用法:取药粉 10 克,以黄酒调和为膏状,敷于神阙穴上,上盖纱布,胶布固定。每日换药 1 次,连用 5～7 日为 1 个疗程。或加敷太阳穴。活血化瘀,通络止痛。主治三叉神经痛、偏头痛。

2. **樟归膏**　樟脑、细辛、全蝎、龟甲胶、当归、白芷、寻骨风各 10 克,薄荷 12 克,五加皮 15 克,蒲公英、紫花地丁、川芎各 45 克。上药除樟脑、龟甲胶外,均经炮制、干燥粉碎为细末,取香油 500～750 毫升在锅内烧至滴水成珠时,加入上药,充分搅拌均匀,文火至沸,凉凉即成膏状,每 3 克为 1 丸,收储备用。

用法:取丸略加温后,压成圆饼状,敷于神阙。根据受累神经不同,选择不同的穴位加贴:眼支可取太阳、阳白、攒竹;上颌支取四白、下关,下颌支取地仓、颊车。3 日可换药 1 次。祛风清热,通络止痛。主治三叉神经痛。屡用效佳。

3. **夏星散**　地龙 5 条,全蝎 20 个,路路通、川芎各 10 克,生天南星、生半夏、白附子各 50 克,白芷 15 克,细辛 5 克。上药共研细末,和匀,贮瓶备用。

用法:取药粉 20 克,加 20 克面粉,用白酒调和成厚糊状,做成药饼,贴敷于神阙、太阳、阿是穴(痛点),敷料固定。每日换药 1 次。7 日为 1 个疗程。祛风化痰,通络止痛。主治三叉神经痛。经治 25 例,用药 2～5 个疗程,均获良效。

4. **蜈龙白附散**　蜈蚣 3 条,地龙、蝼蛄、白芷、川芎、五倍子、木香各 10 克,生天南星、生半夏、白附子各 15 克。上药共研细末,和匀,贮瓶备用。

用法:取药粉 30 克,用醋调匀,搓成 4 个药饼,分别贴敷于神阙、太阳(双)、阿是穴,上盖纱布,胶布固定。每日换药 1 次,7 日为 1 个疗程。祛风化痰,通络止痛。主治各型三叉神经痛。屡用效佳。

5. **白香膏**　白芷、川芎、白附子、蓖麻仁、乳香、没药各 5 克,地龙 3 克,全蝎 5 个。上药共研细末,贮瓶备用。

　　用法:用时取药末 25 克,用黄酒调成糊膏状,分别敷贴于肚脐及太阳穴(患侧),上盖敷料、胶布固定。每日换药 1 次。祛风通络、活血止痛。主治三叉神经痛,兼治偏头痛。临床治疗 30 例,均收到较好的疗效。

　　6. 拔罐配穴方　取神阙(不针刺)、太阳、胆俞、肝俞。①药垫拔罐法:用白芷 5 克,川芎 6 克,细辛 3 克,共研细末,再加冰片 0.3 克,同研细和匀,然后加面粉 10 克,和匀备用。每取 25 克,用白酒调和成药膏状,做成 4 个中空药饼(药饼大于罐具口径),分贴于 4 个穴位上(每次取一侧穴位),然后进行拔火罐,留罐 15～20 分钟,每日 1 次。起罐后,药饼仍贴于原处,过 3～4 小时取下,同时配用塞鼻方(细辛 0.9 克,公丁香 3 粒,瓜蒂 7 个,赤小豆 7 粒,冰片 0.2 克,麝香 0.1 克,白芷 3 克。共研极细末),每取黄豆大的药末(棉裹)塞入鼻孔内,左侧痛取右鼻,右侧痛取左鼻,每日 2 次。②针刺后拔罐法:先用毫针刺入穴位,留针 10 分钟,出针后再拔罐,留罐 10～15 分钟,每日 1 次。③刺络拔罐法:先用三棱针点刺,以微出血为度,然后拔火罐,留罐 5～10 分钟,隔日 1 次。主治三叉神经痛、偏头痛。笔者多年使用,治验甚多,疗效满意。一般用药垫拔罐法治疗,亦可用针刺后拔罐法。若系肝火上逆或瘀血阻络,宜用刺络拔罐法为善。

　　7. 灸疗配穴方　取神阙、阿是穴(压痛点)、患侧太阳(或下关),用艾炷隔药饼灸。取当归、蜈蚣、蚯蚓、延胡索各等份,先将当归、蜈蚣、延胡索共研细末,入蚯蚓共捣烂,加陈醋或红花酒适量调成膏状,制成小圆形药饼若干个,每穴置一药饼,上放艾炷,点燃灸之,各灸 3～5 壮。每日或隔日灸 1 次。7 日为 1 个疗程。温经通络,祛风活血。主治三叉神经痛、面痛、偏头痛。笔者多年使用,多可获得较好的疗效。

支气管炎

　　支气管炎属中医学"咳嗽""痰饮"等病的范畴。临床以咳嗽、咳痰为特征。一般可分为急性支气管炎和慢性支气管炎两大类。急性支气管炎失治迁延可转化为慢性支气管炎;慢性支气管炎继发感染,又可引起急性发作。本病是临床常见病。

【病因】　古谓:"五脏六腑无不令人咳。咳证虽多,无非肺病。"原因虽多,皆责之于肺。无论外感与内伤,皆可诱发本病。急性者多因外感风寒、风热或风燥之邪,或由口鼻而入,或由皮毛而受,邪袭肺卫,以致肺气不宣,清肃失司,痰饮滋生,肺气上逆,或感受燥气,肺津受灼,痰涎黏结,阻滞肺气所致。慢性多因脏腑有病或脏腑功能失调累及于肺所致。急性失治,或治疗不彻底,或反复发作,均可转化成慢性。

【症状】　急性支气管炎多属外感咳嗽。急性初起常有喉痒、干咳等上呼吸道感染症状。发病一二日后,咳出少量黏痰或稀薄液,以后逐渐转为黄稠痰或黏液。慢性支气管炎多属内伤咳嗽,以早、晚咳嗽加重,痰多呈白色稀薄或黏稠痰,且反常发作,继发感染时可伴有全身症状和咳脓痰为特征,如经久不愈,严重者可导致肺气肿或肺源性心脏病。患者体质多比较虚弱。

【疗法】

1. 麻香散　丁香 0.5 克,麻黄、肉桂各 5 克,苍耳子 3 克。或加白芥子 4 克,半夏 3 克(称加味麻香散)。上药共研细末,贮瓶备用。

用法:先用 75％乙醇将患者的脐孔部消毒,再随症分别取本散,趁温倒入脐内(脐窝小者倒满,大者倒入半窝即可),用胶布或绷带扎紧封固。每隔 48 小时换药 1 次。为了预防长期接触胶布引起皮炎,可于换药前 2～3 小时将胶布和脐中的药粉去掉,并用热毛巾擦净。若局部已发生皮炎,停用几日后再行治疗。10 次为 1 个疗程,隔 5～7 日再行第 2 个疗程。散寒、化痰、止咳。主治慢性支气管炎(慢性咳嗽),无论成人、小儿均可用之。

附记:据成都某机关第一门诊部临床观察:用本方治疗 112 例,临床控制 34 例,显效 40 例,好转 33 例,无效 5 例。用本散加味方治疗 200 例,临床控制 97 例,显效 58 例,好转 34 例,无效 11 例。应用本方对咳、痰、喘的控制率分别为 50.4%、54.2%、60%;而加味方对咳、痰、喘、哮喘之控制率则分别为 58.1%、55.9%、65.1%、59.4%。在临床治疗中还发现,本方对感冒有一定的预防作用。

2. 加减玉屏风散 黄芪 30 克,防风、白术、苍术各 10 克。上药共研细末,贮瓶备用。

用法:2 岁以下用药 2 克,3—6 岁用 3～5 克,成人用 6～10 克,加入少量淀粉,用温水调匀后填入脐部,盖上纱布,以胶布固定。每晚贴 1 次。5 日为 1 个疗程。每疗程间隔 5 日。健脾燥湿,益气固表。主治慢性气管炎(证属脾肺气虚者)。坚持治疗效果甚佳。用于治疗气虚感冒咳嗽,同样效佳。还有预防感冒的作用。

3. 加味八味膏 金匮肾气丸 1 料,人参 15 克,蛤蚧 1 对。上药水煎熬膏,备用。

用法:取本膏 5～10 克敷于肚脐中,上盖纱布,胶布固定。每日换药 1 次。温补脾肾,纳气止咳。主治慢性支气管炎、慢性咳嗽、咳喘,证属脾肾阳虚、肾不纳气者皆可用之。笔者曾治 30 例慢性支气管炎患者,用药 15～30 日,临床控制 13 例,缓解 11 例,无效 6 例,总有效率为 80%。对于慢性疾病,治非一日之功,须缓图。坚持治疗,久之多获良效,否则疗效欠佳。

4. 止咳糊 蜂房、罂粟壳各 6 克,杏仁、钩藤各 9 克,百部 20 克。上药共研细末,和匀,贮瓶备用。

用法:取药粉 6～12 克,以温水调为稠糊状,敷肚脐上,纱布包扎。每日换药 1 次。杀虫解毒,宣肺化痰。主治咳嗽。屡用效佳。

5. 痰热咳嗽糊 鱼腥草 15 克,青黛、蛤壳各 10 克,葱白 3 根,冰片 0.3 克。先将前 3 味药共研为细末,取葱白、冰片与药粉捣烂如糊状,备用。

用法:取药糊适量涂布于脐窝内,盖以纱布,胶布固定。每日换药 1 次。10 次为 1 个疗程。清热化痰,纳气止咳。主治痰热咳嗽。屡用效佳。

6. 天竺止咳散　天竺黄、天南星各 10 克,雄黄、朱砂各 1 克,丁香 2 克。上药共研为细末,过筛和匀,贮瓶备用,勿泄气。

用法:取药末适量,纳入患者肚脐内,上盖纱布,胶布固定。每日换药 1 次。10 日为 1 个疗程。清热化痰,安神止咳。主治风痰型咳嗽。屡用效佳。

7. 敷脐方　①决明子 90 克,莱菔子 30 克。②鲜白毛夏枯草、鲜青蒿各 30 克。方①共研为细末,备用。方②共捣烂如泥,如为干品则研末,备用。

用法:方①取药末 6～10 克填入脐部,外用纱布包扎固定。方②鲜品用药泥敷脐;干品醋调敷脐。均每日换药 1 次。方①清热化痰,理气止咳。方②清热化痰。痰多黏稠、咳嗽、胸闷用方①;风热咳嗽用方②。临床屡用,效果均佳。

8. 温肺散　制半夏 10 克,白果仁 9 克,杏仁、细辛各 6 克。上药共研细末,和匀,贮瓶备用。

用法:取药末 6～10 克,用生姜汁适量调为糊状,外敷脐部,以纱布包扎固定。每日换药 1 次。5 日为 1 个疗程。温肺化痰,止咳平喘。主治肺寒咳嗽、喘息。屡用有效,久治效佳。

9. 清燥润肺糊　麦冬、玉竹、北沙参、杏仁、浙贝母各 10 克,栀子 9 克,蜂蜜适量。先将前 6 味药共研细末,过筛和匀,贮瓶备用。

用法:取药糊 6～10 克,用蜂蜜调成糊状,贴敷于肚脐上,外以纱布覆盖,胶布固定。每日换药 1 次。2 周为 1 个疗程。清燥润肺,化痰止咳。主治肺燥咳嗽。坚持治疗,多获良效。

10. 润肺止咳糊　生地黄、百合、麦冬、五味子各 10 克,人参 6 克。上药共研为细末,过筛和匀,贮瓶备用。

用法:取药粉适量,用凉开水调成糊状,贴敷于肚脐上,外以纱布覆盖,胶布固定。每日换药 1 次,直至病愈为止。滋阴益气,润肺止咳。主治干咳无痰、少痰。坚持治疗,多获良效。

11. 寒咳散 白芥子、半夏各 3 克,公丁香 0.3 克,麻黄 5 克,细辛 2 克,麝香少许。上药共研为细末,和匀,贮瓶备用,勿泄气。

用法:神阙穴常规消毒后,取药粉适量,填满肚脐,上置生姜 1 片(厚约 0.3 厘米)用针扎数孔,盖于药粉上,上置大艾炷施灸。每日 1 次,每次灸 3～5 壮。温肺散寒,化痰止咳。主治肺寒咳嗽。屡用效佳。

12. 复方麻味散 麻黄、甘草、五味子各 50 克,杏仁、黄芩、鱼腥草、细辛、枇杷叶、黄精各 10 克。上药用 5000 毫升冷水浸泡 2 小时,煎 30 分钟,取滤液,药渣再加水煎 1 次,2 次滤液混合,浓缩成稠液,加细辛粉 100 克拌匀,烘干压粉。备用。

用法:每取药粉 2 克放入肚脐,上压一干棉球,以胶布固定。24 小时换药 1 次,用 5 日,停 2 日。2 周为 1 个疗程。连用 1～4 个疗程。清热化痰,散寒止咳。主治慢性气管炎。坚持治疗,多获良效。

13. 咳嗽膏 ①鱼腥草 15 克,青黛、蛤蚧各 10 克,葱白 3 根,冰片 0.3 克。②罂粟壳、五味子各 30 克,蜂蜜适量。方①:先将前 3 味药共研细末,与后 2 味共捣烂如泥,或加少许蜂蜜调和成软膏状备用。方②:将罂粟壳、五味子共研细末,每取 30 克药粉,用蜂蜜调和成软膏状备用。

用法:随证选用上药膏敷于肚脐上(脐部先行常规消毒),外以纱布覆盖、胶布固定。急性患者每日换药 1 次;慢性患者每 2～3 日换药 1 次。清热解毒、纳气止咳、收敛止咳。主治支气管炎(急性用方①,慢性用方②)。屡用效佳。

14. 白芥子膏 白芥子、延胡索各 30 克,甘遂 15 克,细辛 9 克,麝香适量。上药共研细末,用麻油调成软膏状,收贮备用。

用法:根据"冬病夏治"原则,每取此膏适量,分别贴敷于肚脐、肺俞(双),或贴于前心和后心穴位(即肝、胆、脾、胃俞穴)。外加包扎固定。于农历 7 月 25 日、8 月 14 日和 9 月 3 日贴敷。每个阶段连敷 10 天即可,化饮祛痰、开窍通阳、理气止痛。主治寒痰壅滞、咳嗽气逆。可用于慢性支气管炎。屡用效佳。

15. 拔罐配穴方(一)　取肺俞、心俞、膈俞、天突、膻中、神阙。哮喘配大椎、定喘;脾虚配脾俞、足三里、丰隆;肾虚配肾俞、膏肓。用拔罐法与敷贴法相结合。先用单纯拔罐法,留罐 5～10 分钟。起罐后,继用敷贴法,将药饼(用白芥子、细辛、甘遂、吴茱萸、苍术、青木香、川芎、雄黄、丁香、肉桂、皂角各等份,红参、冰片各适量,共研细末,用鲜姜汁调成稠糊状,做成直径约 1 厘米的圆饼)贴于穴位上,以胶布固定,敷 6～20 小时。每年三伏天或三九天治疗。主治慢性支气管炎。坚持治疗,屡收良效。7 岁以下小儿只拔神阙、肺俞。本法采用拔罐与贴敷配合,比单一疗法的疗效为优。

16. 拔罐配穴方(二)　取大椎、肺俞(双)、神阙。急性咳嗽配风门、身柱;慢性咳嗽配脾俞、肾俞、足三里;咳喘配定喘。采用单纯拔罐法。留罐 10～15 分钟。每日或隔日 1 次,5 次为 1 个疗程。或配用青黛杏鱼膏贴敷。方用鱼腥草 15 克,杏仁、青黛、蛤壳各 10 克,麻黄 6 克,甘草、桔梗各 5 克,冰片 0.3 克。先将前 7 味药共研细末,再入冰片同研和匀。每取药粉适量(约 30 克),用葱白 4 根(捣烂)和生姜汁适量调成稠糊状,做成 4 个药饼,分别贴敷于大椎、神阙、肺俞(双)上,再以纱布覆盖,胶布固定。每日换药 1 次(贴 8～20 小时后取下)。主治急、慢性支气管炎,喘急性支气管炎。笔者多年使用,颇有效验。

17. 灸疗配穴方　取肺俞、膏肓俞、肾俞、命门、神阙、关元。用艾炷隔姜(或附片),每次取 3～5 穴(神阙每次必用),各灸 3～5 壮。每日或隔日 1 次。7～10 次为 1 个疗程。每疗程间休息 7 日,再行下一疗程。如在三伏天施灸,有预防或减轻发作效果。主治慢性支气管炎(阳虚型)。坚持治疗,多获良效。

支气管哮喘

支气管哮喘,早在《黄帝内经》中就有"吼病""喘息""呷咳"等名描述,至金元时期才以"哮喘"命名,是临床常见多发病。无论成人与小儿,一年四季均可发病,尤以寒冬季节及气候急剧变化时发病较多。一旦罹患,每多反复发作,缠绵不愈。

【病因】 多因身体素虚或因肺有伏痰,每遇外感风寒、精神刺激、抑郁,或环境骤变,吸入粉尘、煤烟,以及饮食不节等因素,皆可触动肺内伏痰而诱发本病。发作时痰随气动,气因痰阻,相互搏击,阻塞气道,肺气上逆而致哮喘发作。

【症状】 突然发作,呼吸急促,胸闷气粗,喉间有哮鸣声,喘息不得平卧,多呈阵发性发作,可伴有烦躁或萎靡,面色苍白或青紫,出汗,甚则神志不清,唇、指发绀,冷汗淋漓。临床一般分为急性发作期和缓解期。急性发作期病变在肺,证分寒热;缓解期累及脾、肾,三脏皆虚。

【疗法】

1. 麻黄细辛散 麻黄15克,细辛、苍耳子、醋延胡索各4克,公丁香、吴茱萸、白芥子、肉桂各3克。上药共研细末,过筛和匀,贮瓶备用,勿泄气。

用法:每取药粉适量,用脱脂药棉薄薄裹如小球状,纳入患者肚脐中,外以纱布覆盖,胶布固定。隔日换药1次。10日为1个疗程。若贴敷未满2日,脐孔发痒,应及时揭下;如已满2日,脐孔不痒,再换药贴敷之,至治愈为止。温通散寒,止哮平喘。主治支气管哮喘,症见胸闷气紧、咳嗽、吐清稀白色痰、喉间痰鸣,伴恶寒,舌淡、苔薄白、脉浮滑。屡用皆效。一般连用1～2个疗程即见显效或临床控制。临床应用,一般连敷3～5次见效,最多3个疗程可愈。若超过3个疗程无效即停用。

2. 复方白龙苏散 白果仁、紫苏子、地龙、佩兰、川椒、野荞麦根各等份。上药共研细末,和匀,贮瓶备用。

用法:每次取药粉1克,以白酒调成膏状,纳入肚脐中,上盖纱布,胶布固定。每日换药1次。7次为1个疗程。散寒降逆,止哮平喘。主治哮喘。屡用有效,久治效佳。

3. 加味麻膏散　麻黄、生石膏、甘遂、杏仁、白芥子、白矾各等量,米醋适量。将前6味药混合,共研为细末,贮瓶密封备用。

用法:取药末适量,以陈醋调和如泥状,敷于肚脐上,外盖纱布,胶布固定。每日换药1次。7次为1个疗程。清热逐饮,宣肺平喘。主治热性哮喘。屡用有效。

4. 加味麻杏散　麻黄、杏仁、半夏、白芥子、紫苏子、公丁香各15克,肉桂9克。上药共研细末,过筛和匀,贮瓶备用。

用法:每取药粉适量,填满肚脐窝,外以敷料覆盖,胶布固定。每日换药1次。7次为1个疗程。宣肺化痰,降逆平喘。主治慢性支气管哮喘。坚持治疗,确有良效。

5. 麻黄芥姜糊　麻黄、吴茱萸、白芥子各15克,姜汁适量。前3味药共研细末,过筛,和匀,贮瓶备用。

用法:取药末适量,以姜汁调和成糊状,贴于肚脐上,上盖纱布,胶布固定。每2日换药1次。6次为1个疗程。温肺化痰,宣肺平喘。主治支气管哮喘。屡用有效。

6. 麻杏苏芥散　麻黄、杏仁、白芥子、紫苏子、半夏各15克,细辛、川椒各3克,上肉桂1.5克。如热性哮喘,去川椒、上肉桂,加生石膏30克,白矾5克。上药共研细末,过筛和匀,贮瓶备用。

用法:取药粉适量(约50克),以陈醋或生姜汁调和成糊状,分别敷于神阙、肺俞(双)和定喘(双)上,外以纱布覆盖,胶布固定。每日换药1次。7次为1个疗程。温肺化痰,宣肺降逆,止咳平喘。主治支气管哮喘。笔者多年应用,治验甚多,多获得较好的疗效。

7. 哮喘膏　①射干2克,麻黄、法半夏、紫菀、细辛、杏仁、附片各10克,天仙子5克,干姜12克,延胡索、甘遂各15克,洋金花20克。②炙麻黄、杏仁、苏子、黄芩、胆南星、白芥子、甘遂、青黛各10克,生石膏30克,白果、地龙、僵蚕各15克。上药分别共研细末,贮瓶备用。

用法:用时随证取上药粉,用姜汁合基质调制成软膏(蛋清、蜂蜜、香油亦可),敷贴于患者肚脐及双侧肺俞、定喘、膏肓穴,重度哮喘加贴膻中穴,然后以 5 厘米×5 厘米大小敷料覆盖,胶布固定。3～4 小时取下,以皮肤热、红、轻度水疱为宜。于每年夏季的初伏、中伏、末伏的第 1 天贴穴,每 10 天 1 次,若中伏 20 天,需加贴 1次。①温经散寒、止哮平喘。②清热化痰、宣肺平喘。主治支气管哮喘(寒喘用方①,热喘用方②)。屡用屡验,效果甚佳。

8. 拔罐配穴方 取神阙。发作期加大椎、定喘。采用药垫拔罐法。用白矾 60 克研末,加面粉 15 克,拌匀,用米醋适量调和,做成药饼 3 块。其中 1 块药饼中心留一孔(约 1.2 厘米)烘热后贴敷于肚脐(神阙穴),饼孔对准脐中心,然后拔火罐 15～25 分钟。每日 1 次。另 2 块药饼(不留孔)分别贴敷于两足心涌泉上(不拔罐),外用纱布包扎固定。每日换药 1 次。主治各型哮喘、气喘。笔者多年使用,治验甚多,疗效甚佳,坚持调治,可获痊愈。

9. 灸疗配穴方 取神阙、大椎、肺俞、定喘,用艾炷隔姜灸,每次各灸 3～5 壮。每日或隔日 1 次。10 次为 1 个疗程。主治支气管哮喘。笔者多年使用,治验甚多,确有良效,尤以寒性、虚性者疗效为优。

慢性喘息性支气管炎

慢性喘息性支气管炎,属中医"咳喘"范畴。在老年或肥胖人尤为多见,且多反复发作,缠绵难愈。

【病因】 多发生在慢性支气管炎后期,久咳不止而致肾虚,如素体肾虚,外邪犯肺,亦可导致咳喘,多发生在急性期或慢性复感外邪而诱发。

【症状】 病位在肺,关乎脾肾。咳喘并见,为病较剧。咳痰不爽、喘息不得卧,动则尤甚,早晚较剧,日久不愈,反复发作。

【疗法】

1. 三子甘遂散 白芥子、葶苈子、莱菔子、甘遂、白芷、半夏各

15克,上药共研细末,和匀,贮瓶备用。

用法:每取此散 50 克,用生姜汁调成糊状,分别外敷于两侧心俞、肺俞、膈俞穴和肚脐。外盖敷料、胶布固定、每日或隔日换药 1 次,散寒逐饮,止咳平喘,主治慢性喘息性支气管炎、慢性气管炎,屡用有效。

2. **喘息膏** 生蓖麻子仁 350 克,闹羊花 75 克,白芥子 150 克,细辛、半夏、胆南星各 70 克,甘遂、五味子、生明矾各 60 克,冰片 30 克。先将上药后 9 味(除后 2 味外)烘干,再共研细末,再将蓖麻子仁捣烂,与上述药粉混合均匀,共捣成泥膏状,收贮备用。

用法:每取药膏适量,做成药饼、烘热,趁热敷于肚脐上,或加敷大椎、肺俞、肾俞穴,每日或隔日换药 1 次。温化寒痰,止咳平喘。主治虚寒性慢性支气管炎及支气管喘息。屡用效佳。

3. **宣肺降逆膏** 麻黄、紫苏子、白芥子各 15 克,细辛、桔梗各 5 克。上药共研细末,以食醋调和成软膏状,收贮备用。

用法:用时取此膏适量,分别贴敷双足心涌泉穴和肚脐,上盖敷料,胶布固定。必要时加敷肺俞(双)、定喘(双)。每日换药 1 次。宣肺降逆、止喘平喘。主治支气管喘息。屡用效佳。

若与足底按摩配合使用,可缩短疗程,提高疗效。本方亦可制成膏滋内服,内外并治,效果更好。即上药加水煎煮 3 次,合并滤液,加热浓缩成清膏,加蜂蜜 100 克收膏即得。每次服 10～20 毫升,日服 3 次,温开水调服。

肺 结 核

肺结核中医学称为肺痨或劳瘵,是一种由结核杆菌引起的慢性传染病。《严氏济生方》云:“夫劳瘵一证,为人之大患。凡受此病者,传染不一,积年染疰,甚至灭门,可胜叹哉。”

【病因】 此因结核杆菌传染所致。多因素体虚弱,正气不足,饮食不洁,或与肺结核患者混用碗筷吃饭,或吃患者所剩食物,或与患者对面说话、接触者。

【症状】 初起一般症状较轻,咳嗽不甚,仅神疲乏力,食欲缺乏。继则咳嗽加重,午后潮热,两颧发赤,唇红口干,咯血,盗汗,失眠,身体消瘦,男子多伴梦遗,女子多伴经闭,或伴胸痛、呼吸困难等局部症状。听诊可闻呼吸音减弱,偶尔可闻及啰音。临床尤以咳嗽、潮热、咯血、盗汗四症为常见,且又常以单一症状为主。其病机在早期多为气阴不足,后期多为阴虚火旺。

【疗法】

1. 瓜蒌贝黛散 瓜蒌1枚(大者),贝母50克,青黛15克,蜂蜜120克。先将青黛、贝母混合研为细末,再将瓜蒌(连子、皮)捣烂(如干瓜蒌,可研为细末)。放蜂蜜于锅内加热,炼去浮沫,加入以上3味药,调和如膏,备用。

用法:取药膏(适量)摊于3块纱布上,以1块贴于肚脐上,另2块分贴肺俞,盖以纱布,胶布固定。1～2日换药1次。清热润肺,化痰止咳。主治肺痨干咳。屡用有效。

2. 倍砂糊 五倍子50克,朱砂10克。上药共研细末,和匀,贮瓶备用。

用法:取药粉6～10克,加水适量调成糊状,将药糊涂在纱布上敷于肚脐上,用胶布固定。24小时换药1次。用塑料膜代替纱布可使药物保持湿润,疗效更佳。收敛止汗。主治肺痨盗汗。屡用有效。

3. 刺五加灸肺法 刺五加适量。将上药研为细末,备用。

用法:取药末10克填肚脐,以艾灸之。主治肺痨(早期)。屡用有效。

4. 肺痨膏 百部30克,川贝母、鱼腥草、太子参、北沙参各15克,党参9克,蜂蜜120克。上药共研成细末,过筛和匀,入蜂蜜调和成膏状,贮瓶备用。

用法:取药膏适量,外敷于神阙,或加敷肺俞(双),上盖纱布,胶布固定。每日换药1次。10日为1个疗程。或同时内服,每次9克,每日服3次,温开水化服。益气养阴,清肺杀虫,润肺止咳。

主治肺结核(早期)。笔者多年使用,坚持治疗多获良效。

5. 拔罐配穴方(一)　取肺俞、肾俞、膏肓俞、足三里、神阙,采用药罐法。气阴两亏型用月华丸加减;阴虚火旺型用秦艽扶羸汤加减。取药煎水煮罐,或取汁储罐。留罐15～20分钟。每日1次。10次为1个疗程。间隔3～5日再行下一个疗程。主治肺结核。治疗35例,随证选用上方,第1煎、第2煎内服,第3煎煮罐拔之,总有效率为85.7%。本病是一种慢性消耗性疾病,治当缓图。应以内治为主,并辅以药罐法。疗效尚属满意。

6. 拔罐配穴方(二)　取神阙,用罐后贴敷法。留罐15分钟,起罐后贴五倍子饼(五倍子研末,醋调)敷脐。每日1次。主治肺结核盗汗。笔者治30例,均获良效。

7. 灸疗配穴方　取神阙、肺俞、肾俞、膈俞、足三里,用艾条温和灸。每次取一侧穴,神阙每次必取,各灸10～15分钟。每日1次。7次为1个疗程。主治肺结核。笔者多年使用,防治并重,确有良效。

急性黄疸型肝炎

黄疸型肝炎属中医学"黄疸"范畴。黄疸一证,古有"五疸""三十六黄"之名,分类过杂,论治极难,不便临床诊治。后世医家概分阴黄、阳黄,比较实用。本病具有传染性,在临床上较为常见,无论男女老幼,皆可发病。

【病因】　引起黄疸之因虽多,但总因是内外相引,湿热相搏,由气入血所致。由于人的体质差异,湿从热化则为阳黄,湿从寒化则为阴黄。

【症状】　初起多恶寒发热,食欲缺乏,或恶心呕吐,周身乏力,小便深黄如浓茶。黄疸先从巩膜发黄开始,渐而周身皮肤发黄。如见黄色鲜明如橘子色为阳黄;黄色晦暗如烟熏为阴黄;黄如酱油并见高热烦躁、神昏、发病急骤、病变迅速,多为急黄。本病大多起病较急,且急黄尤为危候。

【疗法】

1. 毛茛方 新鲜毛茛(洗净)50 克,食盐 5 克。将上药共捣烂如泥,备用。

用法:每取本药膏适量贴敷肚脐或脐下、臀部,待局部起疱后,将药渣取下。如肚脐起疱,局部用生理盐水洗净,疱用消毒针头轻轻挑破,让疱内黄水排尽,最后用消毒纱布扎好。驱毒退黄。主治黄疸、疟疾、哮喘。

附记:临床屡用,退黄效果颇佳。毛茛(别名野芥菜、起泡草、老虎脚爪草)辛温有毒,一般不作内服。本品含原白头翁素,有强刺激作用,接触皮肤可引起发疱或炎症,内服可引起严重的胃肠炎。用本品敷于列缺、内关两穴,可治疟疾;敷于大椎、内关(发作前 6 小时用)可治哮喘。

2. 栀子鸡蛋 黄栀子 16 克,鸡蛋 1 枚,面粉 6 克。将栀子研细末,用鸡蛋清、面粉调和、做成药饼,备用。

用法:取上药饼,贴敷肚脐上,外加包扎固定。每日换药 1 次。清热退黄。主治黄疸。屡用效佳。

3. 肝炎黄疸方 甜瓜蒌、石韦各 3 克,虎杖 6 克,垂柳叶 9 克。上药共研细末,和匀,贮瓶备用。

用法:取药末 5 克,用陈醋调成糊状,敷肚脐部,上盖纱布,胶布固定。每日换药 1 次。清热、利湿、退黄。主治阳黄。屡用效佳。

4. 茵陈三黄平胃散 醋大黄 60 克,茵陈 30 克,黄连、黄芩各 12 克,陈皮、厚朴、苍术、甘草各 18 克,姜汁适量。先将前 8 味药共研细末,和匀,贮瓶备用。

用法:取药末适量,以姜汁调和如膏状,敷于肚脐上,盖以纱布,胶布固定。每日换药 1 次。清热利湿,平胃退黄。主治阳黄。屡用效佳。

5. 茵陈术黄散 白术 30 克,大黄、黄芩、茵陈各 24 克,膏药肉适量。将前 4 味药共研成细末,和匀,贮瓶备用。

用法:将膏药肉置水浴上溶化后,加入适量药末,搅匀,分摊于纱布上,每帖重 20～30 克,分别贴于肚脐上及胃脘部。每 3 日更换 1 次。清热利湿,健脾退黄。主治阳黄。屡用效佳。

6. 茵陈鲫鱼糊　白胡椒 30 粒,丁香、茵陈各 30 克,鲜鲫鱼 1 条(60～120 克)。先将前 3 味药共研细末,再和捣烂的鲜鲫鱼并兑入白酒适量,调和成糊泥状,分别贴敷于神阙及双侧肝俞、脾俞,用纱布覆盖,橡皮膏固定。每日或隔日换药 1 次。散寒利湿,清热退黄。主治阴黄。屡用效佳。

7. 虎杖膏　虎杖 30～50 克,马鞭草 30～60 克,丹参 20～30 克,香橼皮、香附、穿山甲各 10～15 克,茯苓 15～20 克。上药共研细末,加麻黄熬,用黄丹收膏备用。

用法:取药膏适量,加热后分贴于右肝区、右胆区、胆俞穴、肝俞、神阙。每日 2 日更换 1 次。12 次为 1 个疗程。活血化瘀,清热利湿,通络利胆。主治瘀胆型肝炎。屡用效佳。

8. 软肝膏　黄芪、当归、熟地黄、柴胡、桃仁、三棱各适量。上药制成外用膏药,备用。

用法:取膏药适量,贴敷在神阙、期门。每日换药 1 次。益气滋阴,活血化瘀。主治黄疸肝炎后肝硬化。坚持治疗,效果颇佳。

9. 酒疸方　大黄、栀子、枳实、葛根、淡豆豉各 15 克。上药共研细末,和匀,贮瓶备用。

用法:取药末 15 克,以温开水调和成糊状,涂在肚脐上,外盖纱布,胶布固定。每日换药 1 次。10 天为 1 个疗程。清热解毒,理气消疸。主治酒疸。屡用有效。

10. 瓜芫散　甜瓜蒂、秦艽各 10 克,虎杖、紫草、丹参各 3 克,铜绿 1.5 克,冰片 0.6 克。先将甜瓜蒂与冰片分别研成细末,再将其余药物研成粉末,混合同研细,和匀,贮瓶备用,勿泄气。

用法:先取 15％乙醇或温开水,将肚脐内污浊洗净,擦干,将药粉 0.15～0.3 克倒入肚脐,外用胶布贴封,周围不可有空隙。每 48 小时换药 1 次。利湿退黄,凉血活血,解毒降酶。主治各种黄疸、转氨酶升高者。坚持治疗,多获良效。

11. 加味平胃散 陈皮、厚朴各 15 克,苍术、茵陈各 24 克,甘草 9 克。上药共研细末,贮瓶备用。

用法:每取药末 10~15 克,以食醋调成软膏状,制成药饼,贴敷于脐部,外以纱布盖上,胶布固定,睡片刻,出汗或渗黄水,每日换药 1 次。清热利湿,祛湿化痰,驱毒消黄。主治黄疸型肝炎(湿重于热型)。多年使用,颇有效验。又本方加香附、青矾、莪术、黄连、苦参、白术各 3 克,共研细末,醋调,敷神阙穴,效果亦佳。

急性无黄疸型肝炎

无黄疸型肝炎属中医学"胁痛""肝郁""积聚""脾胃病"的范畴。本病与黄疸型肝炎同属现代医学的急性病毒性肝炎,发病缓慢,病程较长,在临床上较为常见。

【病因】 多因湿热、肝郁、脾虚三因互为因果所致。

【症状】 精神倦怠,四肢无力,食欲缺乏,腹胀肠鸣,矢气频多,大便或溏或结,右胁或两胁胀痛,日渐消瘦,肝大、有压痛,脉多无力,始终无黄疸出现。病程缠绵,难求速愈。

【疗法】

1. 敷脐方 甜瓜蒂、秦艽各 100 克,青黛、紫草、黄芩、丹参各 30 克,铜绿 15 克,冰片 6 克。先将甜瓜蒂、冰片分研细末,再将余药共研细末,混合同研细和匀,过 60 目筛,装入 3 厘米×3 厘米大小的薄膜塑料袋,每袋约 15 克,密封备用。

用法:先取 75%乙醇(或温开水)擦净脐内污浊,拭干,再将药末(适量)填入肚脐内(神阙),约满 2/3(成人约 1.5 克,儿童 1.0 克)用 4 厘米×4 厘米胶布贴封肚脐部,周围不可有空隙,以防药物漏出。降酶。主治肝炎谷丙转氨酶升高。

附记:治疗 150 例,满意 77 例,显效 15 克,有效 27 例,无效 31 例,总有效率为 79.33%。治疗时间近 50%在 1 个月内,其余为 1.5~3 个月。用药时如见胶布过敏,引起脐周皮肤泛红、丘疹,可涂消炎膏,并停药 1～2 日。如见脐孔流水、糜烂、红肿,则停药 4～6 日,局部涂甲紫。皮肤痊愈后再贴药。如用药期肝、脾区疼痛加重或转氨酶升高,可继续用药。

2. 瓜蒂茵芃散　甜瓜蒂(另研)、秦芃、茵陈各 60 克,青皮、紫草、黄芩、龙胆草、丹参各 30 克,冰片(另研)6 克。上药共研细末,入瓜蒂、冰片同研细,和匀,贮瓶备用,勿泄气。

用法:每取药末 1.5～3 克填入肚脐内,外以胶布固定。每日换药 1 次。清热解毒,理气活血。主治急性病毒性肝炎。笔者屡用有效,配合拔罐疗效尤佳。

3. 复方二黄散　大黄、黄芩、栀子各 15 克,青皮、香附各 9 克。伴黄疸者加茵陈 30 克。上药共研细末,和匀,贮瓶备用。

用法:取药末 30 克,以蜂蜜或温开水调和成糊状,外敷于神阙、期门(双),上盖纱布,胶布固定。每日换药 1 次,每次贴 6 小时。1 个月为 1 个疗程。清热解郁。主治传染性肝炎。屡用有效,久治效佳。

4. 山甲散　穿山甲末 100 克,乳香、没药乙醇浸液 70 毫升,首乌藤挥发油 0.5 毫升,冰片少许。将上药混合均匀,贮瓶备用。

用法:取药 200 毫克,以食醋调匀成糊状,敷于肚脐上,外以纱布盖上,胶布固定。每 5 日换药 1 次。通络止痛。主治传染性肝炎肝区疼痛较甚者。屡用效佳。

5. 拔罐配穴方　①神阙(不针)、大椎、肝俞、脾俞;②神阙(不针)、至阳、期门、胆俞。用刺络拔罐法。每次选用 1 组穴,交替使用。先用三棱针点刺,以微出血为度,然后进行拔火罐,留罐 10～15 分钟。每日 1 次。亦可用针刺拔罐法(先用毫针刺入,得气后,速出针,然后拔罐)。主治急性病毒性肝炎。笔者屡用效佳。

6. 灸疗配穴方　取肝俞、期门、脾俞、神阙。前 3 穴,每次取 1 侧穴,交替使用。用艾条温和灸,每次各灸 10～15 分钟。神阙用艾炷隔姜灸 3～5 壮。每日 1 次。主治急性无黄疸型肝炎。屡用有效。

慢性肝炎

慢性肝炎属中医学"黄疸""湿阻""胁痛""虚证"和"癥积"等病的范畴,在临床上较为常见,且病程缠绵,根治颇难。

【病因】 多由急性肝炎失治演变而成。病由实转虚,终成肝郁脾虚、肝肾不足、脉络瘀阻等虚实夹杂的病理表现。本虚有脾虚、肝虚、肾虚,随症而定。但湿热残留、痰瘀阻络之标实每多兼挟其中。

【症状】 肝区(或胁)作痛,头昏乏力,面色少华,肝大,口苦胁胀,或脘腹胀满,或纳食不香或形体消瘦,或便溏,或睡眠不佳,肝功能异常等。

【疗法】

1. **桃杏糊** 桃仁、杏仁各 30 克,栀子、桑枝(或桑葚)各 15 克。上药共研细末,和匀,贮瓶备用。

用法:取药末 10 克,用适量陈醋调成糊状,敷神阙,上盖纱布,胶布固定。每 2 日换药 1 次。10 次为 1 个疗程。清热化痰、活血通络。主治慢性肝炎。屡用有效,久治效佳。

2. **敷脐方(一)** 干姜、白芥子各适量。上药共研细末,贮瓶备用。

用法:每取药末适量,加温开水调成糊膏状,贴敷肚脐,上盖纱布,胶布固定,口中觉有辣味时去掉。每日 1 次。10 次为 1 个疗程。温脾、化痰、退黄。主治肝炎后阴黄证,症见黄疸色黄、灰暗、不鲜明,不发热,便稀乏力,四肢不温者。屡用有效。

3. **敷脐方(二)** 茵陈 60 克,附子、干姜各 30 克。上药共研细末,和匀,备用。

用法:将上药末炒热,填满脐孔,再将剩余部分(药末)用布包裹热敷肚脐上,外用纱布包扎固定。每日换药 1 次。清热利湿、温脾退黄。主治肝炎后阴黄证。屡用有效。

4. **敷脐膏** 陈皮、厚朴各 5 克,苍术 8 克,炙甘草 3 克,香附、青皮、皂矾、莪术、白术各 1 克。将上药烘干,共研细末,过筛和匀,用陈醋调和成糊膏状,收储备用。

用法:取药膏 10 克,用纱布包裹压成饼状,敷神阙穴,上盖纱布,胶布固定。健脾疏肝,消胀通络。主治慢性肝炎,症见恶心、呕吐、腹泻或大便稀溏、腹胀等。屡用效佳。

5. 加味山甲散　穿山甲(另研)100 克,桃仁、丹参、延胡索、茵陈各 15 克,铜绿、冰片(另入)各 1.5 克。上药共研细末,和匀,贮瓶备用。

用法:每取药末 30 克,用适量米醋调和成糊膏状,分别贴敷于肚脐中、肝区压痛点,外以消毒纱布覆盖,胶布固定。每日换药 1 次。通络止痛。主治慢性肝炎、肝区疼痛较剧者。笔者屡用效佳。

6. 慢性丙型肝炎膏方　生黄芪、丹参、连翘、赤芍各 30 克,生何首乌、生山楂、牡丹皮、炒栀子、蒲公英各 15 克,白芍 30 克,柴胡、川厚朴各 10 克。上药共研细末,加麻油熬,用黄丹收为膏,收储备用。

用法:取膏适量,加热后贴在右肝区及肝俞、神阙。每 2 日更换 1 次。12 次为 1 个疗程。益气活血,清热解毒,理气柔肝。主治慢性丙型肝炎。坚持治疗,确有良效。

7. 穿山甲散　穿山甲 10 克,青黛、山栀子、冰片各 6 克,乳香、没药各 5 克。先将穿山甲、青黛、栀子、没药共研细末,喷入乳香和冰片末和匀,贮瓶备用。

用法:取药末适量贴肚脐,以胶布固定。每日换药 1 次。15 日为 1 个疗程。清热活血,通络止痛。主治慢性肝炎,症见胁痛隐隐、稍劳尤甚,神疲乏力,自觉烦热,头晕目眩,肝功能检查不正常。坚持治疗,多获良效。因穿山甲现多以龟甲代用。

8. 贴敷方　丹参 20 克,黄芩、虎杖、茵陈各 15 克,五味子、大黄各 10 克。用时取药末适量,以少量调匀,铺在麝香止痛膏上,约 8 厘米×8 厘米,备用。

用法:取上药膏,在患者神阙、肝俞及肝区交替贴敷。每 2 日换药 1 次。90 日为 1 个疗程。清热利湿,活血益肝。主治慢性乙肝。坚持治疗,多获良效。

9. 拔罐配穴方 取神阙(不刺)、肝俞、期门、胃俞,用刺络拔罐法。先用三棱针点刺肝俞、期门、胃俞,以微出血为度,再拔罐,留罐 5～10 分钟。再在神阙穴,用涂药拔罐法。取虎杖、延胡索、丹参各等份,研细末。每取药末 6 克,醋调匀,涂脐孔内,再拔罐,留罐 10～15 分钟。每日或隔日 1 次,10 次为 1 个疗程。主治慢性肝炎。笔者临床屡用,均获得较好的疗效。

10. 灸疗配穴方 取肝俞、脾俞、期门、中脘、神阙、足三里、三阴交。①用艾条温和灸,每次取 3～5 穴,各灸 10～15 分钟,每日或隔日灸 1 次,10 次为 1 个疗程。②用艾炷隔姜灸,每日取 3～5 穴,各灸 3～5 壮,每日或隔日灸 1 次,10 次为 1 个疗程。③用温针灸,每次取 3～5 穴,每灸 3 壮(或 10～15 分钟),每日或隔日 1 次,10 次为 1 个疗程。上法每疗程间休息 3 日后再行下一个疗程。主治慢性肝炎。笔者经验,治疗本病应以药物辨证治疗为主,以本疗法为辅,内外并治,疗效颇佳。

肝 硬 化

肝硬化是以肝脏损害为主的慢性全身性疾病。根据临床表现,一般分为早期肝硬化和晚期肝硬化(肝腹水)两大类。早期其证较轻,晚期其证较重。属中医学"臌胀""癥积"的范畴,是中医内科四大证之一,治疗颇难。病至晚期(中医学称"单臌胀"),治疗尤为困难。

【病因】 多因肝、脾、肾三脏受病而导致气滞、血瘀、水蓄、蛊毒所致,是由慢性肝炎等转化而成,终形成肝郁脾虚、脉络瘀阻、水湿内停等病理变化。久病及肾,则肾亦伤。诸因互果,臌胀由起矣。

【症状】 早期则见食欲缺乏,腹胀,乏力,恶心呕吐,上腹部不适或隐痛,面色萎黄,面颊、上胸、背部、两肩及上肢出现蜘蛛痣,或毛细血管扩张,手掌发红(称为肝掌),肝大、表面光滑,脾脏亦有轻、中度肿大,进而诸症进一步加重,形体消瘦,疲乏无力,面色灰暗,腹胀痛,肝、脾大,而肝脏由大缩小、质地较硬,腹壁及脐四周静脉曲张。腹部膨大,击之如鼓。鼓之有声者,为气聚;鼓之成实者,为水停。前者为气、血、蛊,后者为水,故中医又有气臌、血臌、水臌之分。病之早期(即前三臌),多属肝、脾;至晚期(即水臌)腹水形成,病由肝、脾、胃三脏受害,病多危重。

【疗法】

1. **商陆葱白膏**　鲜商陆 30 克,鲜葱白、净芒硝各 15 克。上药共捣烂如泥,搓成圆形状药球,储存备用。

用法:将药球纳入肚脐内,按紧,外以蜡纸覆盖,纱布垫之,胶布固定。每日或隔日 1 次。待小便畅通、大便亦下、脐孔作痒时,方可去掉药球。通阳软坚,利水消肿。主治肝硬化腹水。验之临床,通常用药 1 次,最多 3 次见效。利水消肿作用较速。待二便通利、水肿消失后,应用对证汤剂调理,以巩固疗效。

2. **巴轻膏**　巴豆仁 15 克,硫黄、轻粉各 6 克。先将巴豆捣烂如泥,再加入硫黄、轻粉共捣和匀,放在纱布上,备用。

用法:取上药布,敷肚脐上,以指按平,上面覆盖蜡纸,并加纱布,胶布固定。待脐孔有灼热感或发痒时,则去掉药布。如腹水未全消,可隔 1 日再贴敷 1 次。温通解毒,利水消肿。主治肝硬化腹水。通常贴敷 1 次,最多 2 次,大、小便即齐下,腹水必消。验之临床,消腹水甚速,效果良好。待腹水消失后,须用汤剂调理,以巩固疗效。

3. **温阳逐水散**　甘遂、牵牛子各 6 克,附子、肉桂各 10 克,生姜汁适量。先将前 4 味药共研细末,和匀,再以适量生姜汁加入上述药粉中调和成糊状,储存备用。

用法:取药糊适量,贴敷患者肚脐部,外以纱布覆盖,胶布固定。每日换药 1 次。10 次为 1 个疗程。至治愈为止。温阳逐水消肿。主治肝硬化腹水。

附记:经治 50 例,总有效率为 94%。其中痊愈(腹水消退、症状消失、肝功能正常)8 例;显效(腹水消退、症状消失、肝功能轻度异常)29 例,有效(腹水消退、主要症状消失、肝功无明显改善)10 例,无效 3 例。用药最多 65 剂,最少 20 剂,平均 41 剂。在敷脐同时,并配用健脾分消汤内服。药用黄芪、山药、牡丹皮各 20 克,薏苡仁、车前子(包煎)、大腹皮各 30 克,党参、茯苓、白术、淫羊藿、鳖甲各 15 克,泽泻、郁金、青皮、陈皮各 12 克,附子(制)、甘草各 6 克。每日 1 剂,水煎服,10 日为 1 个疗程。加减:如有黄疸指数增高,多为肝胆湿热蕴滞所致,可选加茵陈、栀子、虎杖等;血红蛋白低,多为肝脾两虚,可选加紫河车粉、鹿茸等;血小板减少,出、凝血时间延长,多为血热妄行,可选加墨旱莲、女贞子、仙鹤草等;血氨增多,多为热毒内蕴,痰浊上扰,可选加大黄、石菖蒲、降香等;谷丙转氨酶增多,多为湿热疫毒,可选加蒲公英、夏枯草等;HBsAg 阳性,多为湿热蕴阻于肝脾,可选加土茯苓、虎杖、贯众等;纳差者,可加焦山楂、焦麦芽、焦神曲、鸡内金;阴虚甚者,加北沙参、麦冬、葛根,去附子、淫羊藿。

4. 软肝利水散 川椒 100 克,炙鳖甲、三棱、莪术、阿魏、白术、黑牵牛子、白牵牛子各 15 克,桂心 10 克。上药共研细末,和匀,贮瓶备用。

用法:取药末适量,以白酒调匀成糊状,涂抹于剑突下(上脘、中脘)、胁肋部(期门、梁门、章门)及肚脐中,然后覆以纱布,以熨斗或热水袋温熨 30~60 分钟。每日 1 次。温通软坚,活血逐水。主治肝硬化及肝硬化腹水。坚持治疗,颇有效验。

5. 车前桂遂散(膏) 车前草 30 克,肉桂 9 克,甘遂 6 克,独头蒜 2 个,葱白 3 根。先将前 3 味药共研细末,加入大蒜、葱白,共捣烂如泥膏状,备用。

用法:取药泥适量敷于肚脐上,上盖纱布,胶布固定,再用热水袋温熨脐部。每日换药热熨 1 次。10 次为 1 个疗程。温经通阳,清热逐水。主治肝硬化腹水。

附记:坚持治疗,多获良效。或用二甘粉(甘遂、甘草各 15 克,研为细末,分为 8 等份)。用生姜 15 克,捣烂为糊,加二甘粉 1.5 份,调匀,分置于 3 块 5 厘米×5 厘米大小的胶布上,分别贴敷神阙、曲泉(双)上。敷后局部有灼热感,但能忍受。一般 4 小时后尿量开始增多,12 小时达高峰,24 小时去药。可连敷 3 次。间隔 3～5 日再敷。效佳。

6. 敷脐方 ①田螺 4 个,大蒜 5 个,车前子 6 克。②车前草 30 克,大蒜 20 克。上列 2 方,均为共捣烂如泥,备用。

用法:任选一方,取药糊敷肚脐上,上盖纱布,胶布固定。每日换药 1 次。清热、拔毒、利水。主治肝硬化腹水。屡用有效,轻证效佳。

7. 克坚膏 夏枯草、生牡蛎、昆布、海藻、鳖甲、穿山甲各 100 克,黄药子、皂角刺、玄参、路路通、龟甲、三棱各 50 克。上药按常法做成膏药,备用。

用法:将膏药烤热后贴在肝区、脾区、肝俞、脾俞以及肝经上的有关穴位,加贴神阙、阿是穴。每 2 日更换 1 次。12 次为 1 个疗程,疗程间隔 6 日。清热养阴,软坚散结,通络止痛。主治慢性肝炎、早期肝硬化及肝大、脾大等。屡用有效。

8. 三子消水丸 牵牛子 30 克,枸杞子 15 克,莲子心 5 克。上药共研成细粉,和匀,贮瓶备用。

用法:每取药粉 2 克,用适量凡士林调匀成膏制丸,纳入肚脐部,外盖塑料薄膜和纱布,周边以胶布固定。每日 1 换。敷药 1 周后可改用日贴夜去,或敷 2 日停 3 日的间歇敷药法。逐水消肿。主治肝硬化腹水。屡用有效。

9. 十膈取水膏 大戟、甘遂、麻黄、乌梅、胡芦巴、葶苈子、芫花、牵牛子、细辛、汉防己、槟榔、海蛤、陈皮、生姜、蝼蛄。视症君药倍量,余药各等份。上药用麻油熬焦,去渣,加黄丹收膏即成,备用。

用法:取用药膏适量,贴敷肚脐处,外以纱布盖上,胶布固定,每 2 日换药 1 次。利水消肿。主治臌胀(肝腹水)。屡用神效。

10. **灸疗配穴方(一)** ①中脘、神阙、天枢、足三里、复溜、涌泉。②肝俞、中脘、神阙、足三里。用艾炷隔葱白饼灸。上列两组穴,随证选方。每次取 4 穴或 5 穴,将葱白适量捣烂,做成葱白饼,贴敷穴位上,上置艾炷,点燃各灸多壮,使局部皮肤红润不起疱为度。每日灸 1 次。7 次为 1 个疗程。每疗程间隔 7 日。主治肝硬化(脾肾阳虚型用方①,肝肾阴虚型用方②)。屡用有效,久治效佳。

11. **灸疗配穴方(二)** ①章门穴区、神阙穴区、背俞中穴区。②期门穴区、章门穴区、神阙穴区、背俞中穴区。③与②穴同。④与②穴同。⑤章门穴区、神阙穴区、背俞中穴区、腰脊下穴区、关元穴区。⑥章门穴区、神阙穴区、背俞中穴区、背俞下穴区。用铺药灸,方用鼓胀散。方①加枳壳、苍术各 100 克;方②加制附子、苍术各 100 克;方③加大黄、茵陈各 100 克;方④加川芎、赤芍各 100 克;方⑤加制附子、干姜各 100 克;方⑥加熟地黄、山茱萸各 100 克。上 6 方各共研细末,备用。方①~⑤均用鲜生姜汁、鲜生姜泥、精制艾绒、胶布,方⑥用鲜墨旱莲汁、鲜墨旱莲泥、精制艾绒、胶布,制成灸饼。用适宜体位,按所选穴位区,均匀铺布药粉,上置灸饼,将艾炷置灸饼上,点燃灸之,各灸 3~5 壮。每日 1 次,留灸 1 小时。10 次为 1 个疗程。主治肝硬化(气滞湿阻型用方①;寒湿困脾型用方②;湿热蕴结型用方③;肝脾血瘀型用方④;脾肾阳虚型用方⑤;肝肾阴虚型用方⑥)。

附记:①穴区范围:腰脊下穴区(悬枢、命门、腰阳关)、背俞中穴区(膈俞、肝俞、胆俞、脾俞、胃俞)、背俞下穴区(三焦俞、肾俞、气海俞、大肠俞、关元俞、小肠俞、膀胱俞)、期门穴区(期门、日月)、章门穴区(章门、京门)、神阙穴区(水分、阴交、天枢)、关元穴区(气海、石门、关元、中极、曲骨)。②鼓胀散:柴胡、郁金、黄芪、白术各 100 克,鳖甲、莪术、甘草各 60 克,甘遂、牵牛子各 15 克。共研细末,贮瓶备用。本方适用于肝硬化、肝硬化腹水、结核性腹膜炎腹水。

12. **拔罐配穴方** 取神阙及上、下、左、右各旁开 2 厘米处,足三里。采用拔药水罐法。肝硬化用红花、朴硝、三棱、莪术、当归、赤芍各 15 克,肝腹水用车前草 30 克,牵牛子 15 克。各煎水取汁煮竹罐,拔罐,留罐 10～15 分钟。每日或隔日 1 次。10 次为 1 个疗程。主治肝硬化早期或晚期。屡用有效。

腹部肿块(癥瘕积聚)

腹内肿块,中医学多分称"癥瘕""积聚"。癥瘕大抵属于积聚之类。癥与积为同一类,均有形有征,坚硬不移;瘕与聚为同一属,都有聚散无常的特点。

【病因】 情志抑郁、气滞血瘀,消食内伤,滋生痰浊,邪毒侵袭、留着不去,是引起积聚的主要原因,常交错交杂,混合致病。

【症状】 积聚是以腹内结块,或胀或痛为特征。但积与聚之间又有一定的区别。积证具有积块明显、固定不移,痛有定处,病程较长,病情较重等特点,多属血分。初期积块不大,软而不坚;中期积块渐大,质渐坚硬;末期积块坚硬,形瘦神疲。而聚证常无明显积块,腹中胀气时聚时散,痛无定处,病情较轻,多属气分。本症与现代医学的腹内肿块,肝、脾大,胃肠功能紊乱,不完全性肠梗阻等症相似,可参考施治。

【疗法】

1. **二龙膏** 活甲鱼、苋菜各 500 克,三棱、莪术各 30 克,乳香、没药各 150 克,木香 6 克,沉香、肉桂各 135 克,麝香 1 克,香油7500 毫升,樟丹 3120 克。用香油先将前 4 味药炸枯去渣,下樟丹熬成膏药基质。再取乳香、没药及木香共研细末,每 1500 克膏药基质中兑入药末 30 克。再将沉香、肉桂、麝香混合研细,每大帖掺细料 0.3 克,中帖掺细料 0.18 克,小帖掺细料 0.09 克。备用。

用法:取膏药温化贴肚脐上。活血化瘀,理气消积,扶正祛邪。主治癥瘕痞块、婴儿积痞、肚胀腹痛、腹泻痢疾、干血痨症(子宫内膜结核）。屡用有效。

2. 化聚散 制香附 100 克,广郁金 35 克,炒枳壳 50 克,炒僵蚕 15 克。上药共研细末,和匀,贮瓶备用,勿泄气。

用法:每取药末 5～10 克,掺入患者肚脐中,外盖消毒纱布,以胶布或绷带固定。每 1～2 日换药 1 次。或用白烧酒调本散敷于脐中。理气行滞,散结消胀。主治腹胀气膨满,时聚时散,作止不常。临床屡用,疗效显著。笔者依本方加柴胡 9 克,沉香 5 克(或用半夏 15 克代之),贴肚脐上,用治肝郁不舒、肚腹胀满之证 30 例(其中女性 20 例),均愈。通常用药 1 次见效,最多 5 次病愈。

3. 神仙化痞膏 大黄、黄柏、当归、秦艽、三棱、莪术各 15 克,炙全蝎 14 个,穿山甲片 14 片,木鳖子仁 7 个,蜈蚣 5 条。上药加麻油 1200 毫升,浸泡煎熬,至枯去渣,再炼油至滴水成珠,加入黄丹收膏,入乳香、没药各 25 克,风化硝 15 克,拌匀,摊贴备用。

用法:取膏药温化贴患处及肚脐处。先用生姜擦后再贴,贴敷处加温敷便好。活血化瘀,搜风通络,软坚散结,清热祛湿。主治各种慢性肝炎、晚期血吸虫病等所致的肝脾硬化肿大。坚持治疗,多获良效。

4. 化瘀癥瘕膏 苏木 18 克,土鳖虫(炒熟)2 个,三棱(酒炒)、肉桂、莪术(酒炒)、木香、鸡骨炭、京丹(炒)各 30 克,干漆、牛膝(酒炒)、猪牙皂各 15 克,细辛、硇砂各 12 克,白胡椒 9 克,麝香 1.5克,香油 1000 毫升。将上药共研为细末,加香油煎熬,黄丹收膏,备用。

用法:取膏药 60 克,用温水温软后摊在布上。先将肚脐用黄酒洗净,拭干,再贴膏药(肚脐)。保留半个月。如不愈,再贴。活血化瘀,温经通络,理气消癥。主治癥瘕。临床屡用,效果极佳。

5. 化积膏 香附(半生半制)、五灵脂(半生半炒)各 250 克,牵牛子(半生半煅)5 克。麻油熬,黄丹收,入木香 3.2 克,研末,搅匀,备用。

用法:每取本膏适量贴肚脐上。每 2 日换药 1 次。行气、化瘀、消积。主治诸积。必须坚持用药,方能收效。

6. 治黑热病偏方　栀子、朴硝、桃仁各 21 克,小枣(去核)7 枚,大葱白(2～3 寸长)1 根,蜂蜜 120 克,干黄酒糟适量。先将前 4 味药共研细末,再与后 3 味药共捣烂调和成稠膏,备用。

用法:每取本膏适量摊于布上,贴敷肚脐上(先将肚脐洗干净)。每 5 日换药 1 次。此为小儿量,成人酌增。清热化瘀,消积补虚。主治黑热病(俗称大肚子病)。

附记:本方系秘方,首载《地方卫生》创刊号,通常贴敷 5 日后掀开,如肚皮发青就一定会好,不青者不治。经治数十例,大多数治愈。小儿用此为佳。本病属积、热、瘀、虚之患,故用之多效。忌食生、冷、腥、荤及一切刺激之物。

7. 灵宝化积膏　巴豆仁、蓖麻子仁各 100 粒,五灵脂 120 克,阿魏(醋煮化)、当归各 30 克,穿山甲、乳香、没药各 15 克,麝香 0.9 克,松香 500 克,香油 1500 毫升。将以上药物(麝香、乳香、没药、松香、阿魏除外)与香油共煎至焦黑色,去渣入松香煎 30 分钟,再加入乳香、没药、麝香、阿魏,用力搅拌,取出放入水中漂洗,以金黄色为度,摊在备好的布上,折好,备用。

用法:取膏药贴在患处,加贴肚脐。外加热熨,可使药气深入。破血化瘀,通络止痛。主治肝、脾大。屡用有效,久贴效佳。

8. 黄豆琥珀膏　大黄 90 克,琥珀 30 克,巴豆 15 克,猪牙皂 5 克,枳壳、莱菔子、生姜各 120 克,沉香 3 克。上药共研为细末,再将生姜捣烂,与药粉、陈醋各适量共捣和匀,调和成膏状,备用。

用法:取药膏适量,贴敷肚脐和足三里,用麝香止痛膏固定。24 小时换药 1 次。清热利水,理气止痛。主治各种臌胀。屡用有效。

9. 五子散　白芥子、紫苏子、香附子、莱菔子、山楂子各等量。将上药炒至香味止,共研细末,贮瓶备用。

用法:取药粉适量,撒在止痛膏上(伤湿膏、麝香膏)贴在肚脐部和痛处。24 小时换药 1 次。理气止痛,利水消肿。主治各种臌胀。屡用有效。

10. 硝蒜阿魏饼 朴硝、独蒜头、阿魏各等量。将上药混合捣至成茸,制成药饼,备用。

用法:取药饼2个,1个贴在肚脐窝上,另一个贴在痞块表面上,上盖纱布,胶布固定。每隔3日换药1次,直至痊愈为度。软坚、拔毒、化痞。主治肝、脾大。屡用有效。

11. 散积消肿膏 云南白药1克,阿魏(研末)1.5克。将上药混合研细,备用。

用法:将上药填于肚脐内,外用胶布固定。隔日换药1次。散积消肿。主治脾大。屡用效佳。

12. 川椒消水膏 川椒100克,炙鳖甲、三棱、莪术、阿魏各15克。上药共研为细末,过筛和匀,以白酒调和成膏备用。

用法:取药膏适量,以纱布包裹,敷神阙穴,外加热敷。肝、脾大者,加敷肝、脾区,加热水袋熨之。每次30分钟,每日2次或3次。热敷毕,药膏盖上纱布,胶布固定。1~2日换药1次。温以消水,散瘀止痛。主治肝、脾大,瘀滞疼痛者。屡用有效。

中 风

中风,现代医学称为脑血管意外。因本病发病急骤,变化迅速,如风之卒中使然,故名中风。且病势凶险,后遗症又比较多,治疗颇难。

【病因】 古人论中风,有外风与内风之争,众说纷纭,莫衷一是。其实《黄帝内经》早有明训,正如《中医内科学》所说:"真中风,以外风为主,所中为轻,如面瘫一类;类中风,以内风为主,所中为重,即这里所讲的脑血管意外。"其因也多为心火暴盛,或肝郁化火,肝阳上亢,或正气自虚,血液运行迟缓,瘀血阻遏经络等因所致。致因虽多,而热极生风、阳动化风与虚风内动是导致风自内生而致病的主要原因。

【症状】 突然昏倒(或不昏倒)、不省人事、口眼㖞斜、舌强语窘、半身不遂等症状。根据临床表现,一般分为两种,即风中经络为轻,风中脏腑为重(古分中经、中络、中脏、中腑四种)。治疗后多留有后遗症。甚则治不及时,每易恶化而死亡。

【疗法】

1. 中风敷脐方　黄芪、羌活、威灵仙各 90 克,乳香、没药、琥珀各 40 克,肉桂 10 克。上药共研极细末,和匀,贮瓶备用,勿泄气。

用法:每晚临睡前用温水洗净肚脐,取药末 6 克,用醋或黄酒调和成糊状,炒温热,贴敷肚脐上,加麝香风湿膏(药店有售)盖贴固定。然后用热水袋(切勿过烫,以防烫伤)置于肚脐部约 30 分钟。次日将脐部膏药去之。第 1 周,每日如法换药 1 次。从第 2 周起,隔日敷 1 次。益气活血,温经通络,祛风除湿。主治卒中后遗症。坚持治疗,疗效显著。

2. 复方菖冰散　石菖蒲、川芎、羌活各 50 克,冰片 5 克,牛黄 3 克。上药共研为细末,和匀,贮瓶备用,勿泄气。

用法:取药粉 5 克,以蜂蜜调膏涂肚脐,依常规法固定。每日换药 1 次。清心开窍,活血祛风。主治中风。治疗时应以内治为主,本疗法为辅,内外并治,疗效始著。

3. 乌皂豨荷膏　乌梅 12 克,皂角、豨莶草各 6 克,薄荷 3 克。上药共研为细末,用水调和成膏状,备用。

用法:取上药膏敷于肚脐上,上盖纱布,胶布固定。每 3 日换药 1 次。5 次为 1 个疗程。祛风通络。主治中风。屡用有效。

4. 中风散　天南星、黄芪各 12 克,雄黄 6 克,胡椒 3 克。上药共研细末,和匀,贮瓶备用。

用法:取药粉 10 克,用水调匀,贴敷肚脐上,上盖纱布,胶布固定。每日换药 1 次。益气化痰,解毒通络,开窍醒神。主治中风半身不遂、口闭、神志不清。屡用有效。

5. 蛇鸡瓜蚤散　白花蛇舌草、鸡血藤各 20 克,丝瓜络 30 克,重楼 6 克,白酒、陈醋各适量。先将前 4 味药共研细末,贮瓶备用。

用法:取药粉 6～10 克,加入白酒、陈醋调和成膏,敷于肚脐部,上盖纱布,胶布固定。每日换药 1 次。清热解毒,活血通络。主治中风热毒壅盛型。屡用效佳。

6. 瘫痪饼 黄芪 100 克,马钱子、生川乌、穿山甲各 50 克,桃仁、水蛭、三棱、乳香各 30 克,天南星 15 克。上药共研细末,和匀,贮瓶备用,勿泄气。

用法:取药粉适量,用葱白汁或陈醋调和成稠膏状,做成 5 分硬币大的药饼(每饼约 1.5 克重),分贴敷于肚脐、涌泉(双),或随病位加敷(上肢取曲池、肩髃、合谷,下肢取阳陵泉、足三里),上盖纱布,胶布固定。每日或隔日换药 1 次。10 次为 1 个疗程。益气活血,温经通络。主治中风后遗症(偏瘫)。笔者多年使用,治验甚多,疗效显著。若配合内治,疗效尤佳。

7. 口僻散 马钱子 50 克,芫花 20 克,明雄黄 2 克,川乌 3 克,胆南星 5 克,白胡椒 2 克,白附子 3 克,先将马钱子取出,剥去皮,敲成小碎块,放入盛有砂的铁锅内加热,并不停地用木棒搅拌,直到马钱子爆鸣声消失,呈黄褐色时(勿炒黑,黑者无效),取出与诸药共研为细末,过筛,和匀,贮瓶备用。

用法:用时每次取散 10～15 克,撒在 2 厘米×3 厘米胶布中央,分别贴于神阙、牵正穴上,2 日一换。一般 5～10 天生效。温经通络,祛风止痉,主治中风、口眼㖞斜及面瘫。屡用效佳。

附记:上方可加麝香、冰片、蟾酥等,效果更佳。神阙即肚脐、牵正在耳垂前 0.5～1.0 寸处。

8. 拔罐配穴方 取神阙、涌泉(双)。上肢偏瘫配肩髃、曲池;下肢偏瘫配足三里、三阴交。采用罐后加灸法,或刺后拔罐。留罐 15 分钟,起罐后用艾条温和灸,各灸 10～15 分钟。或用毫针刺入穴位(神阙不针),得气后出针,然后拔罐,留罐 10～15 分钟。均为每日或隔日 1 次。10 次为 1 个疗程。主治脑血管意外后遗症(偏瘫)。笔者多年使用,坚持治疗,多获良效。若配合内治,效果尤佳。

9. 灸疗配穴方　取神阙、气海、关元、命门、足三里(双),用艾炷隔盐(或姜片、附片)灸。将食盐炒黄,待冷后填平肚脐,再用艾炷置盐上,点燃灸之,壮数不限;余穴隔姜灸之,艾炷如黄豆大,各灸5～10壮。均灸至汗收、肢温、脉起为度。主治中风脱证。屡用有效。临证治疗应以药物对证治疗为主,以本疗法为辅,内外并治为宜,有利于提高疗效。

面神经麻痹

面神经麻痹简称面瘫,中医学称口眼㖞斜,多见于青壮年,为颅神经疾病中的常见病。

【病因】　多因面部着凉受风,风邪阻遏经络,使面部神经管的骨膜发炎肿胀,面神经受压而麻痹所致。

【症状】　口眼㖞斜或眼不能闭合。病侧呈松弛状态,口歪向健侧,笑时口角歪斜更加明显,做鼓腮、吹哨、露齿等动作时则㖞斜加重。

【疗法】

1. 敷脐方　天南星8克,雄黄3克,醋芫花50克,黄芪30克。上药共研细末,加入马钱子总生物碱0.1克,白胡椒挥发油0.05毫升,搅匀密藏备用。

用法:取0.2克药粉,以白酒调匀,做成药饼,贴敷肚脐(神阙穴),外用胶布固定。每日换药1次。10次为1个疗程。益气化痰,逐水解毒,通络牵正。主治面神经麻痹、痉挛。临床屡用,疗效满意。

2. 马钱子散　制马钱子25克,芫花、白附子、白僵蚕、全蝎梢各10克,白胡椒3克,川乌、明雄黄、胆南星各5克。上药共研为细末,和匀,贮瓶备用,勿泄气。

用法:取药末10～15克,用黄酒适量调和成软膏状贴敷于肚脐,上盖纱布,胶布固定。隔日换药1次,一般连敷10次奏效。温经通络,祛风矫正,解毒化痰。主治中风口眼㖞斜者。屡用效佳。

3. 六白马钱膏 白附子 40 克,白芷 100 克,白僵蚕 25 克,白花蛇 10 条,白及 20 克,制马钱子、胆南星各 15 克,白胡椒、冰片各 3 克。上药共研为细末,和匀,贮瓶备用,勿泄气。用法:取药粉 25 克,以白酒适量调和成软膏状,分别贴敷下关、神阙,上盖纱布,胶布固定,并加热熨。每 2 日换药 1 次。5 次为 1 个疗程。祛风通络,温经复正。主治周围性面瘫。笔者多年应用,治验甚多,疗效显著。

4. 蓖麻附冰膏 蓖麻子仁(净肉)30 克,生附子 10 克,冰片 2 克(冬季加干姜 6 克)。将上药混合共捣茸如膏状,备用。

用法:取药膏适量,贴在神阙、地仓。左㖞贴右地仓,右㖞贴左地仓。贴药后,上盖纱布,胶布固定。每日换药 1 次,病愈后即洗去。温经通络。主治口眼㖞斜。屡用效佳。

5. 面瘫方 马钱子(炒至黄褐色)50 克,芫花 20 克,胆南星 5 克,雄黄、白胡椒各 2 克,川乌、白附子各 3 克。上药共研细末,和匀,贮瓶备用。

用法:每次取药末 10 克,撒于胶布中间(如法制 2 块),分贴于肚脐部和牵正穴上。2 日换药 1 次,5～10 日见效。温经化痰,祛风通络。主治口眼㖞斜、卒中后遗症。屡用效佳。

6. 皂角艾醋糊 皂角末 50 克,艾绒、米醋各适量。将皂角末加醋调和成糊。将艾绒捻制成艾炷如绿豆大小,数量不拘。备用。

用法:取药糊敷于肚脐、颊车穴上(左㖞斜者敷右边颊车,右㖞斜者敷左边颊车),令患者侧卧,在穴位上放艾炷点燃灸之,每穴灸 5～10 壮。每日 1 次或 2 次。祛风、温经、通络、牵正。主治口眼㖞斜。屡用有效。

7. 三白散 制马钱子 50 克,芫花 20 克,白芷 15 克,白胡椒、明雄黄各 2 克,白附子、川乌各 3 克,胆南星 5 克,冰片 1.5 克。共研细末,贮瓶备用。

用法:用时取药末 10～15 克,分 2 份,分别撒于神阙和牵正穴。外以胶布固定,2 日换药 1 次。祛风通络、化痰解毒。主治面神经炎。屡用效佳。

8. 止痉散　天麻、防风、白芷、荆芥穗、羌活、辛夷、细辛、全蝎、僵蚕、白附子各等份。上药共研细末,和匀,贮瓶备用。

用法:取药末 10～15 克,填入脐窝,胶布固定。每日一换,直至痉愈。祛风止痉。主治面肌痉挛。屡用效佳。

9. 星芫散　胆南星 8 克,明雄黄 3 克,醋芫花 50 克,黄芪 30 克,马钱子总生物碱 0.1 克。将上药一并烘干,共研细末,再喷入白胡椒挥发油 0.05 毫升,混匀,密闭保存备用。

用法:先用温水洗净并擦净患者脐部,再取上药粉或加味药粉按一定比例混匀,取 250 毫克撒入脐中,按紧,用胶布封固。2～7 天换药 1 次。益气祛痰、解毒止痉。主治面肌痉挛。屡用效佳,一般用药 1～5 周即愈。

附记:上方可随证加减,若肝阳上扰者,加羚羊角粉 6 克;若血瘀者加祛瘀散。先将山楂 100 克,葛根 100 克,甘草 30 克,白芍 150 克,水煎两次,滤汁去渣,合并滤液,加热浓缩成稠膏;乳香、没药各 100 克,溶于 95% 乙醇中,穿山甲(代)、厚朴各 100 克,桂枝 30 克,共研细末,3 者和匀,焙干,加入细辛 15 克,鸡血藤 100 克,制成挥发油,冰片粉 15 克,共研细面,贮瓶备用;若痰浊阻络者加服金匮肾气丸。

10. 拔罐配穴方　取神阙(不针)、地仓、颊车、面瘫(下关直下 1 寸处),后 3 穴取患侧。采用刺络拔罐法。如先用三棱针点刺,以微出血为度,再拔罐,留罐 10～15 分钟。每日或隔日 1 次。主治面瘫。笔者师传经验,临床验证效佳。

11. 灸疗配穴方　取神阙、阳白、地仓、牵正、足三里,用艾条温和灸。一般灸健侧穴,重者两侧穴均取。每次各灸 10～15 分钟。每日灸 1 次。10 次为 1 个疗程。主治面瘫。屡用效佳。

高血压病

高血压病是以动脉血压增高,尤其是舒张压持续升高为主要临床表现的全身性慢性血管疾病,属中医学的"眩晕""头痛"等病范畴,是临床常见多发病。无论男女均可发病,尤以中老年人发病居多。

【病因】 多因忧思过度、精神紧张,或受强烈的精神刺激而导致肝阴暗耗,肝阳偏亢,或嗜食肥甘厚味食物,或过度饮酒、吸烟,以致阴阳气血失去平衡,终形成肝阳偏亢,或素体阳盛,阳盛则阴虚,加之精神因素影响而致肝阳上亢,甚至出现痰火上扰,或老年人肝肾两虚,水不涵木而引起阴虚阳亢的病理表现。临床所见,尤以阴虚阳亢型为多见。

【症状】 血压升高呈波动状,与精神紧张和劳累过度有关。初期可见情绪易怒、面赤头痛、头胀与眩晕等阳亢症状。如血压继续升高,常伴有四肢发麻、头晕耳鸣和心烦失眠等阴虚阳亢症状。到后期还可出现五心烦热、心悸、失眠、头晕、神疲懒言和腰膝酸软等阴虚或阴阳两虚之证。严重者还可引起动脉硬化或脑血管意外等并发症。

【疗法】

1. 吴萸白芎膏 吴茱萸、正川芎、香白芷各 30 克。上药共研细末,和匀,贮瓶备用。

用法:每取本散适量,用脱脂药棉薄裹如小药球状,纳入患者肚脐,按紧,外以胶布固定。如脐发痒时则去掉药球,待不痒时再行贴敷,至治愈为止。祛风平肝,潜阳降压。主治高血压病。通常连续贴敷 1~10 次即可降至正常,疗效显著。本方安全可靠,疗效显著,作用持续,反弹现象少。

2. 脐压散 吴茱萸(胆汁制)500 克,龙胆草醇提取物 6 克,硫黄、朱砂各 50 克,白矾(醋制)100 克,环戊噻嗪 175 毫克。将以上药物共研极细末,和匀,贮瓶备用。

用法:每取药粉 200 毫克左右,填入患者肚脐窝内,覆盖棉球,外用胶布固定。每周换药 1 次,至治愈为止。降火泻肝,化痰,镇静安神。主治高血压伴头痛、头晕等症。

附记:本方对 116 例高血压病患者贴脐治疗 4 周,换药 4 次,总有效率为 77.5%。其中显效占 29.31%,以Ⅰ、Ⅱ期高血压疗效较佳。本方适用于肝热、痰火所致的初中期高血压病。虚证则不宜用本方治疗。

3. 桂芎膏 桂枝 3 克,川芎 2 克,罗布麻叶、龙胆草各 6 克。上药共研细末,用时以白酒调和成糊状,备用。

用法:每取上药膏,贴敷肚脐部,外以伤湿止痛膏固定。每日换药 1 次。连续用药 10 日为 1 个疗程。清肝降压。主治头昏头晕(高血压)。屡用有效。

4. 眩晕糊 吴茱萸(胆汁拌制)100 克,龙胆草 50 克,土硫黄 20 克,朱砂 15 克,白矾 30 克,小蓟根汁适量。先将前 5 味药研为细末,过筛和匀,再加入小蓟根汁调和成糊状,备用。

用法:取药糊,敷于神阙、涌泉(双)上,每穴 10~15 克,上盖纱布,胶布固定。2 日换药 1 次。1 个月为 1 个疗程。清肝泻火,镇静安神,导热下行。主治头昏头晕(高血压)。屡用有效。

5. 平肝降压贴 钩藤、菊花、白蒺藜、川芎、冰片各 15 克。上药共研细末,和匀,贮瓶备用,勿泄气。

用法:取药粉 10 克,以陈醋调和成糊状,贴敷神阙穴,上盖纱布,胶布固定。每周贴敷 2 次。15 日为 1 个疗程。平肝降压。主治高血压病。治疗 44 例,总有效率为 86.4%,以Ⅰ级疗效最好,Ⅱ级次之,Ⅲ级疗效最差。

6. 萸桂磁石饼 吴茱萸、肉桂、磁石各 30 克,蜂蜜适量。上药共研为细末,和匀,贮瓶备用。

用法:取药粉 15~20 克,加入蜂蜜调匀,使之软硬适度,制成药饼 3 个,分别贴敷肚脐、涌泉(双)上,贴药后以胶布固定,再以艾条点燃悬灸 20 分钟。每日 1 次。10 次为 1 个疗程。温通降压,导热下行。主治高血压病。屡用皆效。

7. 吴萸山药散 吴茱萸、山药各 20 克。上药共研细末,和匀,贮瓶备用。

用法:取药末 5～10 克,纳入肚脐内,用麝香止痛膏盖贴固定。每日换药 1 次。1 个月为 1 个疗程。健脾、导热、降压。主治头晕、头痛、高血压。屡用有效。

8. 平肝降压膏 珍珠母、槐花、吴茱萸各等量,米醋适量。上药共研细末,和匀,贮瓶备用,勿泄气。

用法:取药粉适量,以米醋调和成糊状,分别敷于患者肚脐及双侧涌泉,上盖以纱布,胶布固定。每日换药 1 次。10 次为 1 个疗程。平肝、潜阳、降压。主治高血压、肝阳上亢之眩晕等。屡用效佳。

9. 降压膏 吴茱萸(胆汁制)500 克,罗布麻叶、钩藤各 75 克,川芎、龙胆草各 125 克,冰片 25 克,胆南星、天麻各 100 克。上药共研细末,过筛和匀,贮瓶备用,勿泄气。

用法:取药粉 9～15 克,用白酒调和成糊膏状,外敷于神阙和双侧涌泉上,上盖纱布,胶布固定。每日换药 1 次。10 次为 1 个疗程。清热祛风,平肝降压。主治高血压病或头晕、头痛。临床屡用,多获良效。

10. 平肝降压散 桑寄生、茺蔚子、桑叶、菊花、怀牛膝、土鳖虫各 10 克,钩藤、明矾各 30 克,桑枝 20 克,水蛭 5 克。共研细末,贮瓶备用。

用法:用时取药末 30 克,分别撒于肚脐和涌泉穴(双);或用米醋调敷。每日换药 1 次。平肝降压,活血通络。主治高血压病。屡用效佳。

11. 脐压散 吴茱萸(胆汁制)500 克,龙胆草醇提取物 6 克,硫黄 50 克,白矾(醋制)100 克,朱砂 50 克,环戊噻嗪 17.5 毫克。将上药混合,共研极细末和匀,贮瓶备用。

用法:用时每次取药粉 200 毫克左右,填入患者脐窝内,按紧,覆盖棉球,外用胶布固定。每周换药 1 次,至愈为止。降火泻肝,化痰、镇静安神。主治高血压伴头痛、头晕等症。屡用效佳。尤以Ⅰ、Ⅱ期高血压疗效较好。虚证不宜用此法治疗。

12. 拔罐配穴方 取神阙、曲池、足三里,用单纯拔罐法,留罐15～20分钟。肝火、肝阳旺者,用刺络拔罐法,先用三棱针点刺,以微出血为度(神阙穴不针),再拔罐,留罐5～10分钟。隔日1次。10次为1个疗程。主治高血压病。笔者多年使用,多获良效。

13. 灸疗配穴方 取神阙、血压点(位于第6、7颈椎棘突间旁开2寸处)。用艾条雀啄灸或悬灸、温和灸,各灸5～10分钟。每日或隔日1次。10次为1个疗程。主治高血压病。笔者屡用,效佳。

低血压症

低血压症是指成人血压低于100/60毫米汞柱(13.3/8.00千帕),一般男性多于女性,属中医学"眩晕""厥证"范畴。轻者属眩晕,重者属厥证,是临床常见病。

【病因】 多因脾肾两亏、气血两虚、清阳不升、血不上荣、髓海空虚所致。

【症状】 蹲后直立时出现眩晕、头重脚轻,甚则晕厥,多伴有视物模糊、全身无力、发音含糊不清或神疲乏力、面色苍白、气短出汗、恶心等症。

【疗法】

1. **升压膏** 桂枝、肉桂各30克,甘草15克,或加升麻5克。上药共研细末,用白酒调和成糊膏状,备用。

用法:取药膏适量,贴敷肚脐,上盖纱布,胶布固定。每日换药1次。温阳升压。主治低血压症。临床屡用效佳。若配用本方(散)内服,每次服6克,每日服2次,用白酒或温开水送服,效果尤佳。

2. **芪附升压散** 黄芪30克,肉桂、附子各15克,升麻5克。上药共研细末,和匀,贮瓶备用。

用法:取本散6克,纳入肚脐内,或用白酒调敷,上盖敷料,胶布固定。每日换药 1 次。10 次为 1 个疗程。或本方加水煎服，每日 1 剂，每日服 2 次。温阳益气升压。主治低血压症。笔者家传秘方，多年应用,疗效满意。

3. 拔罐配穴方 取新设、厥阴俞、命门、神阙、曲池、足三里,采用单纯拔罐法或留针罐法(神阙穴不针)、艾灸、隔姜灸法、敷姜罐法等,留罐 15～20 分钟。每日或隔日 1 次。10 次为 1 个疗程。主治低血压症。屡用效佳。若头晕甚者,加太阳、额中穴,采用敷姜或艾灸罐法;或于百会穴上行艾灸或隔姜灸法。

4. 灸疗配穴方 取百会、脾俞、肾俞、神阙、关元、足三里、涌泉。①用艾炷无瘢痕灸(神阙穴隔姜灸),每次取 2～4 穴,将麦粒大小的艾炷置于所选穴位上,各灸 3～5 壮。隔日灸 1 次。10 次为 1 个疗程。②用艾条温和灸,每次取 3～5 穴,各灸 10～15 分钟。每日或隔日灸 1 次。10 次为 1 个疗程。主治低血压症。此法具有温补脾肾、振奋阳气、提升血压之功,故用之多效。

眩 晕

　　眩晕,眩是眼花,晕是头昏。头昏眼花常同时并见,故统称"眩晕"。本病可并发于其他疾病之中,亦可单独出现,在临床上并不少见。

　　【病因】 多因心脾不足,气血两虚,清空失养,或肝肾阴虚,肾精亏乏,髓海不足,此多见于虚证,且多责之于心、肝、肾阴血亏损为患。实证多为风阳上扰清窍,或为水饮阻滞,浊阴上犯清空,或为痰浊湿中阻,清阳不升,或为气滞血瘀,瘀血停着,或为上热下寒,扰及清空等。

　　【症状】 眩晕,轻者低头闭目即止,重者如坐舟中,旋转不定,以致不能站立,严重者常伴有恶心、呕吐、心悸、冷汗等症状。

　　【疗法】

　　1. 痰阻眩晕膏 胆南星、白矾、川芎、郁金各 12 克,白芥子 30 克,生姜汁适量。将前 5 味药共研为细末,贮瓶密封,备用。

用法:取药末适量,加入生姜汁调和成糊膏状,敷于肚脐上,上盖以纱布,胶布固定。每日换药1次。10日为1个疗程。温化痰湿,活血消炎。主治眩晕(痰浊中阻型)。屡用效佳。

2. 晕宁膏 天麻、车前子各20克,丁香15克,石菖蒲10克,乌梅、代赭石各30克,薏苡仁40克。先将前6味药置于砂锅内,加适量水至药面上,浸泡30分钟后浓煎取汁,再加入薏苡仁细末及甘油、二甲基亚砜、吐温-80及凡士林等适量赋形剂调制成膏药备用。

用法:取膏药2~3克,外敷肚脐部,用输液贴封固。平肝和胃,健脾利湿,化痰泄浊,降逆止眩。主治晕动病。治疗92例,总有效率为90.22%。

3. 复方吴茱萸熨 吴茱萸、生姜各30克,半夏15克,熟大黄10克,葱白(连须)7根。上药共研为粗末,备用。

用法:将上药末放铁锅内,加醋适量,炒热,分作2份,用纱布包裹,趁热放肚脐上熨之,冷则换之,交替使用。每次熨30~60分钟,每日2次或3次,连用3~7日(1剂药可用3日)。温化痰湿,降逆止眩。主治眩晕(湿蒙清窍型)。屡用效佳。

4. 低血压膏 太子参、黄芪、白术、当归各200克,熟地黄、半夏、香附、麦冬、柴胡、升麻各150克,茯苓、五味子、益智仁、补骨脂、核桃仁、肉桂、甘草各68克。上药共研细末,过筛和匀,麻油2500毫升,熟制滴水成珠,离火入药末搅拌成膏状,备用。

用法:取膏药适量,选取膈俞、脾俞、肾俞、膻中、厥阴俞、志室、神阙、涌泉,每次选3穴或4穴,交替使用,贴敷穴位上,上盖纱布,胶布固定。每3日换药1次。10次为1个疗程。健脾益肾,补益气血,平肝升压。主治原发性直立性低血压眩晕(气血亏虚型)。坚持治疗,屡获良效。

5. 抗晕散 ①五加皮、枸杞叶、炒杜仲、沙苑子、女贞子各等量;②沙苑子、菟丝子、肉苁蓉、灵磁石各10克,肉桂2克。上2方,各共研细末,装瓶备用。

用法:随证选方。用时取本散 60 克,装入小布袋中,分成 3 袋,分敷于肾俞(双)及肚脐处,外加包扎(胶布)固定。或用清水调药末成糊膏状贴敷。用药膏则每日换药 1 次,用药袋则 10 日换药 1 次。补益肝肾。主治肾虚眩晕(偏肾阴虚者用方①,偏肾阳虚者用方②)。治疗 50 例,每例连用 6～10 次,总有效率达 95%。

6. 复方郁金散 胆南星、法半夏、陈皮、明矾、川芎、郁金各 12 克,白芥子 30 克,生姜汁适量。共研细末,贮瓶备用。

用法:用时取药末适量,用生姜汁调和成糊膏状,敷于患者脐孔上,盖以纱布,胶布固定。每日换药 1 次,10 日为 1 个疗程。温化痰湿,通络止眩。主治眩晕(痰浊中阻型)。

7. 萸胆止眩膏 吴茱萸(胆汁拌制)100 克,龙胆草 50 克,土硫黄 20 克,朱砂 15 克,明矾 30 克,小蓟根汁适量。上药前 5 味共研细末,过筛和匀,用小蓟根汁调和成糊膏状,备用。

用法:用时取药糊适量,分别敷贴于神阙及双侧涌泉穴上,每穴用 10～15 克。上盖纱布,胶布固定。隔日换药 1 次,10 日为 1 个疗程。平肝潜阳、止眩。主治眩晕(肝阳上亢型)。临床验证效佳。

8. 归芪散 黄芪 15 克,五味子、棉花根各 10 克,当归 5 克。上药共研细末,和匀,贮瓶备用。

用法:每取此散适量,加清水调和成软膏状,贴敷于肚脐处,上盖纱布,胶布固定。每日换药 1 次,5 次为 1 个疗程。益气活血。主治气血亏虚所致之眩晕。多年使用,均收到较好的疗效。

9. 灸疗配穴方 取百会、中渚、液门、解溪、风池、中脘、神阙。用艾炷隔姜灸,每次取 3～5 穴,各灸 3～5 壮,每日或隔日灸 1 次,或用艾条温和灸,每次取 3～5 穴,各灸 15～20 分钟,每日或隔日灸 1 次。均为 10 次为 1 个疗程。主治眩晕。屡用效佳。

面肌痉挛

面肌痉挛又称面肌抽搐症或面神经痉挛症,在临床上并不少见,根治颇难。

【病因】 多因情志刺激、精神紧张、劳累伤脾、气血虚少或肝阴不足、筋脉失养以致肝风内动所致。

【症状】 面肌痉挛。常始于眼轮匝肌,表现为一侧眼睑闪电样阵发性不自主地抽搐,较重者则扩展到同侧的其他面部表情肌,或两侧同时发生。以牵引口角肌肉的颤搐最为明显可见,每日可发作数十次,甚至上百次。有的在睡眠中发作。病程长的患者,可伴有头晕、头痛、失眠、多梦、记忆力减退等症状。

【疗法】

1. **止痉散** 天麻、防风、白芷、荆芥穗、羌活、辛夷、细辛、全蝎、僵蚕、白附子各等份。上药共研细末,贮瓶备用。

用法:取药末 10~15 克填入肚脐窝,外用胶布固定。每日换药 1 次,直至治愈。祛风止痉。主治面肌痉挛。屡用效佳。

2. **复方蜈蝎散** 全蝎 10 克,蜈蚣 6 克,地西泮(安定)12 片,卡马西平 16 片,地巴唑 10 克。上药共研细末,和匀,贮瓶备用。

用法:每取药末 0.3~0.8 克填入肚脐,外用伤湿止痛膏贴固。每日换药 1 次。15 次为 1 个疗程。1 个疗程无效者改用其他疗法。祛风止痉。主治面肌痉挛。屡用效佳。

3. **星雄散** 胆南星 8 克,明雄黄 3 克,醋芫花 50 克,黄芪 30 克,马钱子总生物碱 0.1 毫克,白胡椒挥发油(后入)0.05 毫升。将上药烘干,共研细末,再喷入白胡椒挥发油,混匀,贮瓶密封备用。

用法:脐部先用温水洗净并擦干,再取药面 250 毫克填入肚脐,按紧,用胶布固定。2~7 日换药 1 次。益气化痰,祛风止痉。主治面肌痉挛。坚持治疗,多获良效。

4. **面痉散** 全蝎、僵蚕、防风、白附子、白芷、羌活、荆芥穗、天麻各等量。上药共研细末,和匀,贮瓶密封备用。

用法:临用前先清洁肚脐皮肤,再取药粉填满肚脐,外用胶布封贴。每 2 日换药 1 次,至病愈为止。祛风止痉。主治面肌痉挛。

屡用屡验。

冠心病

冠状动脉粥样硬化性心脏病(简称冠心病)又称缺血性心脏病,属中医学"胸痹"范畴,是临床常见多发病,尤以中老年人发病居多。

【病因】 多因心阳不足,寒邪袭心,以致寒凝脉涩,拘急收引;或饮食不慎,膏粱厚味,变生痰湿,痰湿侵犯、占据清旷之区;或痰热灼络,火性上炎,或气血、津液、阴阳不足,以致虚而血行缓慢;或七情内伤,气机郁滞,均可导致气滞血瘀、血脉瘀阻、郁遏于胸所致。

【症状】 胸痹(心绞痛)或心肌梗死、心律失常、心力衰竭等。正如《金匮要略》所说:"胸痹不得卧,心痛彻背,背痛彻心""胸痹、胸中气寒、短气""阳微阴弦,即胸痹而痛"。病因不同,故兼症各异。

【疗法】

1. **宁心膏** 丹参、当归、川芎、红花、羌活各 20 克,丁香 10 克,苏合香 1 克,氮酮 2 克。先将前 5 味药加水煎 2 次,合并药液,浓缩至稠膏。再将丁香、苏合香研成细粉,加入浓缩的稠膏内,最后入氮酮及蜂蜜搅匀,使成稠膏,储存备用。

用法:将穴位皮肤擦净,取药膏 5 克,涂在备好的胶布上,分别贴在神阙、至阳(双)及建里(双)穴上。也可取一穴贴。每 2 日换药 1 次。7 次为 1 个疗程。活血化瘀,芳香开窍。主治冠状动脉供血不足,心绞痛。屡用效佳。

2. **熨脐方** 小茴香 100 克,木香、白豆蔻各 20 克,葱须适量。上药共研为粗末,与葱须混合,炒热至香,用布包好,备用。

用法:取药包外熨肚脐部,冷则加热,反复熨之。每日 1 次或 2 次,至愈为止。温通散寒。主治风寒凝气滞、阳虚血瘀等心腹痛病症。屡用屡验。

3. **菖蒲郁金散** 石菖蒲、生山楂、川芎、赤芍、党参、葶苈子各

100克,郁金150克。先将前6味药加水4000毫升浸泡2小时,煎30分钟,取滤液,再加水复煎1次,两次滤液混合,浓缩至稠液,加郁金(研粉),拌匀,烘干压粉,和匀,贮瓶备用。

用法:每次取药粉0.3~0.6克,放入肚脐中,上压一干棉球,胶布固定。24小时换药1次。用5日停2日,2周为1个疗程,连用1~4个疗程。活血化瘀,益气开胸,芳香通窍。主治冠心病(胸痹)。

4. 心康锭 制附子、茯苓、白人参、白术、赤芍各等量,麝香少许。上药共压成细粉,以药用基质调药粉制成每粒含药粉0.5克的药锭,收储备用。

用法:用温开水洗净脐部并擦干,放1粒药锭于肚脐上,外盖1块塑料薄膜或纱布,用胶布固定其四周。24小时换药1次。连续用药7日。温阳健脾,芳香通窍。主治慢性心功能不全。屡用有效。

5. 心舒散 白檀香、制乳香、川郁金、醋炒延胡索、制没药各24克,冰片4克,麝香0.3克。上药共研极细末,和匀,贮瓶备用,勿泄气。

用法:取药粉4~5克,以15%的二甲基亚砜适量调和成糊膏状,贴敷于神阙、膻中、内关(双)穴上,每穴1~1.25克,上盖纱布,胶布固定。每日换药1次。活血化瘀,理气止痛。主治心绞痛。屡用效佳。一般贴3~5日后,心绞痛发作次数减少,疼痛显著减轻。

6. 养心膏 牛心、牛胆各1个,太子参、麦冬、天冬、血竭、柳枝、桑枝、桃枝、冬青、降香、木鳖子、穿山甲、皂角刺、胆南星、川黄连、巴豆仁、生蒲黄、石菖蒲各30克,五味子、黄芪、丹参、桃仁、红花、川芎、生地龙、牛角粉、天花粉、草薢、生天南星、槐枝、透骨草、徐长卿、苍耳子各60克,五灵脂15克,细辛、荜茇、高良姜各21克,香油1750毫升。将上药加入香油内熬至焦黄后,除去药渣,药油继续熬至滴水成珠为止,稍凉后,再加入适量冰片、檀香、寒水石、密陀僧、三七、白矾、芒硝、朱砂、赤石脂(均研成细末)及牛胶(加水蒸化),搅匀后,分别摊为直径 7 厘米的膏药,对折,收储备用。

用法:取膏药温熨化开,然后贴于阿是穴(胸或背部疼痛处)或心前区,再加贴神阙。1 次可贴 2～4 张,痛重者可多贴(左心俞、内关),痛轻者可少贴。2～3 日换药 1 次。活血化瘀,芳香通窍,宣痹通阳,温经止痛。主治心绞痛。多年使用,多获良效。

7. 心痛贴 丹参、三七、檀香各 12 克,干郁金、延胡索(醋炒)、莪术各 9 克,冰片 2 克,乳香、没药、桃仁、红花、王不留行、血竭各 6 克。先将上药共研细末,和入熔解的膏药基质 500 克内,拌匀后,用绒布制成 4 厘米×4 厘米大小的膏药,收储备用。

用法:取膏药先烊化,再贴在左心俞和左乳根,加贴神阙。4 日后将膏药撕下,重新烊化后,再贴在原处。1 周后更换 1 张。一般 3 张或 4 张后,患者症状改善。以贴敷 8～10 次为 1 个疗程。活血化瘀,理气止痛。主治心绞痛。多年使用,疗效尚属满意。

8. 活血化瘀散 川芎、丹参、三七、葛根各 10 克,水蛭 8 克,麝香 2 克。上药共研细末,和匀,贮瓶备用,勿泄气。

用法:取药粉 8 克,分 7 包用纱布包好贴敷于左侧膻中(位于膻中穴和左侧心俞穴偏左 1.5 厘米)、左侧心俞、左侧虚里、左侧内关及神阙上,外用关节止痛膏固定。5 日换药 1 次。5 次为 1 个疗程。活血化瘀,芳香开窍,通络止痛。主治冠心病。治疗 30 例,显效最快者 5 分钟,最慢者 12 小时。通过 2～4 个疗程的治疗,痊愈 13 例,好转 17 例,均有很好的疗效。神阙穴为笔者加贴,验之临床,效果尤佳。

9. 丹参细辛散 细辛 50 克,荜茇 30 克,丹参、延胡索、半夏各 40 克,乳香、没药各 10 克,川红花、白胡椒、冰片各 20 克。共研细末,贮瓶备用。勿泄气。

用法:用时取药末适量,以医用纱布分包 2 袋,分敷神阙、阿是穴(心前区压痛点上),外用胶布固定。活血温经、通络止痛。主治心绞痛。多年应用,屡获良效。

10. 山楂白芍膏　山楂 100 克,山楂浸膏、厚朴、葛根浸膏各 10 克,白芍 250 克,甘草浸膏 8 克,乳没浸膏 70 克。将上药烘干、共研细末,并加入鸡血藤挥发油 4 毫升,冰片少许,用黄酒调和成糊膏状,备用。

用法:用时取药膏适量敷脐,上盖敷料,胶布固定。每 3 日换药 1 次。活血散瘀、缓急止痛。主治心绞痛。屡用效佳。

11. 拔罐配穴方　①心俞、厥阴俞、灵台、至阳、巨阙。②神阙。方①用刺络拔罐法。每次选 3 个或 4 个穴位进行常规消毒,然后用三棱针点刺,随即用闪火法将准备好的大小适宜的火罐吸拔于点刺处,留罐 10～15 分钟。待皮肤出现红色瘀斑、出血数滴为止。每周治疗 2 次,10 次为 1 个疗程。方②用艾炷隔姜灸 3～5 壮,每周 2～3 次。主治冠心病(实证)。多年使用,效果甚佳。虚证慎用。

12. 灸疗配穴方　取内关(双)、膻中、神阙、心俞(双),用艾灸悬灸法,依法施灸,各灸 5 分钟,以局部皮肤呈红润为度。每日灸 1 次。6 次为 1 个疗程。治疗 6 日,休息 1 日。主治冠心病。笔者经验,屡用效佳。

糖 尿 病

糖尿病属中医学"消渴病"范畴,是一种常见的内分泌代谢性疾病,无论男女皆可发病,且多缠绵难愈。

【病因】　多因饮食不节、情志失调、劳欲过度等因素所致。火热炽盛,消耗肺胃阴津,或阴虚火旺,上蒸肺胃,遂致肾虚、肺燥、胃热之病理表现,凡此,皆可发为消渴。

【症状】　根据临床特点,主要表现出"三多一少"症状,即多尿、多饮、多食、疲乏消瘦等症。再根据本病"三多"症状的主次,分上消、中消、下消。有的患者"三多一少"症状并不明显,但化验见血糖、尿糖异常升高,亦可确诊。

【疗法】

1. 降糖灵贴 黄芪 60 克,山药、苍术、薏苡仁、玄参、生地黄、熟地黄、生牡蛎、黄精、肉苁蓉、菟丝子、金樱子、蚕沙、石菖蒲、草薢、丹参、僵蚕、白芥子、五倍子、牡丹皮、地骨皮、淫羊藿、黄连各 30 克,肉桂、小茴香各 10 克,生大黄 20 克,全蝎、莱菔子、水蛭各 15 克,冰片、樟脑各 2 克,蟾酥 0.5 克,麝香 1 克。先将冰片、蟾酥、樟脑、麝香分别研细粉,再将其他诸药混合研碎,过 100 目筛,共混合均匀(将前药末加入)。用 1 倍量蜂蜜与药粉调制成软材料,并加入植物油、乙醇等适量,以调制软硬适宜,压制成板,再用模具切成 1 平方厘米的方形药块,备用。

用法:先将橡皮膏作基质衬布,将药膏贴于橡皮膏上,贴敷于涌泉(双)、肚脐(神阙)、三阴交(双)、肾俞(双)上。每次取 2 个或 3 个穴位,交替使用。一般 2～3 日更换 1 次。1 个月为 1 个疗程。益气养阴,培补脾肾,固涩分清,除湿消瘀。主治老年性糖尿病。若能坚持治疗,确有较好的降糖效果。

2. 复方消渴膏 党参、苦参、黄芪、生地黄、熟地黄、天冬、麦冬、五味子、枳壳、天花粉、黄连、知母、云茯苓、泽泻、山药、牡蛎、乌梅、葛根、苍术、浮萍各 30 克,雄猪肚 1 个,麻油、黄丹各适量。上药除黄丹外,其余药物装入猪肚内,浸入麻油中(高于药面 2 厘米)约 12 小时后移入锅中,用文武火煎熬,至枯黄色后,过滤除渣。再熬油至滴水成珠时离火,徐徐加入黄丹和益元散(滑石 36 克,炙甘草 6 克)用力搅拌至白烟冒尽,收膏,倒入冷水中浸泡 3～5 日以去火毒。每日换水 1 次。然后取出膏药肉置阴凉处储存,备用。

用法:将膏药肉置水浴上熔化,摊涂布上,每贴 20～30 克。上消贴肚脐部和第 6、7 胸椎处;中消贴肚脐部和胃脘处;下消贴肚脐部。每 3 日更换 1 次。益气养阴,清热除湿,健脾益肾。主治糖尿病(即上消、中消、下消)。坚持治疗,多获良效。

3. 糖尿克消散 生石膏 5 克,知母 2 克,生地黄、黄芪各 0.6 克,山药、葛根、苍术各 0.3 克,炙甘草 1 克,玄参 7 克,天花粉 0.2

克,黄连 0.5 克,粳米少许(方中剂量可随症增减)。上药共研细末,贮瓶置阴凉处保存,备用,勿泄气。

用法:取药粉 1.5～2.5 克,加盐酸二甲双胍(研末)2～4 片,混匀纳入肚脐内,按紧,外以棉花覆盖,胶布固定。每 2～3 日换药 1 次。6 次为 1 个疗程。清热益阴,健脾益肾,滋阴降火,降低血糖。主治消渴(糖尿病)。笔者用治 45 例轻症患者,病程 1～2 年,用药 3～5 个疗程后,临床控制 36 例,好转 7 例,无效 2 例,总有效率为 95.56%。

4. **降糖散**　生石膏 5 克,知母 2 克,生地黄、玄参、炙甘草各 1 克,天花粉 0.2 克,黄连 0.3 克,粳米少许。上药经提炼制成粉剂,贮瓶备用(置放阴凉处)。

用法:先将肚脐及周围用温毛巾擦净,再取本散 250 毫克,加入盐酸二甲双胍 40 毫克,混匀,纳入肚脐中,上盖以药棉,胶布固定。每 5～7 日换药 1 次。6 次为 1 个疗程。清热益阴,降低血糖。主治消渴,症见消瘦、易饥饿、多食、口干渴、多饮、小便频数、大便干结、舌质淡红、苔薄腻、脉弦细数。屡用屡验。

5. **治疗腰带方**　①人参、黄连、苍术、天花粉、泽泻、荔枝干、干姜、白芥子、冰片各适量。②生地黄、枸杞子、山茱萸、牡丹皮、泽泻、茯苓、菟丝子、知母各适量。上列 2 方,各共研细末,制成有可装 3 个药芯的治疗腰带。前药芯盛方①,药末正对肚脐(神阙穴);后药芯盛方②,正对肾俞、命门。昼夜连续佩戴,每 3 个月换 1 次药芯。方①益气清热,健脾生津。方②益肾清热。主治糖尿病。屡用有效。

6. **消渴贴**　黄芪 60 克,山药、白术、葛根、补骨脂、金樱子、生地黄、何首乌各 30 克,丹参 50 克,鹿角霜、穿山甲、天花粉、血竭、三七各 15 克,麝香 2 克,冰片 5 克。先将前 14 味药共研细末,再加入分别研细的麝香、冰片粉,混合同研和匀,贮瓶备用,勿泄气。

用法:取药粉 10 克,用水调和成糊膏状,分别贴敷神阙、三阴交和足三里穴上,上盖纱布,胶布固定。每 2 日换药 1 次,双侧穴位交替使用。每日可配合格列本脲(优降糖)2.5 毫克,晨起顿服。连续 1 个月为 1 个疗程。健脾益肾,补气养阴,活血通络。主治非胰岛素依赖型糖尿病(2 型糖尿病)。临床验证 150 例,用药 1～3 个疗程,总有效率为 93.5％。

7. 拔罐配穴方 取肺俞、脾俞、肾俞、神阙、中脘、关元、三阴交、足三里,用单纯拔罐法,每次取 3～5 穴(神阙穴每次必取,不针刺),留罐 20 分钟。胃热或阴虚火旺型亦可用刺络拔罐法,或针刺、梅花针叩刺后拔罐,留罐 10～15 分钟,罐后可选"消渴贴"敷脐。每 2～3 日治疗 1 次。10 次为 1 个疗程。主治糖尿病。笔者多年使用,若能坚持治疗,疗效尚属满意。

8. 灸疗配穴方 ①胰俞、足三里、三阴交;②中脘、神阙、关元。上列 2 组穴,方①用艾灸温和灸,每次各灸 5～10 分钟;方②用艾炷隔姜灸,每次各灸 3～5 壮。均为每日或隔日 1 次。10 次为 1 个疗程。主治糖尿病。笔者屡用有效,久治效佳。

肥 胖 症

肥胖症目前有增加趋势,多由营养不平衡和内分泌失调造成,是一种内分泌新陈代谢性疾病,是临床常见多发病。

【病因】 多因暴饮暴食,或食入过急、偏食、生活无规律,或临睡前进餐、喜食零食、过食油腻食物及甜食,或精神过度紧张,或用药不当等影响到人体的自我调节能力,引起内分泌及新陈代谢失调,导致脂肪积蓄过多过快,加之缺乏户外活动和锻炼,逐渐形成肥胖症。

【症状】 根据肥胖度,一般分轻、中、重度肥胖 3 型,超过标准体重 20％～30％为轻度,超过标准体重 30％～50％为中度,超过标准体重 50％为重度。超过标准体重 10％以内为正常,超过 10％～20％为偏重。可伴多种兼症。

【疗法】

1. 减肥散 半夏、干荷叶各 10 克,茯苓、泽泻各 15 克,焦神曲、焦麦芽、焦山楂各 3 克,牵牛子、槟榔各 5 克。上药共研细末,贮瓶备用。

用法:取药粉 10～15 克,用鲜荷叶捣烂取汁,或用大黄 15 克水煎取汁,调和成糊膏状,贴敷肚脐部,外以纱布覆盖,胶布固定。每日换药 1 次。健脾利湿,利水减肥。主治肥胖症。一般用药 10 日以上必见疗效。

2. 花黄减肥膏 厚朴花、代代花、枳壳、苍术各 30 克,小茴香、大黄各 150 克。上药加清水煎 3 次,3 次煎液合并,浓缩成膏状,制成 6 厘米×6 厘米药饼,装入薄布袋里备用。

用法:取药袋贴于中脘、神阙(肚脐)穴上,外加包扎固定。15～20 日换药 1 次。5 次为 1 个疗程。清胃行气,通腑泻下。主治肥胖症(胃热滞脾型)。屡用有效,久用效佳。

3. 减肥贴 党参、白术、泽泻、云茯苓各 150 克,牡丹皮、大黄各 30 克,广木香、苦参各 50 克,干荷叶 100 克。上药共研细末,和匀,贮瓶备用。

用法:取药末 35 克,用冷开水调和成糊膏状,分别贴敷中脘、神阙、足三里(双)穴上,上盖纱布,胶布固定。每日或隔日换药 1 次。半个月为 1 个疗程。健脾利湿,通腑减肥。主治肥胖症。屡用效佳。

4. 白苍佩兰贴 佩兰 20 克,白芷、苍术各 15 克,独活、木香各 10 克,花椒、艾叶各 5 克,桂枝 12 克。上药加清水适量煎 3 次,3 次煎液混合浓缩成糊状,烘干,研成末,装入小布袋内,封口备用。

用法:取药袋贴敷神阙穴上,外加包扎固定。15～20 日换药 1 次。3～6 次为 1 个疗程。祛风渗湿,芳香健脾。主治肥胖症(脾虚湿盛型)。屡用效佳,一般用 2 个或 3 个疗程即可减轻症状或恢复正常。

5. 归芎药袋贴 当归 30 克,川芎 15 克,三棱、莪术各 10 克,乳香、没药、丁香各 5 克,冰片(另研粉)3 克。上药加清水(适量)

煎 3 次,3 次煎液合并,加热浓缩,烘干研粉,制成 8 厘米×8 厘米药饼,装小薄布药袋中,封口备用。

用法:取药袋敷贴神阙穴上,外加包扎固定。15～20 日换药 1 次。3 次为 1 个疗程。活血化瘀。主治肥胖症(气滞血瘀型)。屡用效佳。

6. 拔罐配穴方 取中脘、神阙、关元、足三里(交替),用单纯拔罐法,留罐 15～20 分钟。每日 1 次。20 次为 1 个疗程,每疗程间休息 3 日。主治肥胖症。笔者屡用有效,久用效佳。

7. 灸疗配穴方 取中脘、神阙、天枢、大横、气海、足三里、丰隆,用艾炷隔姜灸,双侧穴交替使用,每次各灸 3～5 壮,或艾条温和灸,每次各灸 10～15 分钟。一日一法,交替施灸。每日灸 1 次。15 次为 1 个疗程。主治单纯性肥胖症。程功文临床屡用,确有较好的疗效,但须久治缓图,疗效始著。

呕　吐

呕吐,中医学认为有声有物为"呕",有物无声为"吐",有声无物为"干呕"。在临床上呕与吐常常同时出现,故统称"呕吐"。病有急性与慢性之分,证有寒、热、虚、实之辨,病情复杂,兼症较多,治当详察。无论男女老幼皆可发生,是临床常见病。

【病因】 主要是胃失和降、胃气上逆所致。多因胃腑被外邪所伤,或饮食不洁、过食生冷之物损伤脾胃,或痰饮内阻、肝气犯胃等脏腑、病邪干扰,或因饮食不节、食滞伤胃,或脾胃虚弱、胃阳不足所致。

【症状】 呕吐。如呕吐清水痰涎、口不渴、喜热饮、四肢厥冷者为寒吐(或呕吐);如吐酸苦水或嗳气、喜冷饮、口渴、小便短赤者为热吐。急性多突然呕吐,慢性多时吐时止、反复发作等。

【疗法】

1. 丁香胡椒膏 丁香 5 克,胡椒 9 克,酒曲 3 个,生姜汁适量。将上药共捣烂(或研末)如泥,加姜汁调成糊膏状,备用。

用法:取上药膏加黄酒炒热,贴于肚脐上,上以纱布覆盖,胶布固定。每日换药 1 次,至愈为止。温胃止呕。主治胃寒呕吐。屡用效佳。

2. 莱倍樱子膏　莱菔子、五倍子各 12 克,金樱子 21 克,葱白、生姜各适量。将前 3 味药共研细末,与生姜和葱白共捣烂如膏状,备用。

用法:取上药膏 6～9 克,贴敷肚脐上,外以纱布覆盖,胶布固定。每日换药 1 次。化食、收敛、止呕。主治呕吐。屡用效佳。

3. 桂附鹳艾散　桂枝 12 克,附子 10 克,老鹳草 20 克,艾叶 30 克。上药共研细末,和匀,贮瓶备用。

用法:取药末适量,敷于脐中,外用纱布覆盖,胶布固定。每日换药 1 次。温胃止呕。主治呕吐。屡用效佳。

4. 复方附姜熨　附子、炮姜、厚朴、半夏、陈皮、当归、川椒各 3 克。将上药混合,共研细末,入锅内炒热,用布包裹,备用。

用法:取上药包,趁热熨于肚脐上,冷则再炒再熨,持续熨 40 分钟。每日 2 次或 3 次。温补止呕。主治脾胃虚寒型呕吐。屡用效佳。

5. 消滞止呕糊　大黄、芒硝各 6 克,枳实 5 克,丁香 3 克,伏龙肝 10 克。将前 4 味药共研细末,伏龙肝煎汤,备用。

用法:取药末适量,以伏龙肝汤调和成糊状,贴敷肚脐上,外盖纱布,胶布固定。每日换药 1 次或 2 次,至愈为止。消滞止呕。主治食积呕吐。屡用效佳。

6. 一粒珠　五倍子、雄黄各 30 克,枯矾 15 克,葱头 5 个,肉桂 3 克,麝香 0.3 克。上药共研细末,贮瓶备用,勿泄气。

用法:取本散适量,用白酒调和成糊膏状,敷于肚脐上,按平,用艾条隔药悬灸 10～15 分钟。温中通阳,收敛止呕。主治呕吐、泄泻。临床屡用,疗效显著。

7. 呕吐散　大黄、丁香、甘草各等量。上药共研为细末,贮瓶备用。

用法:取药粉 10 克,撒于黑膏药中间(狗皮膏),敷于肚脐上,或配胃俞、中脘穴。每日换药 1 次。泻热降火、止呕吐。主治胃中有热、食后即吐。屡用效佳。

8. **旋赭散** 旋覆花、代赭石、姜半夏各等量。上药共研细末,和匀,贮瓶备用。

用法:取药末 10 克填入肚脐,按紧,上盖胶布封固。每日换药 1 次。降逆止呕。主治各种呕吐(胃气上逆型)。笔者多年使用,治验甚多,疗效显著。

9. **栀茹散** 黄连、栀子各 15 克,竹茹 30 克,丁香 5 克。上药共研细末,和匀,贮瓶备用。

用法:取药末 10 克,以大黄 5 克煎汤调和成糊状,敷肚脐处。每日换药 1 次。清胃止呕。主治胃热呕吐。程功文经验,屡用效佳。

10. **五香膏** 生天雄 500 克,炮姜 420 克,广木香、香橼皮、小茴香各 120 克,黄丹 900 克,没药末 60 克,肉桂末 360 克,真麻油 2500 毫升。先将天雄、炮姜、广木香、香橼皮、小茴香 5 味药用麻油浸 7 日,入油锅内,熬药枯黑,滤净渣,再熬沸,加炒黄丹 900 克,棍搅至烟尽微冷,再加没药末、肉桂末,入膏内搅匀成膏。倾罐内收贮,浸冷水中三日去火毒候用。临摊膏时,重加肉桂末 150 克,母丁香 30 克,硫黄 90 克,生香附 240 克,麝香 6 克,共研成细粉,每张加药粉 0.06 克,以红布为壳,每张重 6 克。收贮备用。

用法:取膏药温热化开贴于肚脐上。温经散寒,止吐止泻又止痛。主治呕吐泄泻,脐腹疼痛。屡用有效。孕妇忌用。

11. **拔罐配穴方** 取膻中至肚脐(神阙穴),用梅花针叩刺后拔罐法。先用梅花针从上至下轻叩刺 3~5 遍,然后走罐至皮肤潮红为度,再在中脘、神阙穴留罐 10 分钟。每日或隔日 1 次。主治各种原因引起的呕吐。多年使用,治验甚多,效果满意。

12. **灸疗配穴方** 取脾俞、中脘、神阙、内关、足三里、隐白,用艾炷隔姜灸,每次取 3~5 穴,各灸 5~7 壮。每日灸 1 次或 2 次,中病即止。此法适用于外邪犯胃型、痰饮内阻型、脾胃虚寒型呕吐。或取神阙，用艾炷隔盐灸，用食盐填满肚脐窝，上置艾炷灸5～7壮，以腹部有明显温热感并向腹中扩散为佳。每日灸1次，中病即止。此法适用于脾胃虚寒型呕吐。屡用效佳。

慢性胃炎（胃脘痛）

慢性胃炎属中医学"胃脘痛""呕吐"等病范畴，是临床常见病。城市人患病率高于农村人。

【病因】　多因饮食不节、脾胃受损，或过食生冷、克伐中阳，导致脾胃虚寒，或情志所伤、肝气郁结、横逆犯胃克脾，或脾虚失运、肝木乘之致肝脾不和，又肝郁化火、耗伤胃阴，胃阴不足、失其润降，或肝郁气滞、血行失畅，脉络瘀滞、阻遏胃络，或病久不愈、久病入络所致。

【症状】　上腹部（胃脘）胀痛（偶有剧痛），食后加重，或消化不良、食欲减退、上腹不适、胀满嗳气、吞酸，或伴恶心呕吐、口苦、腹泻等。经常反复发作。后期可见营养不良等症。上腹压痛多呈弥漫性，较溃疡病压痛广泛。除胀痛外，还可出现隐痛、刺痛、窜痛、剧痛等。中医学认为，病有久暂，证有虚、实、寒、热、气、血之殊。如痛无休止，绵绵作痛，为寒；时作时止，且有烧灼感，为热；拒按，暴痛，为实；喜按，久痛，为虚；攻冲窜痛，为气；固定不移，为血（瘀）。

【疗法】

1. **麝香暖胃膏**　当归、白芷、乌药、小茴香、八角茴香、香附各4克，木香2克，乳香、没药、丁香、肉桂、沉香各1克，麝香0.15克。上药制成膏药（药店有中成药售）。

用法：取膏药，烘热软化，敷于肚脐（神阙穴）上。暖脐活血，理气止痛。主治寒凝气滞所致胃腹疼痛或胀满腹泻等。屡用效佳。

2. **温胃泥**　吴茱萸叶、橘子叶、香薷叶各60克，大葱120克。上药共捣烂如泥，烘热，用纱布包裹，备用。

用法:取药袋趁热敷神阙穴,外用热水袋熨之,每次 30~60 分钟。每日数次,痛止为度。温胃除湿止痛。主治寒湿胃痛。屡用效佳。

3. 安胃熨 当归、川椒各 30 克,香附 40 克,白芷 60 克,艾叶 200 克。上药分作 2 份,各共研为粗末,备用。

用法:先取 1 份,炒热装布袋熨肚脐,冷则更换,反复熨之。每次熨 20 分钟。每日熨 2 次,至治愈为止。温胃活血,理气止痛。主治寒性胃痛、气滞胃痛、血瘀胃痛。屡用效佳。

4. 良姜熨 高良姜、干姜各 45 克,荜茇 25 克,枳实 12 克。上药共研为粗末,加酒拌炒至热,分装数袋,备用。

用法:取药袋趁热熨肚脐及脐周、中脘、气海、涌泉等,冷则易之,反复热熨。每次 30 分钟。每日熨 2~3 次。温胃消食,理气止痛。主治胃脘痛、食积腹痛等。屡用效佳。

5. 萸桂姜陈散 吴茱萸 24 克,肉桂、高良姜各 20 克,陈皮 15 克。上药共研细末,贮瓶备用。

用法:取药末适量,加入温开水调和如糊膏状,贴敷神阙,外用金仙膏贴封。每 2~3 日换药 1 次。金仙膏可用普通膏药代之。温胃止痛。主治寒性胃痛。屡用效佳。

6. 温胃丸 附子、肉桂、炮姜、小茴香、丁香、木香、香附、吴茱萸各 2 克,麝香 0.3 克,生姜汁适量。上药除麝香外,其余药物共研成细粉,加入生姜汁调和成厚膏状,制成龙眼大小的药丸备用。

用法:先取麝香少许(约 0.1 克)填入肚脐中,再将药丸压碎纳入麝香上面,外以胶布贴紧。每日换药 1 次。10 日为 1 个疗程。温胃散寒,理气止痛。主治寒性胃痛。屡用效佳。

7. 清胃散 黄连、黄芩、栀子、香附、淡豆豉、延胡索、甘草各 15 克。上药共研细末,和匀,贮瓶备用。

用法:取药末 10 克,以凉开水或生姜汁调和成糊膏状,敷于肚脐上,上盖纱布,胶布固定。每日或隔日换药 1 次,至病愈为止。清胃、理气、止痛。主治热性胃脘痛。验之临床,效果颇佳。

8. **健脾膏** 黄芪、山药、炙甘草、陈皮、黄连、吴茱萸、白豆蔻、益智仁各 20 克,党参、木香各 15 克,茯苓、半夏、香附、六神曲、麦芽、焦山楂、枳实、当归、白芍各 60 克,白术 120 克。上药用麻油熬,黄丹收,备用。

用法:取膏药贴敷神阙、中脘。每 3～5 日更换 1 次。健脾消食,理气止痛。主治胃脘胀痛。屡用效佳。

9. **加味失笑散** 五灵脂、蒲黄、木香、乳香、没药各 12 克。上药共研细末,和匀,贮瓶备用。

用法:取药末 6～10 克,填满肚脐,盖以软纸片,外用胶布封固。每 2 日换药 1 次,至治愈为止。活血化瘀,理气止痛。主治瘀阻胃痛。屡用效佳。

10. **胃气痛散** 香附、青皮、川楝子、延胡索、川郁金各 15 克,皂角 6 克。上药共研极细末,和匀,贮瓶备用,勿泄气。

用法:取药末适量,加少量水调湿,填满肚脐,上盖纱布,胶布固定。每日换药 1 次。理气止痛。主治气滞胃痛。笔者多年使用,治验甚多,疗效满意。

11. **止痛散** 香附、延胡索、高良姜各 15 克,木香、九香虫各 9 克,干姜 6 克,冰片 1.5 克。上药共研细末,贮瓶备用,勿泄气。

用法:取药末 10～15 克,用黄酒少许调和成糊膏状,敷于神阙穴上,覆盖纱布,胶布固定。每日换药 1 次,痛止为度。散寒、理气、止痛。主治胃脘痛(寒邪客胃型)。屡用效佳。一般 1 次见效,最多 5 次痛止。

12. **胃炎膏** 姜黄、香附、穿山甲(代)各 3 份,虻虫 1 份,九香虫 2 份,刺猬皮 5 份,乳香 4 份,凡士林适量。将上药前 7 味共研为极细末,过 7 号筛,用凡士林调成软膏状,备用。

用法:用时每取 2 克填充脐窝,纱布覆盖,胶布固定。每日换药 1 次。五肽胃泌素 100 微克,早饭前 30 分钟肌内注射。每日 1 次;第 3 周,隔日 1 次;第 4 周,每周 2 次;第 5～13 周,每周 1 次,连用 2 个疗程。口服红参汤,连用 6 个月。理气活血、通络止痛。

主治萎缩性胃炎。治疗 146 例,显效 134 例,好转 9 例,无效 3 例,总有效率为 97.9%。

13. 栀豉香附膏 栀子 10 枚,淡豆豉 20 粒,香附 10 粒,生姜汁适量。上药共捣烂,加入生姜汁再捣极烂,制成稠膏备用。

用法:用时取药膏适量贴脐孔,上盖纱布,胶布固定。每日换药 1 次,至愈为止。清热泻火,理气止痛。主治郁热胃痛。屡用效佳。

14. 二乌山栀散 白芥子、山栀子各 20 克,白芷、甘遂、川乌、草乌、芦荟、杏仁、桃仁、使君子、草决明、皂角、红花各 10 克,细辛、白胡椒各 5 克,冰片 2 克。共研细末,贮瓶备用,勿泄气。

用法:用时取药末适量,用鲜姜汁调成软膏状,摊于方形硬纸上。每块用量小儿 3～5 克,成人 5～8 克。贴于穴位(中脘、上脘、下脘、神阙、梁门、背部灵台、至阳、脾俞、胃俞、膈俞、肝俞、内关、足三里、手三里等)。胶布固定。48～72 小时换穴换药,每次选 6～10 个穴位。温中散寒,活血止痛。主治慢性胃炎。临床屡用,每收良效。

15. 拔罐配穴方(一) 取中脘、神阙,用单纯拔罐法,留罐 10～15 分钟。每日 1 次。主治胃脘痛。多年使用,疗效满意,对寒性、虚寒性胃痛疗效尤佳。若能节制饮食、忌食生冷和辛辣食物,避免寒凉,勤锻炼,慎起居,免恼怒,心情舒畅,则有利于巩固疗效。

16. 拔罐配穴方(二) 取中脘、神阙、足三里(双),用拔药罐法。药用高良姜、制香附、赤芍各 30 克,延胡索 20 克,甘草 10 克。虚寒型加干姜、桂枝各 10 克,痛甚者加白芍 30 克。水煎成药液,用以煮罐或储药液罐。拔罐均用竹罐,留罐 20～30 分钟。每日或隔日 1 次。主治胃脘痛。临床屡用,每收良效。

17. 灸疗配穴方(一) 取脾俞、胃俞、中脘、神阙、足三里。①用艾炷隔姜(或附片)灸,每次取 3～5 穴,各灸 5～7 壮。每日灸 1 次。10 次为 1 个疗程。此法适用于寒凝胃痛、脾胃虚寒型胃痛。

②用艾条温和灸,各灸 10～20 分钟。每日灸 1 次或 2 次。适用寒凝胃痛、脾胃虚寒型胃痛。③用艾炷隔盐灸,在神阙穴隔盐灸 2～5 壮,以肚脐部有明显温热感或向腹中扩散为佳。每日或隔日 1 次。主治胃脘痛。屡用效佳。

18. **灸疗配穴方(二)** 取中脘、天枢、神阙、气海、内关、足三里,用艾炷隔姜灸,每次取 3～5 穴,各灸 5～7 壮。每日灸 1 次或 2 次。5～10 次为 1 个疗程。主治胃脘痛。屡用效佳。

消化性溃疡

消化性溃疡包括胃溃疡和十二指肠溃疡,属中医学"胃脘痛"范畴,是临床常见病,病程缠绵,根治颇难。

【病因】 多因饮食失调,或忧思恼怒,肝郁化火,热灼胃阴,而致胃黏膜受损,或脾虚失运、湿邪凝聚、郁久化热、腐蚀胃体、日久不解,导致溃疡发生。

【症状】 上腹部疼痛,反复发作。或胀痛,或灼痛,或刺痛、隐痛,或伴有嘈杂、吞酸、恶心、呕吐、消化不良等症状。胃溃疡疼痛多在食后半小时发作,其压痛点多在正中或偏左侧;十二指肠溃疡痛多在食后 2 小时发作,压痛点多偏右侧。拒按多实,喜按多虚,喜冷多热,喜热多寒。

【疗法】

1. **生肌止痛散** 三七、血竭、煅瓦楞子、川黄连各 60 克,儿茶、延胡索各 150 克,生石膏、白及、白芍各 300 克,甘草 100 克。上药共研细末,和匀,贮瓶备用,勿泄气。

用法:取药末适量,用米醋调和成糊膏状,分别敷于中脘、神阙、胃俞、大肠俞上,上盖纱布,胶布固定。每日换药 1 次。10 次为 1 个疗程。活血祛腐,消炎生肌,制酸解痉,理气止痛。主治胃及十二指肠溃疡。笔者治疗 100 例,并配合内服本散(每次服 3～5 克,每日服 2 次或 3 次,温开水送服),总有效率为 97％。

2. **溃疡膏** 生附子、巴戟天、炮姜、炒小茴香、白芷、白及、白芍(炒)各 30 克,官桂 21 克,党参、白术、当归、吴茱萸、白茯苓、高良姜、甘草各 15 克,木香、丁香各 12 克,沉香末 9 克,麝香 1 克。将前 17 味药粉碎,把麻油加热至沸后,放入诸药炸枯,过油去渣,再熬炼成膏状至滴水成珠为度,加入黄丹收膏,再兑入麝香、沉香捣搅均匀,摊成膏药,备用。

用法:取膏药温化,趁热贴敷于中脘、神阙、脾俞(双)。每日换敷 1 次。上 3 穴可交替贴敷(中脘、左脾俞和神阙、右脾俞),也可同时贴敷。健脾温胃,祛腐生肌,缓急止痛。主治胃及十二指肠溃疡。坚持贴敷,多获良效。

3. **八味溃疡膏** 吴茱萸、高良姜、白及、五倍子各 30 克,白胡椒、细辛各 15 克,砂仁、沉香各 20 克。将上药烘干,共研细末,和匀,贮瓶备用。

用法:取药末 16 克,以食醋适量调和成糊膏状,外敷于神阙和涌泉(双)上,上盖纱布,胶布固定。每日或隔日换药 1 次。温补脾肾,理气止痛,收敛生肌。主治消化性溃疡。屡用效佳。

4. **拔罐配穴方** 取中脘、神阙、胃俞、足三里、内关。用留针拔罐(神阙不针),先针后拔罐,或坐罐拔罐,各留罐 10 分钟,每日或隔日 1 次,10 次为 1 个疗程。主治胃及十二指肠溃疡。屡用效佳。

5. **灸疗配穴方** 取中脘、梁门、神阙、胃俞、内关、足三里。用隔姜灸,每次灸 3～5 壮,或艾条温和灸各灸 10～20 分钟。均为每日或隔日灸 1 次,10 次为 1 个疗程。主治消化性溃疡。多年应用,效果甚佳。

胃 下 垂

胃下垂,中医学无此病名。根据临床表现,多属中医学的"胃脘痛""腹胀"范畴。

【病因】 多因脾胃虚弱、中气下陷、清阳不升所致。

【症状】 胃下垂。轻症多无自觉症状,重则常伴有消瘦、乏力、上腹不适、易饱胀、厌食、恶心、嗳气、矢气多及便秘等症。

【疗法】

1. 升垂熨　生黄芪、党参、山茱萸各 100 克,吴茱萸、干姜各 30 克,升麻、柴胡各 20 克。将上药共研为粗末,备用。

用法:每取上药末 1/2,炒热或蒸热,装入布袋,外熨肚脐部,每次熨 30 分钟。每日熨 1 次或 2 次。健脾温中,益气升提。主治胃下垂。屡用效佳。

2. 温提膏　附子 120 克,五倍子 90 克,大麻子 150 克,细辛 10 克。将上药分别捣烂,混合研匀,装瓶备用。

用法:先用生姜将涌泉、百会、神阙摩擦至发热,再取上药末适量,用黄酒或温水调成膏状,做成直径 1～1.5 厘米的药饼,分别贴敷于涌泉(双)和百会、神阙上,外用伤湿膏固定。每 2 日换药 1 次。3 次为 1 个疗程。温提胃垂。主治胃下垂。屡用效佳。

3. 榴升膏　石榴皮 30 克,升麻粉 5 克。将上药混匀,共捣烂如泥,制成 1 厘米圆球形药丸,备用。

用法:取 1 粒药丸置入肚脐部,用胶布固定,再用热水袋熨肚脐部,每次 30 分钟以上。每日熨 3 次。10 日为 1 个疗程。收敛升提。主治胃下垂。李贯彻治疗 50 例,治愈 20 例,显效 15 例,有效 12 例,无效 3 例,总有效率为 94%。

4. 益气吹脐法　党参、黄芪、白术、甘草、当归、陈皮、升麻、柴胡各 15 克。上药加水煎汤取液,备用。

用法:将药液置肚脐部,用电吹风吹肚脐部。每日 1 次,每次 15 分钟。或将药研为细末,每取 10 克,填肚脐或水调敷肚脐,上盖胶布,用热水袋熨之。健脾、益气、升提。主治胃下垂。屡用效佳。

5. 升提散　五味子、菟丝子、蓖麻子各 15 克,枳壳 9 克,升麻 5 克。上药共研细末,和匀,贮瓶备用。

用法:取药粉 10 克,加入生姜 3 片捣烂,米醋少许共调和为糊膏状,贴敷肚脐处,上盖纱布,胶布固定。每日换药 1 次。温肾益气升提。主治胃下垂。屡用有效,久用效佳。

6. 升陷散　炙黄芪 30 克,升麻 9 克,五倍子 5 克。上药共研细末,贮瓶备用。

用法:取药末 10 克,另用半夏、茯苓各 9 克,煎水取汁,用少许调药粉为糊膏状,贴敷肚脐,外加纱布覆盖,胶布固定,或加用热水袋熨之。每日早、中、晚各热熨 1 次,每次 20～30 分钟。隔日换药 1 次。剩余煎汤内服。益气健脾,升陷复位。主治胃下垂(脾胃虚弱型)。本方有较好的益气升陷及降浊之功,实具升清降浊之妙用,故用之多效。

7. 益气升提散　党参、黄芪各 15 克,炒白术 20 克,柴胡 6 克,升麻 9 克,茯苓 15 克,枳壳 9 克,赤石脂 10 克。上药共研细末,和匀,装入一个长方形布袋中,缝好备用。

用法:将药袋覆盖在下腹和肚脐上,外以布带托固定之。每月换药 1 次。益气健脾,升提固脱。主治胃下垂,坚持治疗,其效始著。

附记:若配用本散内服(每次服 6～9 克,日服 3 次,温开水送服),可缩短疗程,提高疗效。

8. 拔罐配穴方(一)　主穴:中脘、神阙、胃俞。配穴:内关、足三里、气海。用针刺后拔罐法。先用毫针在中脘、胃俞上向四周透刺,神阙用梅花针在穴周围叩刺。配穴:针刺后加温灸。然后在主穴上拔罐。留罐 15～20 分钟。隔日 1 次。10 次为 1 个疗程。主治胃下垂。屡用效佳。

9. 拔罐配穴方(二)　取中脘、神阙、关元、气海、天枢(双),用药罐法。常用方药为党参、炙黄芪各 30 克,柴胡、白术、升麻各 15 克。水煎取药液,用药水煮竹罐,或用玻璃罐储药液拔罐,留罐 20 分钟。每日 1 次。胃脘痛、胃及十二指肠球部溃疡用单纯拔罐法或针后拔罐。主治胃下垂、胃脘痛、胃及十二指肠溃疡。笔者多年使用,疗效满意。胃脘痛配胃俞、脾俞,胃及十二指肠溃疡配胃俞、大肠俞,如属脾胃虚寒型罐后加灸法,肝郁气滞型可用刺络拔罐法。胃下垂须缓图久治。

10. 灸疗配穴方（一）　取脾俞、胃俞、中脘、神阙、气海、足三里、百会。①用艾炷隔姜灸。每次取 3～5 穴，各灸 5～7 壮。每日或隔日灸 1 次。10 次为 1 个疗程。②用艾炷无瘢痕灸。每次取3～5 穴，各灸 3～5 壮。隔日灸 1 次。10 次为 1 个疗程。③用艾炷隔盐灸。取神阙，将食盐填满脐窝，或在上置生姜片，艾炷置姜片上，点燃灸治，每次灸 5～7 壮。每日灸 1 次。10 次为 1 个疗程。本法亦可掺入其他灸法中用。④用艾条温针灸。每次取 3～5 穴，各灸 3 壮（或 10～15 分钟）。每日或隔日灸 1 次。10 次为 1个疗程。主治胃下垂。治疗要有耐心，坚持施灸，效果颇佳。同时配合在胃脘部、下腹部、肚脐部按摩 10～15 分钟，每日 1 次，并用胃托以助之，可提高治疗效果。

11. 灸疗配穴方（二）　取背俞中穴区、神阙穴区、中脘穴区，用药物铺灸法。药用升举脱垂散，均匀铺布施灸穴区上，再用鲜生姜汁、鲜生姜泥、精制艾绒制成灸饼，置药物上面，再用胶布固定，上置艾炷灸之。每日灸 1 次，各灸 3～5 壮。用补法，留灸 1～3 小时。7 次为 1 个疗程。主治胃下垂。

附记：①升举脱垂散。黄芪、党参、升麻、柴胡、五味子、葛根、棉花根各 100 克，桑螵蛸、麻黄根各 50 克。共研细末，备用。②施灸穴区。中脘穴区，上脘、中脘、建里、下脘、通谷、阴都、石关、商曲；神阙穴区、背俞中穴区见"肝硬化"。

霍　乱

霍乱多发于夏、秋季节，起病急骤，且多传染，是一种急性传染性疾病。《经》云："清气在阴，浊气在阳，营气顺行，卫气逆行。清浊相干，乱于肠胃，则为霍乱。"病在肠胃，但与胃肠炎有别。

【病因】　外因时邪袭表，内因饮食内伤，内外相扰，肠胃失调，故吐泻并作；或上郁火炽，阴阳不交而致干霍乱，俗名"搅肠痧"。

【症状】　霍乱则上吐下泻、腹痛胀满；干霍乱则见欲吐不吐、欲泻不泻、心腹胀满、烦躁闷乱等症。前者为热霍乱,后者为寒霍乱,甚则为霍乱转筋。

【疗法】

1. 滑萸香连散 滑石 30 克,吴茱萸 6 克,木香 15 克,黄连 12 克,生姜汁适量。上药共研细末,和匀,贮瓶备用。

用法:取药末 24 克,以生姜汁调和如糊膏状,分别敷于肚脐、大肠俞(双)上,上盖纱布,胶布固定。每日换药 1 次。清热利湿,理气温中。主治热霍乱。屡用有效。

2. 姜术附萸熨 干姜、白术、附子、吴茱萸、肉桂、当归、厚朴、陈皮各适量。上药共研细末,和匀,贮瓶备用。

用法:取药末适量,在锅内炒热,填满肚脐,剩余药粉用布包裹趁热熨于肚脐区。每日换药、热熨 1 次。温中散寒,活血理气。主治寒霍乱之重症。屡用效佳。

3. 雄黄倍矾散 雄黄、五倍子各 30 克,枯矾 15 克,肉桂 3 克,麝香 1.5 克,葱头 1 个。先将前 4 味药共研细末,再加入麝香同研细和匀,贮瓶备用,勿泄气。

用法:取药末 6 克,同葱头共捣烂如泥状,敷于肚脐上,盖以纱布,胶布固定。每日换药 1 次。解毒通窍,涩肠止泻。主治寒霍乱。屡用效佳。

4. 理气丸 郁金、乌药、细辛、木香、降香、沉香、砂仁各适量。上药共研细末,和匀,水泛为丸,每丸重 3 克,贮瓶备用。

用法:取药丸 1 粒,纳入肚脐内,胶布固定。每日换药 1 次。散寒和中,理气止痛。主治霍乱腹痛。屡用神效。

5. 附子理中散 干姜 6 克,附子、白术各 10 克,人参、炙甘草各 3 克。上药共研粗末,和匀,贮瓶备用。

用法:取药末 10 克,煎汤抹肚脐,余药粉炒熨之,敷肚脐,以麝香壮骨膏贴脐封固。每 2 日换药 1 次。温中散寒,健脾止泻。主治霍乱吐痢。屡用神效。或用白芥子研末敷脐,效果亦佳。

6. 霍乱转筋敷熨法 硫黄 9 克,母丁香、肉桂各 3 克,麝香 1

克,独头蒜适量。先将前 3 味药研为细末,再加入麝香同研和匀,贮瓶备用,勿泄气。

用法:取药末 2 克,同大蒜同捣烂如膏状,涂于肚脐内,外用伤湿止痛膏封贴,再用热水袋熨于肚脐部。每日换药、热熨 1 次。温经散寒,解毒通窍。主治霍乱转筋。屡用效佳。

7. 盐茱熨　食盐 12 克,吴茱萸 30 克。将吴茱萸研细末,与食盐混匀,备用。

用法:将上药粉炒热,用布包好,趁热熨脐,每次 10 分钟。可使腹中热有汗,寒邪可散。每日 3 次。3 日为 1 个疗程。温中散寒。主治寒霍乱暴起吐痢、泻物如米泔。屡用有效。

8. 灸疗配穴方　取中脘、天枢、神阙(肚脐)、气海。四肢厥逆者加关元、涌泉;肠绞痛者加太冲;热甚者,加大椎、曲池。①用艾炷无瘢痕灸。每穴灸 5~10 壮。每日 1 次或 2 次。②用艾炷隔盐灸。用食盐填满肚脐,上置艾炷,灸 7~10 壮。每日 2 次或 3 次。③用艾条雀啄灸。每穴灸 10~20 分钟。每日 2 次或 3 次。主治霍乱。本病应送医院隔离抢救为宜。在抢救中,配合灸疗,可增强疗效。

急性胃肠炎

急性胃肠炎中医学称上吐下泻,简称吐泻。

【病因】　多因饮食不洁,过食生冷所致。如食腐败变质、有毒、有刺激性或不易消化的食物,胃阳伤则吐,脾阳伤则泻。

【症状】　初起胃脘痛胀,渐则腹中剧痛,继则呕吐馊腐食物及泻稀大便,大便中夹有不消化之食物残渣。目眶凹陷、精神疲乏,其病甚危。

【疗法】

1. 天香膏　天麻 90 克,小茴香、附子、菟丝子、川芎各 60 克,木香、川乌、草乌、干姜、白芷各 30 克。上药入香油 1500 毫升中,加热熬枯,去渣,再入黄丹收膏,摊膏时每 600 克膏油入丁香、乳香、没药、肉桂面各 3 克,搅匀,备用。

用法:取膏药,每帖 1.2 克(净油),摊布贴肚脐上。温中散寒,活血祛风,止痛止泻。主治胃肠炎、久泻、腹痛。屡用效佳。

2. 吴盐散 吴茱萸 60 克,食盐 120 克。上药共研细末,和匀,贮瓶备用。

用法:取上药炒热,用布包之,反复热熨肚脐及脐下,冷则再炒再熨。温中散寒,止吐泻。主治寒性吐泻。本方温散作用较强,加之热熨肚脐,作用尤著。邪去则正安,故用之多效。

3. 附子散 附子 15 克,山楂 10 克,生姜汁适量。将前 2 味药共研细末,贮瓶备用。

用法:取药末 10 克,用生姜汁调和成膏状,敷于肚脐上,用纱布覆盖,胶布固定,再用食盐 100 克炒热布包熨之。温散消滞,止吐止泻。主治吐泻(寒挟食滞)。笔者家传验方,临床验证效佳。

4. 二术散 白术(炒)、苍术(土炒)、茯苓各 15 克,陈皮、吴茱萸各 10 克,丁香、泽泻各 3 克,白胡椒 2 克,草果 5 克。上药共研细末,贮瓶备用。

用法:取药末 3~5 克(小儿 3 克),直接填入肚脐,或以姜汁调匀成膏,贴敷肚脐上,外用纱布固定,24 小时取下。未愈者可换药 2 次,最多 5 次。敷药后应保持湿润,可用圆形棉垫盖上,并用绷带扎住。健脾温胃,利湿止泻。主治吐泻(胃肠炎)。治疗小儿吐泻 13 例,治愈 12 例,平均用药 3 日。

5. 温中散 炮姜 30 克,附子 15 克。上药共研细末,贮瓶备用。

用法:取上药末,加葱白 30 克,食盐 5 克,共捣烂和匀炒热,熨脐腹部,待药稍冷却即敷于神阙穴(肚脐)上,外以纱布盖上,胶布固定。每日换药 1 次,中病即止。温中扶阳。主治大吐泻伤元气。屡用神验。

6. 吐泻散 苍术、藿香、陈皮、青皮、半夏、桔梗、枳壳、紫苏叶、厚朴、甘草各 15 克,晚蚕沙 60 克,生姜、葱白各 9 克。将上药研为粗末,炒热后,用布包好,备用。

用法:取药包趁热熨肚脐部及脐下。每日3次。3日为1个疗程。温中散寒,行气和胃。主治吐泻、腹痛、腹中有凉气。屡用效佳。

7. 拔罐配穴方(一) 取中脘、神阙、天枢、关元,用单纯拔罐法,留罐15～20分钟。若属寒型,拔罐后加温灸10～15分钟;热型可用刺络拔罐法,或针刺后拔罐法。神阙穴不针刺,只拔罐。每日或隔日1次。主治急性胃肠炎。笔者多年使用,治验甚多,疗效满意。

8. 拔罐配穴方(二) 取神阙、关元,采用灸罐法。先拔火罐5～10分钟,起罐后隔姜(或盐)灸10～15分钟。每日1次。主治吐泻过久,两眼凹陷。临床屡用,均有良效。

9. 灸疗配穴方(一) 取神阙,用艾炷隔盐灸。每次灸5～7壮。每日或隔日灸1次,中病即止。主治吐泻(胃肠炎)、肩周炎、坐骨神经痛等疾病。临床屡用,均获得较好疗效。

10. 灸疗配穴方(二) 取中脘、神阙、大肠俞、足三里。①用艾条温和灸。各灸10～15分钟。每日灸1次。②用艾炷隔姜灸。各灸5～7壮。每日灸1次。中病即止。主治急、慢性胃肠炎。笔者多年使用,效果甚佳。

肠 炎

肠炎属中医学"泄泻""腹泻"范畴。暴泻多为急性肠炎,久泻多为慢性肠炎。本病一年四季均可发病,尤以夏、秋季节发病居多,是临床常见病。

【病因】 多因饮食不节或过食生冷之物,或饮食不洁,或脾胃虚弱,湿自内生,或外受湿邪,或寒邪直中所致。慢性肠炎多由急性肠炎失治迁延转化而成。

【症状】 泄泻、腹痛、肠鸣。急性肠炎起病较急,日泻数次,甚则数十次,或伴有恶寒发热,或嗳腐吞酸,或腹胀、喜热饮。慢性肠炎迁延难治,时泻时止或久泻不止,排便每日 2～6 次,多为清稀便,臭味不浓,或见食欲缺乏,精神疲乏,或见五更泄泻、滑泄不止、完谷不化等症。急性多实,慢性多虚。

【疗法】

1. **胡椒止泻散**　白胡椒 6 粒(或用荜茇 1 克代),炮干姜、炒雄黄粉、官桂、吴茱萸各 1 克。上药共研细末,贮瓶备用。

用法:取药末适量,以脱脂药棉裹药粉如药球状,纳入肚脐,按紧,上盖纱布,胶布固定,贴后对准按一下即可。每日 1 次,中病即止。温中散寒,解毒止泻。主治胃寒腹痛、水泻不止。疗效甚佳,通常上午治疗,下午腹泻即止,一般 24 小时后即可将药揭下。或用白椒粉填脐,效果亦佳。

2. **椒香散**　干辣椒、公丁香、花椒壳各 1 克,木鳖子 1 粒。上药共研细末,贮瓶备用。

用法:取药粉 1.5～3 克,以热米汤调和成厚膏状,搓成 1 丸,塞入患者肚脐,按平,用胶布固定并按紧,待脐孔感到灼热作痒难忍时即可去掉。温中散寒,解毒止泻。主治胃寒腹痛、水泻不止。疗效显著,通常用药 1 次或 2 次腹泻即止。

3. **桂金止泻膏**　肉桂、鸡内金各 3 克,硫黄、枯矾、五倍子各 6 克,白胡椒 1.5 克,吴茱萸 5 克,葱白 5 根。上药除葱白外,共研细末,入葱白共捣烂如泥,加食醋调和如糊膏状,收储备用。

用法:取药膏适量,平摊肚脐上,按紧,外以胶布固定。每日 1 次,每次贴敷 2～3 小时揭下。温阳、固涩、止泻。主治五更泻。笔者屡用效佳,经治 20 例,用本方贴敷 2～5 日均愈。

4. **温中散寒散**　小茴香 75 克,吴茱萸、干姜、公丁香、肉桂、白胡椒各 50 克,山栀子 20 克,生硫黄 30 克,荜茇 25 克。上药共研细末,贮瓶备用,勿泄气。

用法:取药末 25 克(小儿可用 15 克),加等量面粉,和匀,用开水调和成糊状,用适量贴敷肚脐处,并用热水袋热敷肚脐。每日 1 次。温里散寒,除胀止痛。主治泄泻、腹痛,或产后尿闭。症见腹痛、腹胀、恶心呕吐、肠鸣、泄泻、寒疝、产后尿闭、四肢不温、舌质淡红、苔白、脉沉迟。笔者曾用本方对小儿单纯性消化不良、肠麻痹所致的尿闭、寒疝、急性胃肠炎进行治疗,均取得较好的疗效。肠麻痹热敷 2 小时症减,6 小时腹胀消失、呕吐止、二便通,寒疝者敷药 20 日而愈。

5. **胃苓散**　苍术、陈皮、厚朴、炙甘草、猪苓、云茯苓、白术、泽泻、肉桂各 15 克。上药共研细末,和匀,贮瓶备用。

用法:取上药在锅内炒热,用布包裹,趁热敷于肚脐上,外用绷带包裹固定。每日换药 1 次。健脾利湿止泻。主治泄泻。屡用效佳。

6. **黄连良附散**　黄连、香附、木香、高良姜各等量。上药共研细末,贮瓶备用。

用法:取药末 6～10 克,填满肚脐,按紧,外用胶布固定。每日换药 1 次或 2 次,中病即止。清热散寒,理气止泻。主治腹痛泄泻。屡用效佳。

7. **久泻膏**　生黄芪、补骨脂、乌梅炭、五倍子各 30 克,罂粟壳、肉桂各 15 克。上药共研细末,贮瓶备用。

用法:取药末 3 克,用生姜汁调和成糊膏状,填敷神阙穴,上盖纱布,用伤湿止痛膏固定。每 3 日换药 1 次。温肾、固涩、止泻。主治久泻。屡用有效,久用效佳。

8. **热泻散**　黄连 12 克,滑石 30 克,木香 15 克,吴茱萸 10 克。上药共研细末,贮瓶备用。

用法:取药末 15 克,以冷水调和成糊膏状,贴敷神阙、大肠俞(双),上盖纱布,胶布固定。每日换药 1 次,中病即止。清热利湿,温中理气。主治热泻。屡用效佳。

9. **连柏止泻糊**　黄连、枯矾各 10 克,黄柏 15 克,砂仁、罂粟壳、木香各 6 克,苦参、焦山楂各 20 克,五倍子 5 克。上药共研细末,和匀,贮瓶备用。

用法:取药末 10 克,以食醋调成糊状,填满肚脐,上盖纱布,胶布固定。每日换药 1 次。清热利湿,消食和胃,固涩止泻。主治湿热泄泻。屡用效佳。

10. 肾泻散 吴茱萸、补骨脂、五味子、生硫黄各 30 克,葱白(连须)10 根。上药共研为粗末,葱白切碎,混匀一起放入铁锅内,加黄酒适量,炒热,用纱布包裹好,备用。

用法:取药包趁热熨肚脐部,反复熨之,冷则再炒再熨,每次熨30 分钟。每日 1 次或 2 次,1 剂药可用 3 日。温肾固涩,通阳止泻。主治五更泻。屡用有效,久用效佳。

11. 乳没膏 乳香、没药各 30 克,米粉、陈醋各适量。将乳香、没药共研细末,和匀,贮瓶备用。

用法:取药末 6 克,加入米粉混合,以陈醋调和成糊膏状,敷于肚脐上,盖以纱布,胶布固定,再用热水袋熨 40 分钟。每日换药 1次。活血化瘀。主治泄泻。屡用效佳。

12. 二茴膏(暖脐膏) 八角茴香、小茴香、当归、白芷各 120克,肉桂、乳香、没药、沉香、母丁香各 6 克,木香 9 克,麝香 3 克。上药共研成细末,待用。将香油 7500 毫升熬沸,加黄丹 320 克搅匀收膏。每 500 克膏药基质,兑上药细料粉末 15 克,和匀,备用。

用法:取膏药适量,微火化开贴肚脐上。温经暖脐,活血化瘀,理气止泻。主治腹痛泄泻(腹泻及急、慢性肠炎等)。屡用效佳。忌食生冷。

13. 丁桂散 丁香、肉桂各 6 克,生山药 10 克,草果仁 12 克。上药共研细末,贮瓶备用。

用法:取上药末 1/5,用温开水调和成糊膏状,贴敷肚脐上,用保鲜膜覆盖,外加绷带固定。每日换药 1 次。暖脐止泻。主治腹泻。屡用效佳。

14. 五香散 五味子、公丁香、益智仁、肉桂各 10 克,肉豆蔻15 克,鲜生姜适量。上药共研细末,和匀,贮瓶备用。

用法:取药末 6～7 克,以鲜生姜汁调和成糊膏状,敷于肚脐上,以麝香止痛膏贴固。每日换药 1 次。温肾、固涩、止泻。主治五更泻,见脾肾阳虚,寒湿积滞,黎明即泄,腰酸肢冷。屡用有效,久用效佳。

15. 腹泻灵　丁香、肉桂、细辛、胡椒、五倍子、吴茱萸各 1.5克,黄连、车前子各 2 克,樟脑、冰片各 1 克,上药前 8 味共研细末,过 7 号筛,再加入樟脑、冰片配研均匀,用凡士林调成糊状,备用。

用法:用时取药膏适量,敷于肚脐处,纱布固定。每日换药 1次,3 日为 1 个疗程。重者可配合输液。温经暖脐,利水止泻。主治急性肠炎。治疗 106 例,治愈 97 例,显效 3 例,有效 2 例,无效 4例,总有效率为 96.22%。

16. 拔罐配穴方(一)　取神阙(肚脐),用拔罐贴脐法。先用单纯拔罐法,留罐 15~20 分钟。起罐后,用少量胡椒粉(1.5~2克)撒入肚脐内,外以胶布固定。同时取食盐 250 克,放入锅中炒热,用布包好,扎紧袋口,趁热放置在肚脐胶布上热熨之(熨 10 分钟左右),热度以能耐受为度。每日 1 次,中病即止。主治寒性或虚寒性泄泻。屡用效佳,一般 1 次,最多 3 次即愈。

17. 拔罐配穴方(二)　取神阙、足三里(双),用针灸拔罐法。先用毫针刺,再拔罐 10~15 分钟,罐后加温灸。每日 1 次。主治急、慢性泄泻。经数百例治疗观察,疗效满意,一般 3~7 次即显效或痊愈。笔者根据家传经验,先针刺神阙与足三里,并加点刺神阙穴(肚脐)四周处(用平补平泻法)针后拔罐 10~15 分钟,起罐后,再各灸(隔盐灸)3~5 壮,或点灸 5 分钟。疗效可靠,无不良反应。神阙穴,古有禁针之说。《针灸甲乙经校释》按语云:"此穴在脐窝正中,禁针。目前有针此穴者,当严密消毒,以防感染。"经临床反复观察,对患者无任何不良影响。由此可见,神阙穴是可以针刺的,但必须严格消毒。

18. 灸疗配穴方(一)　取神阙、关元,用艾炷隔盐灸。先将艾叶搓绒,做成 16 个似鸽蛋大小圆锥形状的艾炷,备适量精盐。嘱患者仰卧屈膝,取盐置 2 穴上,稍高于皮肤 2 毫米,直径大于艾炷底平面,点燃艾炷,分别置于 2 穴盐层上。待患者感到灼热时,另换艾炷。如此每穴灸 8 壮。每日灸 1 次,急性肠炎一般灸 1 次或 2 次即愈。主治急、慢性腹泻。用此法治疗急性腹泻 58 例,经灸治 2 次,痊愈 51 例,有效 4 例,无效 3 例,总有效率为 95%。

19. 灸疗配穴方(二) 取中脘、神阙、天枢、足三里。肾虚者加肾俞、脾俞、关元、大肠俞;纳呆者加脾俞、胃俞;水样便加阴陵泉。①用艾条温和灸。每次各灸 20～30 分钟。每日灸 1 次。7～10 次为 1 个疗程。②用艾炷隔姜灸。每次取 3～5 穴,用黄豆或枣核大的艾炷,各灸 5～7 壮。每日灸 1 次。10 次为 1 个疗程。③用艾炷隔盐灸。将食盐(研细)填满神阙穴(脐窝),上置艾炷灸 5～7 壮。隔日灸 1 次。10 次为 1 个疗程。④用艾炷无瘢痕灸。每次取 3～5 穴,以麦粒大艾炷各灸 3～5 壮。每日或隔日 1 次。10 次为 1 个疗程。主治急、慢性泄泻。屡用效佳。

20. 灸疗配穴方(三) 取神阙穴区、胃肠穴区。肾虚泄泻型加背俞下穴区。用铺药灸法。湿热泄泻用止泻散加黄连、秦皮各 100 克;肾虚泄泻用止泻散加补骨脂、吴茱萸各 100 克。均各共研细末,均匀铺药物一薄层,再用新鲜生姜汁、生姜泥、精制艾绒制成药饼,置药层上,再上置艾炷点燃灸之。每日灸 1 次。湿热泄泻,每日各灸 1～2 次,用泻法,不留灸,7 次为 1 个疗程;肾虚泄泻,各灸 3～5 壮,用补法,留灸 1 小时,7 次为 1 个疗程。主治湿热泄泻,肾虚泄泻。

附记:①止泻散:苍术、白术、茯苓、山药、葛根、车前子各 100 克,桔梗、炙甘草各 50 克。脾虚泄泻者加党参、莲子肉各 100 克,寒湿泄泻者加藿香、干姜各 60 克;湿热泄泻者加黄连、秦皮各 100 克;伤食泄泻者加炒莱菔子 100 克,炒枳实 50 克;肾虚泄泻者加补骨脂、吴茱萸各 100 克;肝郁泄泻者加柴胡、防风各 100 克。②穴区:胃肠穴区、足三里、上巨虚、条口、丰隆、下巨虚;神阙穴区、背俞下穴区见"肝硬化"节。

溃疡性结肠炎

溃疡性结肠炎是一种原因不明的直肠、结肠黏膜表浅性非特异性炎症病变。中医无此病名，一般认为属久泻、痢疾，也有认为属肠风、脏毒者。发病年龄以 20—40 岁居多。

【病因】 多因感受暑热、寒湿内伤，或饮食生冷、胃肠受阻、运化传导失常，湿热蕴结、下注大肠、脏气不利、气血凝滞、夹湿热伤及肠络所致。或因脾虚湿自内生，直迫大肠所致。

【症状】 腹泻或日数次至十数次，粪便伴脓血和黏液，大便性状异常，腹痛，便血，里急后重，发热，腹痛，多为隐痛或下腹绞痛，肠镜检有大小深浅不同的溃疡。

【疗法】

1. **肠腹熨** 艾叶 3 克，荜澄茄 1.5 克，吴茱萸 1 克，细辛、防风、公丁香各 10 克，川椒、干姜、香附各 15 克，大青盐 20 克。上药共研为粗末，炒热，装入 30 厘米×20 厘米的布袋中，备用。

用法：取药袋趁热放在肚脐部，以患者感觉温热舒适为宜，稍凉时可用电熨斗反复熨药袋，以保持药袋温度。施治时间最好在晚间。每日治疗 1 次，每次 40～60 分钟。连治 4 周为 1 个疗程。1 剂药可用 2 次。温经散寒，理气止泻。主治慢性非特异性溃疡性结肠炎。坚持治疗，多获良效。

2. **吴茱萸散** 生山药、吴茱萸各 20 克，硫黄 10 克。上药共研细末，贮瓶备用。

用法：取药末 10 克，用温开水或盐水调和成糊膏状，敷于肚脐上，上压麝香止痛膏固定。隔日换药 1 次。温中止泻。主治慢性结肠炎（久泻不止）便次增多，便质稀薄，甚则如水样，苔白腻。坚持治疗，其效始著。

3. **乌梅膏** 乌梅、川椒、黄柏各等份，生姜适量。先将前 3 味药共研细末，再同生姜共捣烂如糊膏状，备用。

用法：取药膏适量，摊在纱布上，外敷于肚脐上，上盖纱布，胶

布固定。寒温并治,收敛止泻。主治慢性结肠炎,进食生冷或腹部
着凉即发肠鸣、腹痛、腹泻。久治效佳。

4. 矾椒膏　胡椒 10 粒,番木鳖(去壳生用)3 个,枯矾 10 克,
大蒜 10 瓣,米饭适量。先将前 3 味药共研细末,加入大蒜捣成泥
状,再加入适量米饭捣匀如泥状,制成 5 分硬币大小的药饼,备用。

用法:取药饼 1 个,贴于肚脐上,上盖纱布,胶布固定。每日换
药 1 次。温中解毒,收敛止泻。主治慢性结肠炎,症见久泻不愈,
大便呈稀水样,纳食不香,形体消瘦等。坚持治疗,其效始著。

5. 愈溃理肠散　生黄芪 15 克,乌梅、白及、白芷各 10 克,白
头翁 30 克,公丁香、冰片各 5 克,黄连、肉桂各 3 克,麝香(后入)
0.5 克。上药共研细末,和匀,贮瓶备用,勿泄气。

用法:每取药末 5～6 克,用米醋调成稠膏状,敷于神阙穴,外
用伤湿止痛膏贴固。每 3 日换药 1 次。1 个月为 1 个疗程。健脾
补肾,解毒活血。主治溃疡性结肠炎。治疗 63 例,男 36 例,女 27
例,年龄 26-58 岁,病程 8 个月至 6 年,临床治愈 26 例,好转 32
例,无效 5 例,总有效率为 92.06%。

6. 溃疡散　白头翁、地榆炭各 30 克,黄柏、苦参、五倍子、赤
石脂、石榴皮、白及各 15 克。共研细末,贮瓶备用。

用法:用时取药末适量,用米醋调成稠糊状,敷于肚脐。上盖
纱布,胶布固定。每日换药 1 次。或同时加用本散 15 克,加用开
水 100 毫升,浸泡,待温用保留灌肠。每日早、晚各 1 次。清热利
湿,固涩止泻。主治慢性结肠炎。经治 100 例,治愈 85 例,显效
13 例,无效 2 例,总有效率为 98%。

7. 益肠散　肉桂、丁香各 60 克,五倍子 15 克,川黄连 10 克。
上药共研细末,和匀,贮瓶备用。

用法:用时每取药末 10 克,以陈醋调成糊状,摊于布上,贴于
肚脐,胶布固定。隔日换药 1 次。用完 1 料为 1 个疗程。温补脾
肾,涩肠止泻。主治慢性结肠炎、肠炎。治疗 50 例,男 31 例,女
19 例,年龄为 27-65 岁,病程 6 个月至 6 年。经 1～3 个疗程后,

36 例治愈,8 例有效,6 例无效,治愈率为 72%。

8. 结肠膏　补骨脂、吴茱萸、党参、怀山药、诃子肉、石榴皮各 30 克,枯矾、硼砂各 10 克,上药共研细末,和匀,贮瓶备用。

用法:用时取药末 25 克,以侧柏叶、白头翁各 15 克,水煎浓汁。取药汁调和成软膏状,外敷于双足心涌泉穴和肚脐上,上盖敷料,胶布固定。每日或隔日换药 1 次。15 次为 1 个疗程。益肾健脾,涩肠止泻。主治慢性非特异性溃疡性结肠炎。屡用效佳,一般用药 4～6 个疗程即可获愈或见效。

9. 桂香止泻散　公丁香、正官桂、吴茱萸、白及、硼砂各 3 克,麝香 0.3 克(或用阿魏 3 克代)。先将上药前 5 味药共研细末,再入麝香同研细,和匀,贮瓶备用,勿泄气。

用法:用时取此散适量,填入患者脐孔内,按紧,外以胶布固定。每 2 日换药 1 次。患者皮肤过敏,脐孔发痒难忍,可改用脱脂药棉包裹药末如球状,塞入脐孔内,外以胶布固定,可免此弊。坚持用药,直至痊愈。温中散寒,消炎止泻。主治慢性溃疡性结肠炎。多年使用,疗效颇佳。

10. 五虎散　五倍子、虎杖、皂角刺、露蜂房各 9 克,樟脑粉 0.2 克,麝香 0.1 克,先将前 4 味药共研细末,再入樟脑粉、麝香同研细,和匀,贮瓶备用,勿泄气。

用法:先用 75% 酒精为患者脐孔消毒,再取此散适量填入脐孔中,按紧,外以胶布固定。隔日换药 1 次,14 日为 1 个疗程,至愈为止。解毒散结,固涩止泻。主治溃疡性结肠炎。症见时泻时止,日泻 10 余次,挟带脓血或黏液,伴见阵发性腹痛,里急后重,泻比痢多,面色萎黄,精神疲乏。苔黄腻,脉略数,为湿热积滞,属实证;苔腻而黄,脉弦细,为湿渍肠道,亦属实证;舌淡苔白,脉虚无力,为虚。无论虚实,均可用之。本病较为难治,临床多感棘手。若能坚持用药,多可以取得较好的疗效。

11. 拔罐配穴方　取神阙、关元、大肠俞、足三里,用单纯拔罐法,留罐 15～20 分钟。或罐后加温灸。每日 1 次。7 次为 1 个疗程。主治慢性结肠炎。笔者经验,坚持治疗,多获良效。

12. 灸疗配穴方　取中脘、神阙、天枢、关元、足三里、脾俞、大肠俞。①用艾条温和灸。每次取 3～5 穴,各灸 15～30 分钟。每日或隔日灸 1 次。10 次 1 个疗程。②用艾炷隔姜灸。每次取 3～5 穴,各灸 3～5 壮。每日或隔日灸 1 次。10 次为 1 个疗程。主治慢性溃疡性结肠炎。屡用有效,久治效佳。

膈肌痉挛(呃逆)

膈肌痉挛中医学称"呃逆",是气逆上冲,喉间呃逆连声,声短而频,致人不能自主的一种症状。本病大多单独出现,若继发于其他疾病中,则为病势转重之预兆。

【病因】　主要是胃气上逆所致,与脾、胃、肝、肾关系密切。多因受寒刺激,干扰胃气,或因饮食过急,或饮食不节,过食生冷,损伤胃气,或情志抑郁,肝气犯胃,或脾胃虚弱,中气虚损所致。亦可因肾气不纳致使气逆上冲、动膈而作呃逆声,其病较重。

【症状】　呃逆连声。证有轻、重之分,若偶然发作,大多轻微,若反复发作,迁延不止者,其证较重,若继发于其他疾病中,其证尤重,治当详察。

【疗法】

1. 丁香姜附散　丁香、木香、干姜、附子、羌活、小茴香各 12 克,食盐适量。将前 6 味药混合共研细末,和匀,贮瓶备用。

用法:取药末适量,以温开水调和成糊膏状,敷于肚脐上,盖以纱布,胶布固定。再将食盐炒热,用布包裹,趁热熨于肚脐上,冷则再炒再熨,持续 40 分钟。每日 2 次或 3 次。温脾回阳,理气止呃。主治虚寒呃逆。屡用效佳。

2. 丁柿韭枳散　丁香、柿蒂、韭菜子、枳壳各等量。上药共研细末,贮瓶备用。

用法:取药末 10 克,以食醋调和成糊膏状,涂敷肚脐上,上盖纱布,胶布固定。每日换药 1 次,中病即止。温胃活血,理气降逆。

主治胃寒呃逆。屡用效佳。

3. **赭沉散**　生赭石 30 克,沉香、法半夏各 15 克。上药共研细末,贮瓶备用。

用法:取药末 20 克,以生姜汁调匀成膏,敷于中脘、神阙穴上,外以纱布盖上,胶布固定。每日换药 1 次。降逆止呃。主治各种原因引起的呃逆。笔者治疗 100 例患者,有效率达 98%。

4. **丁桂沉香散**　母丁香、附子、肉桂、沉香各 15 克,干姜 6 克,食盐、麦麸各适量。将前 5 味药混合共研细末,和匀,贮瓶备用。

用法:取药末适量,填满肚脐,盖以纱布,胶布固定。再将食盐和麦麸合入锅内炒热,用布包裹,趁热熨于肚脐处,冷则再炒再熨。每日换药 1 次。温补脾胃,降逆止呃。主治呃逆(脾胃阳虚型)。屡用效佳。

5. **二香萸姜椒**　丁香、沉香、吴茱萸各 15 克,生姜汁、蜂蜜各适量。上药共研细末,和匀,贮瓶备用。

用法:取药末适量,加入生姜汁、蜂蜜调和成糊膏状,贴敷于肚脐处,外以纱布覆盖,胶布固定。每日换药 1 次。温胃、降逆、止呃。主治顽固性呃逆。屡用效佳。

6. **复方丁香散**　公丁香、母丁香、刀豆壳、柿蒂、油官桂各 10 克,面粉、黄酒各适量。上药共研细末,和匀,贮瓶备用。

用法:取药末适量,加入面粉适量拌匀,以黄酒调匀,软硬适中,搓成 3 个小圆形药饼,分贴于肚脐、肾俞(双)上,盖以纱布贴紧固定。每日换药 1 次。10 日为 1 个疗程。温胃、降逆、止呃。主治呃逆。屡用效佳。

7. **二香膏**　丁香、沉香、吴茱萸各 15 克,生姜汁、葱汁各 5 毫升。先将前 3 味药共研细末,加入生姜汁、葱白汁调匀如软膏状,装瓶备用。

用法:取药膏适量,敷于脐孔上,以纱布覆盖,胶布固定。每日换药 1 次。温胃散寒,降逆止呃。主治各种原因引起的呃逆,尤以胃寒呃逆为宜。屡用屡验,效佳。

8. 三仙散 柿蒂、丁香、刀豆壳、沉香各 15 克,焦三仙各 50 克。上药共研细末,和匀,贮瓶备用。

用法:用时取此散 10 克,以姜汁调匀成软膏状,贴敷肚脐上,外以纱布覆盖,胶布固定,每日换药 1 次。消导降逆,理气止呃。主治呃逆,实呃尤宜。屡用效佳。

9. 拔罐配穴方 取中脘、神阙、膈俞,用拔罐后敷脐法。先用闪火法拔罐 10~15 分钟,起罐后,随证选上方敷脐。每日 1 次。主治各型呃逆。笔者多年使用,治验甚多,疗效满意。

10. 灸疗配穴方 取中脘、神阙、膈俞、内关,用艾炷隔姜灸,各灸 5~10 壮。每日灸 1 次。主治呃逆。屡用效佳。

痢 疾

痢疾又名"滞下""肠澼"。现代医学命名与《济生方》谓"痢疾"一致。本病多发生于夏秋季节,为肠道传染病,在临床上较为常见。

【病因】 痢疾虽有"赤痢""白痢""赤白痢"之分,但皆是湿热为患,或兼暑湿热毒。多因饮食不节、不洁,伤及脾胃,湿热熏蒸,气血瘀滞,化为脓血。虽有虚寒,然必素体虚弱,痢下过久,凉泄太过,由湿热转为虚寒。且痢疾初起者断无虚寒者。

【症状】 下痢频行不畅,里急后重,赤白黏液。又以赤多为赤痢,白多为白痢,赤白相兼为赤白痢。证属湿热为多。又下痢稀白黏液,且有腥臭气味,四肢逆冷,虽有里急后重而不明显,脉象细弱,此属虚寒。古人虽有"赤痢属热,白痢属寒"之论,然白而稠黏属湿热。根据临床表现,又有湿热痢、疫毒痢、噤口痢和休息痢之分,治当详察。

【疗法】

1. 诸葛行军散 生姜 1.5 克,硝石 1 克,雄黄 25 克,硼砂 18 克,牛黄、冰片、麝香、珍珠各 15 克。上药共研极细末,和匀,贮瓶备用,勿泄气。

用法:取药末适量,填入肚脐,以填满为度,上置姜片 1 枚,用枣核大艾炷放姜片上灸 5～9 壮。灸毕,药末用膏药固定在肚脐内。清热解毒,芳香通窍,温通止痢。主治痢疾。此为古方,方中牛黄、麝香用量过大,可减为 1/10,验之临床,效果亦佳。

2. 桂椒萸散　正官桂、白胡椒、吴茱萸各等量,生姜汁适量。上药共研细末,贮瓶备用,勿泄气。

用法:取药末 25 克,以生姜汁调和成厚膏状,贴敷于肚脐上,上盖纱布,胶布固定。每日换药 1 次。温中散寒。主治寒性泻痢。屡用效佳。

3. 香附蛇萸散　木香、附子、蛇床子、吴茱萸、胡椒、川乌各等量。上药共研细末,和匀,贮瓶备用。

用法:取药末 12 克,加面粉 3 克和匀,以生姜汁调和成糊膏状,敷于肚脐上,盖以纱布,胶布固定。每日换药 1 次。温补脾胃,散寒止痢。主治虚寒性痢疾。屡用效佳。

4. 慢性泻痢饼　羌活、白胡椒、肉桂、丁香、青皮、肉豆蔻、木香各 2 克,大枣(去核)4 枚,生姜、小葱各 10 克。先将前 7 味药共研细末,和后 3 味共捣烂如泥,再掺入适量蜂蜜做成钱币大小之药饼,备用。

用法:取药饼,贴于肚脐上,以绷带围腰一周固定,每 6～8 小时换饼 1 个。已经用过的药饼,可再掺入适量炼蜜,保持一定湿度再次使用,一般 1 个药饼可反复使用 3 次。温补脾肾,理气止痛。主治慢性泻痢。屡用效佳。

5. 二黄膏　大黄 30 克,黄连、广木香各 10 克。上药共研末,和匀,以食醋调匀成膏状,备用。

用法:取药膏 5～10 克,敷于肚脐上,外以纱布盖上,胶布固定。每日换药 1 次。清热燥湿,通腑理气。主治湿热痢。治疗数例,均愈。

6. 白头翁散　白头翁 30 克,苦参、黄连、木香各 10 克,丁香、青皮各3克。上药共研细末,和匀,贮瓶备用。

用法:取药10克,以蜂蜜调匀成膏状,敷于肚脐上,上盖纱布,胶布固定。每日换药1次。清热利湿,理气止痛。主治湿热痢、细菌性痢疾。笔者治疗50例患者,经用药3～7日,总有效率达98%。

7. 止痢粉 槐花、黄连、雄黄各6克,枳壳、白头翁各15克,黄柏80克。上药共研细末,和匀,贮瓶备用,勿泄气。

用法:取药末3～5克,用蜂蜜调匀敷贴肚脐,候半日后,大便下清水时即去之。清热燥湿,凉血解毒。主治热毒痢。屡用效佳。

8. 平胃桂姜熨 平胃散120克,肉桂15克,生姜90克。将上药研为粗末,炒热,装入药袋,备用。

用法:取药袋置于神阙及脐周,上覆盖毛巾,用熨斗热熨。每日2次,每次30～45分钟。温脾运胃,散寒除湿。主治痢疾。屡用有效。

9. 噤痢膏 田螺、细辛、皂角各9克,葱白3根。将细辛、皂角研末,与田螺、葱白同捣烂如泥状,备用。

用法:取药泥适量敷肚脐,上盖纱布,胶布固定。每日换药1次。主治小儿噤口痢。屡用有效。又用大蒜捣烂、敷肚脐及两足心,用治噤口痢,效果亦佳。

10. 苦参饼 干苦参、干马齿苋各90克。将上药烘脆,共研为细末,贮瓶备用。

用法:取药末15克,以温开水调和拌匀做成小药饼,贴敷于肚脐上,外用胶布贴紧。每日换药1次。清热利湿,杀菌止痢。主治细菌性痢疾。屡用效佳。

11. 吴萸香连散 广木香6克,吴茱萸、黄连、黄芩、白芍、当归各3克。上药共研细末,贮瓶备用。

用法:取药末15克,用凉开水调成泥团,搓成药饼,敷于肚脐上,按紧,外以纱布覆盖,胶布固定。每日换药1次。清热燥湿,理气活血,止痛止痢。主治赤白痢。笔者曾治15例患者,痊愈13

例,有效 2 例,均在用药 1～2 日见效或痊愈。

12. 复方厚朴散 苍术、厚朴、陈皮、炙甘草、羌活、草乌、黄连、吴茱萸、大黄、枳壳、当归、白芍、黄芩、木香、槟榔各适量。上药共研为粗末,装入布袋内,备用。

用法:用时取药袋平摊于患者脐部,再用热水袋熨于肚脐处,持续 40 分钟。每日 3 次。具有清热燥湿、理气活血的功效。主治各种类型的痢疾。屡用效佳。

13. 久痢丸 马钱子 3 个,母丁香 24 粒,麝香 0.3g(可用冰片或樟脑代替)。将马钱子放纱布袋内炒黄,候冷,和丁香共研细末,过筛,再和麝香混合研细粉,开水调膏如豌豆大,备用。

用法:用时取药丸敷贴神阙、脾俞、止泻穴等处,外用胶布固定。每日 1 次。一般 7～10 次即见效。温通止痛。主治痢疾。屡用有效。

14. 拔罐配穴方(一) 取神阙穴周围 1 厘米上、下、左、右各 1 穴,用刺络拔罐法。先用三棱针在上述 4 穴点刺出血,然后以神阙穴为中心拔火罐 15～20 分钟。每日 1 次。主治急性细菌性痢疾。治疗 45 例,经 1～4 次治疗,全部治愈。根据笔者家传经验,常以肚脐四周围点刺放血后拔罐治疗,也收到了满意的疗效。

15. 拔罐配穴方(二) 取神阙、水分、天枢、气海。①用出针罐法。以天枢(双)为针刺点,分别向上透水分,向下透气海,留针 15～20 分钟,摇大针孔后出针,然后在神阙穴上拔罐 1 个,再围绕在四周拔罐 4 个,留罐 10～15 分钟。每日 1 次或 2 次。急性者症状缓解后改为隔日施术 1 次。②用刺络拔罐法。先用三棱针点刺水分、气海、天枢(双),使之微出血,然后以针孔为中心,拔罐 4 个,留罐 10～15 分钟。每日 1 次。③采用灸罐法。先以艾条温和灸神阙及四周穴位 20～30 分钟,然后拔罐 10～15 分钟。每日 1 次。细菌性痢疾用治法①;急性细菌性痢疾用治法②;以黏液为主的急、慢性细菌性痢疾用治法③,此法对于中毒性菌痢,对四肢厥冷、血压下降者,也有一定的辅助治疗作用。临床屡用,效果颇佳。

16. **灸疗配穴方** 取神阙、天枢、气海、关元、上巨虚。湿热痢加曲池、内庭;寒湿痢加阴陵泉;噤口痢加中脘、内关;休息痢加脾俞、肾俞、血海。①用艾条温和(或回旋)灸。各灸 20～30 分钟。每日灸 2 次或 3 次。慢性者,每日或隔日灸 1 次。10 次为 1 个疗程。②用艾炷隔姜(或隔蒜)灸。各灸 5～7 壮。每日灸 1 次。5～7 次为 1 个疗程。③用艾炷隔盐灸。每日隔盐灸神阙穴 1 次,每次灸 5～7 壮。10 次为 1 个疗程。④用温灸器灸。每次取 2～4 穴,各灸 20～30 分钟。每日灸 1 次或 2 次。主治痢疾。屡用效佳。

腹 痛

　　腹痛病变部位较广,这里所指系肚脐以下、耻骨以上部位发生的疼痛。腹痛是临床常见病,无论男女老幼皆可发病。本病可单独出现,且多能发于其他疾病中。

　　【病因】 多因外感风寒、暑湿,或贪食生冷,内伤饮食,或情志失常,气滞血瘀,或由其他疾病引起。

　　【症状】 腹痛。病位有大腹、小腹,少腹之分,证有寒、热、虚、实之辨,治当详察。

　　【疗法】

　　1. **腹痛散** 肉桂、干姜、炒延胡索各 6 克,广木香 3 克。上药共研极细末,贮瓶备用,勿泄气。

　　用法:取本散 1.5～2 克,撒入肚脐;或用食醋调匀,搓成药饼,贴敷肚脐,外以纱布覆盖,胶布固定。每日换药 1 次。温中散寒,理气止痛。主治风寒凝气滞(无论外寒或内寒)之腹痛。笔者曾治疗 150 例患者,一般用药 1～5 次,均获得痛止痊愈。

　　2. **八香散** 当归、白芷、小茴香、八角茴香、香附各 120 克,木香 60 克,乳香、没药、母丁香、肉桂、沉香各 30 克,麝香 4.5 克。上药共研极细末,和匀,贮瓶备用,勿泄气。

　　用法:取药末 25 克,以水调匀成糊膏状,分贴于肚脐、天枢

（双）、中脘和关元穴上,上盖纱布,胶布固定。隔日换药1次。温经散寒,活血化瘀,理气止痛。主治寒凝腹痛。屡用效佳。

3. 腹痛膏　补骨脂、吴茱萸、煨豆蔻、附子、五灵脂、炒蒲黄、赤石脂、罂粟壳各30克,五味子、白芍各20克,乌药60克。上药共研细末,用黄酒或温水调和成糊膏状,备用。

用法:取药膏10～15克,敷于肚脐上,上盖纱布,胶布固定,再将热水袋压敷热熨。隔日换药1次,热熨每次30分钟。温补脾肾,活血化瘀,理气止痛。主治虚寒性腹痛。屡用效佳。

4. 五香贴　木香、丁香、沉香、香附、小茴香、陈皮、赤芍各12克,生姜6克。上药共研细末,备用。

用法:取上药末,炒热后贴敷肚脐及腹痛处。每日2次。理气止痛。主治气滞腹痛。屡用效佳。

5. 理气熨　柴胡、陈皮、青皮各30克,川芎、当归、白芍、枳壳、香附、瓜蒌、牡丹皮、乌药、延胡索各15克。上药共研细末,和匀,贮瓶备用。

用法:取药末50克,加麦麸25克,拌匀,加醋炒热,布包热熨肚脐,冷则加醋再炒热,敷于肚脐上。每日换药1次。疏肝解郁,活血和血,理气止痛。主治气滞腹痛(适用于肝气不疏者)。屡用效佳。

6. 消胀糊　厚朴、枳壳各2克,香附、柴胡、半夏、茯苓各1克,姜汁少量。上药共研细末,和匀,以生姜汁调和成糊状,备用。

用法:取上药糊(1次量),贴敷于神阙穴,外以纱布覆盖,胶布固定。每次12～18小时。每日1次。理气、消胀、止痛。主治食积痞满、脘腹胀痛。屡用效佳。

7. 花椒贯楝膏　花椒15克,贯众、苦楝皮各30克。上药加水煎煮,去渣,将药汁浓缩成膏状,备用。

用法:取药膏适量,贴敷肚脐上,上盖纱布,胶布固定。每日1次或2次,中病即止。杀虫止痛。主治虫积腹痛。敷后即下蛔虫,效佳。或用川椒、乌梅各30克,共研细末,炒热熨脐腹部,冷则再炒再熨之,虫即下,效果亦佳。

8. 加味失笑散　五灵脂、蒲黄各等量,麝香 0.3 克(如无麝香可用公丁香代之)。将五灵脂、蒲黄共研细末,麝香另研细末,备用。

用法:先取麝香 0.15 克纳入肚脐,再取失笑散 3～5 克加之,按紧,外盖以纱布,胶布固定。每日换药 1 次。活血、化瘀、止痛。主治瘀滞腹痛。屡用效佳。或用降香 30 克,研细末,水调匀敷脐,每日 1 换,用治瘀阻腹痛,效佳。

9. 大黄石膏散　生大黄、生石膏各 30 克。上药共研细末,和匀,贮瓶备用。

用法:取药末 10 克,以桐油调和成糊膏状,直接敷于肚脐上,上盖纱布,胶布固定。每日换药 1 次。通腑泄热止痛。主治实热腹痛。屡用效佳。

10. 安环止痛膏　血竭、乳香、没药各 3 克,香附末 4 克,大黄、冰片各 1 克,葱白 15 克。先将前 6 味药共研细末,再入葱白同捣烂如泥状,备用。

用法:取药膏 1/2 贴肚脐上,上覆牛皮纸、纱布,胶布固定。贴 10 日后换药 1 次。20 日为 1 个疗程,可连用 3 个疗程。活血化瘀,理气消炎。主治上环后腹痛。屡用有效,连敷 6 次可愈。

11. 复方草乌膏　干蟾皮、公丁香、大草乌、小草乌、大叶山楂、木姜子、马蹄香、吴茱萸、蛇参、臭参、法半夏各 10 克。用香油敷上药后,研细末,黄丹收膏,备用。

用法:用时取药膏敷贴于神阙穴、关元穴。每 2 日换药 1 次。补火暖土、温中散寒、行气止痛。主治中寒腹痛。屡用效佳。

12. 拔罐配穴方(一)　取神阙。①用单纯拔罐法。留罐 15～20 分钟。每日 1 次。或罐后加敷肚脐部(方药为胡椒 1.5～2 克或干姜、木香各等量,共研细末,每取 1.5～2 克填脐,用胶布固定。每日换药 1 次)。②拔罐后,取食盐铺于肚脐上,厚约 0.3 厘米,直径 2～3 厘米,再上置艾炷 1 壮,点燃灸之,待烧至刚有温热感时用汤匙压灭其火(注意不宜烧得过度和压得过猛,以防烫伤),肚脐部有较明显的烧灼感,并向腹中扩散,从而加强了温经散寒、通络止痛的效果。主治各种腹痛。笔者多年使用,疗效均属满意。本疗法不仅止痛效果好,而且还有止吐泻、消腹胀之效,一般经 1～4 次治疗,均可见效。

13. 拔罐配穴方(二)　取水分、神阙、气海,用单纯拔罐法。留罐 15～20 分钟。每日 1 次。主治腹痛(单纯性)。屡用效佳,一般 1～2 次即效。

14. 灸疗配穴方(一)　取神阙,用艾炷隔盐灸。先取食盐 5～10 克(研细炒),艾炷(或用烟丝)数壮。令患者仰卧,取食盐铺匀于肚脐(神阙穴),厚约 0.3 厘米,直径 2～3 厘米,再上置艾炷 1 壮,点燃。待烧至刚有温热感时用汤匙压灭其火(注意不宜烧得过度和压得过猛,以防烫伤),脐部有较明显的烧灼感,向腹中扩散,从而加强了艾灸温通经脉的效果。每日灸 1 次,每次灸 3～7 壮,以痛止为度。主治重症腹痛。用本法治疗重症腹痛 50 例,其中急性胃肠炎 20 例,肠痉挛 7 例,均经 1 次或 2 次灸后痛止痊愈;其余 23 例(其中胃溃疡、慢性胃炎、胆囊炎各 2 例),1 次治愈者 15 例,明显好转者 8 例,说明本疗法不仅能止痛,且有止吐泻、通便排气、消除腹胀的作用。

15. 灸疗配穴方(二)　取中脘、神阙、天枢、合谷、足三里。①用艾炷隔姜灸(或神阙穴隔盐灸)。各灸 3～10 壮。每日灸 1 次或 2 次。②用艾条温和灸。各灸 10～15 分钟。每日灸 1 次,中病即止。主治寒凝腹痛、虚寒性腹痛。屡用效佳。

腹　胀

腹胀多见于其他疾病(如急性肠炎、肝病、胃病、小儿疳积、术后等)中,或与腹痛并见,一般单纯性腹胀甚少。

【病因】　原因较为复杂,多与宿疾或术后有关。概括而言,多由湿热、食积、气滞所致。其证多实,但亦有久病虚胀。大概食后胀甚者多实,多在肠胃;二便通调者,胀多在脏。

【症状】 腹胀时轻,或食后胀甚,或遇情绪变化而加重,矢气稍舒,或与腹痛并见。腹胀一般多有兼症。

【疗法】

1. 消胀散 川厚朴、炒枳壳各等份。上药共研细末,贮瓶备用。

用法:取药末 0.5～1 克纳入肚脐,外以胶布固定,按紧。每周换药 1 次。理气宽中消胀。主治气滞所致之腹痛。屡用效佳。通常用药 1 次,最多 3 次,必见腹胀减轻或消失。本方敷脐,通过经络作用,对各种腹胀均有一定的效果,若配合汤剂内治,奏效尤捷。本方加冰片适量,尤佳。

2. 苍桂散 苍耳子、细辛各 50 克,肉桂、吴茱萸各 25 克,公丁香 10 克,麻黄 15 克,白芥子、罂粟壳各 30 克。上药共研细末,贮瓶备用,勿泄气。

用法:取药末适量,纳入肚脐,胶布固定,按紧。每日换药 1 次。温经散寒,理气消胀。主治肠胃功能紊乱引起的腹胀、溏泄或便秘。临床屡用,疗效满意。笔者用治泻后腹胀 25 例,用药多在 3～5 次,最多 7 次,腹胀消失 13 例,显效 2 例。

3. 加味黄茴散 吴茱萸、小茴香各 10 克,干姜 8 克,胡椒、乌药各 5 克,木香 2 克。上药烘干,共研为细末,贮瓶备用。

用法:取药末适量,加入食醋调和成糊状,以肚脐为中心将药糊摊开,上盖纱布或塑料布后,放置热水袋热敷,稍加压按摩腹部,以协助肠管蠕动排气,贴敷 4～6 小时。此间如敷药干燥,可用醋调后再继续使用。温经散寒,理气消胀。主治顽固性腹胀。屡用效佳。

4. 朴萸夏姜散 厚朴、吴茱萸、半夏、干姜各适量,金仙膏 2 帖。将前 4 味药共研细末,贮瓶备用。

用法:取药末适量,以温开水调匀成糊状,敷于肚脐上,外用金仙膏封贴,另一贴金仙膏贴于胃脘处。每 3 日换药 1 次。温中散寒,理气消胀。主治腹胀(寒湿困脾型)。屡用效佳。

5. 化瘀消胀散　厚朴、当归、川芎、五灵脂、桃仁、红花各适量,金仙膏2帖。上药(前6味)共研细末,和匀,贮瓶备用。

用法:取药末适量,以温开水调和成糊状,敷于肚脐上,外用金仙膏封贴,另一贴金仙膏贴于胃脘处。每3日换药1次。3次为1个疗程。化瘀消胀。屡用效佳。

6. 虚胀散　党参、白术、茯苓各30克,麦芽、神曲各10克,厚朴、枳壳(炒)各15克,三棱6克。上药共研细末,和匀,贮瓶备用。

用法:取药末25克,以食醋调和成糊状,敷于中脘、神阙穴上,外盖纱布,胶布固定。每3日换药1次。5次为1个疗程。健脾消胀。主治脾虚腹胀。笔者治疗50例患者,用药1～3个疗程后,总有效率达96%以上。

7. 消鸣膏　党参、制附子、干姜、生白芍、生甘草各等量。上药共研细末,贮瓶备用。

用法:取药末10克,以蜂蜜调匀成膏状,敷于肚脐上,上盖纱布,胶布固定。每日换药1次。温脾消鸣。主治肠鸣、腹胀。屡用有效。

8. 腹胀熨　半夏、黄芩、黄连、干姜、甘草、党参、艾叶、吴茱萸各50克。将上药研为粗末,和匀,分作2份,装入布袋中,备用。

用法:取药袋,以水浸湿,蒸热敷肚脐。每日1次或2次,每次20～30分钟,两袋药轮熨。清热散寒,化痰消胀。主治肠鸣、腹胀。屡用效佳。

9. 良姜熨　高良姜、干姜各45克,荜茇25克,枳实12克。将上药研为粗末,备用。

用法:上药加酒适量拌炒,分装数袋,趁热熨于肚脐周围、中脘、气海、涌泉等穴,每次20～30分钟。每日2次或3次,中病即止。散寒消胀。主治胃肠胀气。屡用效佳。

10. 冰石散　滑石10克,冰片3克。上药共研细末,和匀,贮瓶备用,勿泄气。

用法:取药末 3 克,纳入肚脐,胶布固定。每日换药 1 次,直至腹胀消失为止。清热利湿,通窍消胀。主治腹胀(结核性腹膜炎腹胀)。屡用效佳。一般用药后腹胀即可缓解或消失。

11. 黄榔散 大黄 6 克,槟榔 20 克,木香 3 克,当归 5 克。共研细末,贮瓶备用。

用法:用时取药末适量,用米醋调成糊状,敷脐,外用伤湿止痛膏固定。每日 1 次。凉血活血,理气消胀。主治腹部术后肠粘连,因肠道蠕动受阻引起的腹胀。屡用效佳,一般 3~4 次即愈。

12. 五虎酊 厚朴、枳实、砂仁、草果、三七各等份。上药共研细末,浸泡于 75%乙醇中,1 周后即可使用。备用。

用法:用时以棉球蘸透敷于脐部,纱布覆盖,胶布固定。每日 1~2 次。理气活血消胀。主治各种腹胀。临床应用,疗效甚佳。

13. 拔罐配穴方 上、中腹胀取中脘、神阙;下腹胀取神阙、关元。用单纯拔罐法。留罐 10~20 分钟。每日 1 次或 2 次。主治凡因消化不良、胃炎、消化性溃疡、各种肠炎、慢性肝炎、慢性胰腺炎、慢性胆道疾病、体质虚弱、胃肠消化功能紊乱、中毒性痢疾、妇科及泌尿系统疾病导致的腹胀。治疗 90 例,用药 1~4 次,显效 54 例,有效 33 例,无效 3 例,总有效率为 96.7%。

14. 灸疗配穴方 取神阙、天枢、上巨虚,用艾炷隔姜(或药饼)灸,各灸 3~5 壮。每日灸 1 次。主治腹胀。屡用有效。或再取冰片 0.2 克研细,纳入肚脐,用胶布固定,上用松节油适量热敷(或用热水袋热熨)。每次 30 分钟。每日 1 次。

肠梗阻

肠梗阻是指任何原因引起的肠道通过障碍的一种急性常见病。

【病因】 一般分器质性和功能性两类。前者多因蛔虫、食积、肠套叠等因所致;后者多因肠麻痹或肠痉挛等因所致。

【症状】 腹部绞痛、呕吐(呕吐物常含有胆汁和粪便)、无大便、肛门不排气、听诊或可闻及尖锐的肠鸣音。

【疗法】

1. 通气散　莱菔子、石菖蒲各 60 克,鲜橘叶 100 克,葱白 30 克。将莱菔子研末,后 3 味共捣烂,备用。

用法:将上述药物混匀,入锅内,加适量白酒炒热,装入纱布袋内,趁热熨敷肚脐及脐周。反复多次,直至肛门排气为止。通气消胀,通窍排便。主治肠梗阻。屡用效佳。

2. 苍白散　苍术、白芷、细辛、猪牙皂各 45 克,炒枳壳、丁香、肉桂各 9 克,冰片 1.5 克。上药共研细末,和匀,贮瓶备用。

用法:取药末 15～20 克,入碎葱白 1 撮,共捣烂如泥,贴敷于肚脐上,外以消毒纱布覆盖,胶布固定,12 小时后取下。温通消胀。主治中毒性肠麻痹。笔者屡用效佳。一般敷药 2～3 小时开始排气,6 小时后腹胀消失。

3. 莱枳香葱熨　莱菔子、枳实、木香各 30 克,葱头 50 克,食盐 300 克,白酒 20 毫升。将前 3 味药共研为粗末,和食盐混合均匀,在锅内炒热,趁热加入葱头(研碎),以白酒拌匀,炒热,用布包裹,备用。

用法:取药包,趁热熨肚脐处,冷则再炒再熨,持续 30～60 分钟。每日 2 次或 3 次。通阳散寒,理气通阻。主治肠梗阻。屡用效佳。

4. 丁桂木香散　丁香、肉桂、广木香、大黄各 10 克,冰片 6 克。上药共研细末,分作 6 份,备用。

用法:每日取 1 份药粉,用温开水调和如面团状,置肚脐上,用保鲜膜覆盖,上压小布块,外加绷带固定。一般 1 小时即可排气通便。散寒消炎,理气通便。主治肠梗阻、肠麻痹、大便不通、腹部疼痛。屡用效佳。

5. 椒楝消梗散　艾叶、花椒各 10 克,酒黄药子 1 粒,莪术 6 克,芒硝 15 克,韭菜蔸、鲜葱蔸各 10 个,鲜苦楝根皮 25 克,橘叶 30 克。将前 5 味药共研细末,后 4 味药切碎,诸药混合和匀,备用。

用法:取药末 25 克,加酒拌匀,炒热,敷于神阙穴上。去虫消梗。主治蛔虫性肠梗阻。屡用效佳。

6. **肠通散** 麝香 0.3 克,生姜、紫苏叶各 120 克,大葱 500 克,陈醋 250 毫升。将紫苏叶研末,与生姜、大葱同捣如泥状,入陈醋炒热,备用。

用法:先将麝香(研细末)纳入神阙穴,再把余药泥敷于神阙和阿是穴上,外用普通膏药或胶布固定。通阳散寒,散瘀通阻。主治瘀滞寒凝肠梗阻。屡用效佳。

7. **通阻膏** 生大蒜 120 克,芒硝 30 克,生大黄 60 克,食醋 60 毫升。大蒜、芒硝共捣为糊膏,大黄研细末,用醋调成糊状,备用。

用法:将大蒜、芒硝糊外敷于神阙和阿是穴上,敷前用 2～4 层油纱布作垫,1 小时后去掉蒜泥,并用温开水洗净蒜汁,然后,将大黄醋糊敷 6 小时。拔毒通腑。主治肠梗阻。屡用效佳。

8. **魏香膏** 阿魏 0.6 克,丁香 0.3 克,麝香 0.06 克。将丁香研末,再入阿魏、麝香同研和匀,备用。

用法:上药末纳入肚脐,外用大膏药贴,并用热水袋熨。芳香通阻。主治肠梗阻、肠麻痹。屡用效佳。或用大葱、胡椒、枯矾各适量,共捣烂,热敷脐腹部,用治单纯性肠梗阻,效佳。

9. **中药敷脐方** 炙甘遂、生大黄、砂仁各 15 克,丁香 25 克,蜂蜜、葱白各适量。先将前 4 味药共研细末,用蜂蜜调匀成膏状,再将葱白捣烂,与上药药泥混匀,备用。

用法:取药膏 20 克,以两层纱布包裹敷于肚脐上,胶布固定。和胃通腑。主治腹部术后肠蠕动及粘连性肠梗阻。屡用效佳。敷脐排气后 4 小时内即可排便。

10. **灸疗配穴方** 取神阙、关元,用艾炷隔葱盐灸,取食盐(研细)、葱白各适量,共捣烂如泥做成小圆饼状,厚约 0.5 厘米,直径大于艾炷底部,覆盖在穴位上(在神阙穴上再盖 1 片生姜),上置艾炷,点燃各灸 3～5 壮,每日灸 1 或 2 次,至愈为止。主治肠梗阻。多年使用,效果甚佳,多一次见效。

肠麻痹、肠粘连

肠麻痹是肠功能障碍,肠粘连是腹部术后所致,同时也是导致肠梗阻的主要原因之一。

【疗法】

1. **桂香散**　肉桂、公丁香、广木香各 1.5 克,麝香 0.9 克。上药共研细末,和匀,备用,勿泄气。

用法:取上药粉(约 4.5 克),填入脐窝内,再取熟鸡蛋 1 枚,去壳,对剖去黄,将半个蛋白覆盖肚脐上,外包纱布以固定之。若 2 小时后效果不显著,可再敷 1 次,即可见效。温经散寒,芳香通窍。主治肠麻痹。屡用效佳。

2. **茴萸姜香熨**　小茴香、吴茱萸、干姜、公丁香各 50 克,肉桂、硫黄各 30 克,荜茇 25 克,栀子 10 克。上药共研细末,在锅内炒热,用布包裹,备用。

用法:取药包熨敷肚脐处,每次 30～60 分钟。每日 2 次或 3 次。冷则再炒再熨,1 剂药可用 2 日。温通消胀。主治中毒性消化不良合并肠麻痹。屡用效佳。

3. **贴敷方**　①鲜橘叶 100 克,小茴香、麸皮各 30 克,食盐 50 克。②苍术、白芷、细辛、猪牙皂角各 50 克,丁香、肉桂各 10 克。方①共研末,和匀,炒热后装入布袋内备用。方②共研细末和匀,备用。

用法:方①趁热外敷肚脐部 3～4 小时即可。方②取葱白 1 撮,切碎捣烂,与上药粉 20 克拌匀,摊于白布上,贴敷肚脐,用胶布固定,12 小时取下。排气消胀。主治小儿中毒性肠麻痹。两方效果均佳。方①一般用药 1 次腹胀即消失;方②一般敷药 2～3 小时开始矢气,6 小时后腹胀消失。

4. **拔罐配穴方(一)**　取神阙,用叩刺拔罐法。先用梅花针在脐周围叩刺 3～5 遍后,再拔罐 10～15 分钟。每日 1 次,中病即止。主治手术后肠粘连。笔者治疗 50 例患者,经施术 1～3 次,均获良效。

5. 拔罐配穴方(二) 取神阙、气海、大肠俞、次髎,用单纯拔罐法或药垫拔罐法。药垫拔罐法用广木香、川厚朴、枳壳、小茴香、丹参、赤芍各 15 克,芒硝 6 克,共研细末,每次取药末 10 克,面粉 1 克,用白酒和温开水各半调和成饼状(中留 1.5～2 厘米的孔)置于穴上,然后拔罐。两法均留罐 15～30 分钟。每日 1 次。主治手术后肠粘连。多年使用,治验甚多,效果甚佳,多 1 次见效。

癫 痫

癫痫是一种常见的神经症状,表现为突然性的短暂脑功能异常,并可反复发作,临床上以青少年为多见,小儿亦不少。

【病因】 多因痰气交结,蒙蔽神明,或因外伤,气血瘀阻所致,或胎儿在母腹中受惊,或从小受风寒暑湿、饥饱失宜,逆于脏气而得之,或因惊吓、精神刺激、伤及肝肾所致。病在心、肝,关乎脾、肾,与遗传有关。

【症状】 发作性突然神志昏迷、眩晕颠倒、不省人事、意识丧失、尿失禁,或两目上视、口吐涎沫,或四肢抽搐、背脊强直,病发时因痰逆气促致喉间作响而发出似猪、羊、牛、马、鸡等不同的叫声。移动时,顷刻苏醒,醒后起居饮食如常。或伴有失眠多梦、心烦等症。

【疗法】

1. 定痫丸 巴豆、麦冬、薄荷各 15 克,茯苓、生半夏、天南星、橘核、浙贝母、白矾、猪牙皂各 7.5 克,广郁金 18 克,雄黄、朱砂各 6 克,石菖蒲 30 克,琥珀 3 克,鸡蛋 1 枚。将诸药混合,共研细末,过筛和匀,贮瓶备用。

用法:取药末半匙,把鸡蛋穿一孔取蛋清与药末调和拌匀,制成如弹子大药丸,并先用生姜片擦肚脐,继取药丸纳入肚脐,以手指按压使之陷紧,外以胶布固定之。每日换药 1 次。长期使用,至能控制发作为度。理气化痰,通窍醒神。主治癫痫。坚持施治,多获良效。

2. 定痫膏　制马钱子、僵蚕、胆南星、白矾各 15 克。上药共研细末,和匀,贮瓶备用。

用法:取药末 5～10 克,用生姜 10 克,艾叶 3 克,合捣为膏,贴于肚脐上,再用艾绒炷放药膏上灸之。按年龄,1 岁灸 1 壮。每日灸治 1 次。温化痰湿,祛风消炎。主治癫痫。屡用有效,久治效佳。

3. 止喘膏　草乌、川乌、当归、白及、乌药、肉桂、白薇、云茯苓、猪牙皂、枣枝、乳香、没药、槐枝、柳枝、桑枝、桃枝各 15 克,木鳖子、赤芍、连翘各 20 克。另备吴茱萸粉适量。上药共研细末,用温水或凡士林调匀成膏状,备用。

用法:于肚脐及双侧涌泉放 1 小撮吴茱萸粉,外贴止喘膏。数日或数周更换 1 次。或于洗澡及洗脚后更换。连续贴敷至症状消失后 1 周至 1 个月。遇到局部痒痛反应或出现疱疹时,可暂时停用。化痰开窍。主治癫痫。本方为北京名医汪逢春家传方,屡用效佳。

4. 阴痫糊　白颈蚯蚓(焙干)1 条,白矾 3 克,胆南星 10 克,白附子、半夏各 9 克,白胡椒、川乌各 5 克,芭蕉根汁 1 小杯。上药共研细末,以芭蕉根汁调和成稠糊状,备用。

用法:取药糊适量,填满肚脐上,外盖纱布,胶布固定。每日换药 1 次或 2 次。用药至控制发作为止。温经化痰,祛风止痫。主治阴痫。屡用有效,久治效佳。

5. 止痫散　醋芫花 10 克,胆南星、雄黄各 3 克,白胡椒挥发油 0.05 毫升。先将前 3 味药共研细末,加入白胡椒挥发油再研匀,贮瓶备用。

用法:用药前先用温开水将患者肚脐皮肤洗净擦干,取药末 0.75 克,填入肚脐,盖以棉球,外用胶布封贴。第 1 次敷药 12 小时后换药,以后每日换药 1 次,病愈方可停药。逐水解毒,化痰开窍。主治癫痫。屡用效佳。

6. 丹石散　丹参、硼砂各 10 克,苯妥英钠 0.25 克(西药)。

上药共研细末,分作 10 包,储存备用。

用法:取药末 1 包,纳入肚脐,按紧,外以纱布覆盖,胶布固定。每日换药 1 次,至病愈为止。清热化痰,活血通络。主治癫痫。坚持用药,疗效满意。

7. **三草胡椒脐贴** 龙胆草、肾炎草、白火草各 15 克,胡椒 3 粒。用法:上药水煎,日服 2 次。然后将药渣捣烂敷于肚脐处。每日 1 剂。清热止痛。主治癫痫。屡用效佳。

8. **止痛膏** 胆南星、雄黄各 3 克,醋芫花 50 克,白胡椒挥发油 0.5 毫升。先将前 3 味药共研细末备用。

用法:取上药粉适量,以白胡椒油调匀成软膏状,取铜钱大的药膏贴敷肚脐上,外以纱布包扎固定,第 1 次敷 15 天才换药,以后每隔 5 天换药 1 次。3 次为 1 个疗程。清热化痰,逐饮止痛。主治痫证。屡用有效。

9. **拔罐配穴方** 取中脘、神阙、内关、三阴交、心俞、肝俞。中脘、神阙、三阴交穴用单纯拔罐法,留罐 10～15 分钟;内关穴用闪罐法,反复吸拔 20 余次;心俞、肝俞两穴用走罐法至局部出现暗红色瘀斑为止。每日或隔日 1 次。或用刺络拔罐法亦效。主治癫痫。屡用有效。

10. **灸疗配穴方** 取神阙、会阴,用艾炷隔定痫糊灸。方取制马钱子、胆南星、僵蚕、白矾各等份,共研细末,然后取艾叶生姜各适量捣汁与上药末,调和成定痫糊。每次取 5～10 克,分别置神阙与会阴穴上,用艾炷 1～2 壮(小儿每岁 1 壮),点燃灸之。每日灸 1 次。主治癫痫(休止期)。屡用有效,久治效佳。

精神分裂症

精神分裂症属中医学"癫狂"范畴,在临床上较为常见,是精神病的一种类型。本病多反复发作,根治颇难。

【病因】 多因情志失调或受强烈精神刺激所致。肝气郁结、气郁痰生、痰盛与火互结。痰迷心窍为癫,痰火扰心为狂,两症多相互转化或并见,一般发作期为狂,缓解期为癫。

【症状】　精神抑郁,语无伦次,动辄生疑,沉默寡言,多为癫病;狂病则见猖狂多怒、打骂不避亲疏或弃衣奔走,或登高而歌。静则为癫,动则为狂。

【疗法】

1. **癫狂散**　甘遂、艾叶、大戟、黄连、石菖蒲各 10 克,白芥子 6克。上药共研细末,和匀,贮瓶备用。

用法:取药末适量,以水调和成糊状,贴敷于肚脐上,盖以纱布,胶布固定。每日换药 1 次。利水泻火,化痰开窍。主治癫狂。屡用有效。

2. **复方生铁落散**　生铁落、胆南星、远志、麦冬、生地黄各 12克,麝香膏 2 帖。将前 5 味药共研细末,贮瓶备用。

用法:取药末 9 克,以温开水调和成糊膏状,敷于患者肚脐上,外用麝香膏封贴,另一帖敷于胃脘部。每 3 日更换 1 次。5 次为 1个疗程。镇静安神,增液止狂。主治癫狂。屡用有效。

3. **二黄散**　黄连、胆南星、生大黄各 30 克,石菖蒲 15 克。上药共研细末,和匀,贮瓶备用。

用法:取药末 9 克,以温开水调和成糊膏状,敷于肚脐上,上盖纱布,胶布固定。隔日换药 1 次。5 次为 1 个疗程。清热化痰,通腑泻火,开窍止狂。主治精神分裂症。笔者多年使用,多获良效。

4. **巴豆霜散**　巴豆霜适量。取巴豆霜 3 克,纳入肚脐,外用胶布封贴。每日或隔日换药 1 次。通便泻火。主治精神分裂症(痰火扰心型)。屡用效佳。

5. **止狂泥**　磁石、石菖蒲各 30 克,胆南星、朱砂各 15 克,茯神、远志各 60 克,琥珀 20 克,橘红、川贝母各 50 克,生铁落 500克。将前 9 味药共研细末,另用生铁落煎水取液,浓缩与药粉调匀,制成药物泥,备用。

用法:取药泥 30 克敷于神阙穴及周围处。每日 3 次,每次 20分钟。清热化痰,镇静安神。主治癫狂(精神分裂症)。屡用效佳。

6. **平狂散**　礞石滚痰丸 15 克(中成药),大黄、赤芍各 30 克,三棱、莪术各 60 克。上药共研细末,和匀,贮瓶备用。

用法:用时取药末 15～30 克,以蜂蜜适量调和成软膏状,贴敷肚脐上,外以纱布覆盖,胶布固定。每日换药 1 次。活血化瘀,除痰降火。主治周期性精神病及精神分裂症(狂证)。多年应用,疗效较为满意。

附记:若同时配用三棱针刺血,取曲泽、阳交、太冲、足三里穴。点刺放血,首次宜多(总出血量 15～30 毫升),以后递减,体壮宜多,体弱宜少。每日或隔日 1 次。二法并治,效果尤佳。

失　眠

失眠又称不寐。明·张景岳说:"不寐证,虽病有不一,然唯知正邪二字则尽知矣……有邪者多实证,无邪者多虚证。"本病多见于神经症、神经衰弱等诸病中,亦可单独出现。临床所见甚多,治当详察。

【病因】　多因思虑忧郁、劳倦过度、心脾血虚、心肾不交,或病邪干胃而胃不和,或产后、病后气血虚弱等。病多内因,证有虚实,血虚为病之本,痰火、饮食、阳亢为病之标。盖血虚多责于心、肝、脾三脏,血虚则心火偏亢,或肝阳偏亢,或心肾不交。

【症状】　失眠,当睡不睡或彻夜转侧难眠,多伴面色不华、肢体疲倦、头晕目眩、记忆力减退,或烦躁多汗、口干舌燥,或胸闷,或夜梦纷纭、二便不畅等。

【疗法】

1. **菖蒲郁金散**　石菖蒲、郁金、枳实、沉香、炒酸枣仁各 6 克,朱砂、琥珀各 2 克。上药共研细末,混匀,贮瓶备用。

用法:取药末 6～10 克,填敷肚脐,滴生姜汁适量,外盖纱布,胶布固定。每日换药 1 次。1 周为 1 个疗程。通窍、理气、安神。主治各种原因引起的顽固性失眠。屡用效佳。

2. 珍珠散　珍珠层粉、丹参粉、硫黄粉、冰片各等量。将前 3 味药混合,与冰片同研和匀,贮瓶备用,勿泄气。

用法:取药末适量,纳入神阙(肚脐),使之与脐平,胶布固定即可。5～7 日换药 1 次。平肝、养血、安神。主治失眠。屡用效佳。

3. 味元丹　五味子、玄参、丹参各 100 克,党参、淫羊藿、黄连粉、肉桂粉各 50 克。先将前 5 味药加水 3000 毫升浸泡 2 小时,煎 30 分钟,取滤液,再加水复煎 1 次,两次滤液混合,文火浓缩成稠液,加肉桂粉、黄连粉和匀,烘干压粉,贮瓶备用,勿泄气。

用法:取药粉 0.5～1.0 克,纳入肚脐,上压一干棉球,胶布固定。每日换药 1 次。用 5 日停 2 日,1 周为 1 个疗程。连用 1～4 个疗程。温肾清心,养心安神。主治失眠。屡用效佳。

4. 朱珀安神丹　朱砂、茯神各 10 克,丹参 15 克,琥珀、酸枣仁各 12 克。上药共研细末,和匀,贮瓶备用。

用法:取药粉 2～5 克,以蜂蜜调为糊膏状,敷于肚脐上,上盖纱布,胶布固定。每日换药 1 次。养血安神。主治烦躁、失眠。屡用效佳。

5. 六味安神膏　紫丹参、白芍、首乌藤各 15 克,朱砂 8 克,酸枣仁、远志各 10 克。上药共研细末,贮瓶备用。

用法:临睡前取本散 15 克,以童尿适量调和成糊状,外敷于肚脐处,上盖纱布,胶布固定。每日换药 1 次。活血养阴,宁心安神。主治失眠(心脾两虚型)。屡用效佳,一般用药 3～5 次即可见效。

6. 脐疗安神散　丹参、白芍各 15 克,辰砂 7 克,酸枣仁(炒)、远志各 9 克,首乌藤 30 克,冰片 3 克。上药共研细末,和匀,贮瓶备用,勿泄气。

用法:每取本散 10～15 克,一般以童便适量调和成糊膏状,敷于肚脐上,外以纱布覆盖,胶布固定。每日换药 1 次。如兼证明显时则加用他药。肾阴虚致心肾不交者,用熟地黄 25 克,川黄连 9 克,煎水取浓汁;痰湿不寐者,用半夏、胆南星各 9 克,陈皮 6 克,茯神 15 克,煎水取浓汁;惊恐不寐,用钩藤 9 克,珍珠粉、生龙骨、生牡蛎各 15 克,煎水取浓汁;心脾血虚者,用归脾汤加减内服,并取汁;产后、病后、气血虚弱者,加用八珍汤加减内服,并取汁。然后与本散调匀敷于肚脐上进行治疗。养血安神。主治失眠(神经衰弱)。对神经衰弱引起的失眠疗效显著。

7. 菖志参黄散 硫黄、丹参、远志、石菖蒲各 20 克。共研极细末,贮瓶备用。

用法:用时取药末适量,用白酒调成糊状,于每晚睡前贴敷肚脐上,上盖纱布,胶布固定。每日换药 1 次。养血安神。主治失眠。治疗 35 例,治愈 15 例,显效 17 例,无效 3 例,总有效率为 91.4%。

8. 硫黄膏 硫黄、丹参、石菖蒲、远志各 20 克,炒枣仁 25 克,夜交藤 30 克。上药共研细末,和匀,贮瓶备用。

用法:每取药末 10~15 克,用白酒适量调和成稠膏状,敷贴于肚脐上,再以棉花垫于脐上,用胶布固定,每晚换药 1 次,养心安神。主治失眠,屡用效佳。

风湿性关节炎

风湿性关节炎属中医学"痹病"范畴,是临床常见病。无论男女皆可发病,尤以成年人为多。

【病因】《黄帝内经》云:"风、寒、湿三气杂至,合而为痹。风气胜者为行痹,寒气胜者为痛痹,湿气胜者为著痹。"又三气杂至,非寒不成,虽有风有湿,亦附于寒而已。又三气杂至,非虚不受,故《黄帝内经》云:"正气存内,邪不可干,邪之所凑,其气必虚。"所以,本虚标实而以标为急,邪客关节,痹阻不通,遂成斯疾。

【症状】 关节炎皆以痛、酸、麻、重为主要临床特征。其疼痛或游走不定(为行痹),或固定不移(为痛痹或寒痹),或沉重胀麻(为着痹)。种种不一,皆因致病之因各有侧重而已。

【疗法】

1. 桂附膏 柏枝尖、松毛心各 2500 克,生大附子(切片)、肉桂各 240 克,黄丹、铅粉各 300 克,真麻油 1500 毫升。将麻油入锅烧沸,将柏枝尖、松毛心、附子依次入锅熬枯、去渣,再加入肉桂粉再熬,次下黄丹、铅粉,不断搅拌,至滴水成珠时,放入瓦器内,浸入冷水中拔出火毒,收储备用。

用法:取膏温化,用布摊贴,兼肚腹畏寒者贴肚脐上,其余俱贴患处。每 3～5 日更换 1 次。逐寒、通络、止痛。主治外感风湿、手足麻木、筋骨疼痛等症。屡用屡验,效佳。

2. 行痹散　透骨草、秦艽、附子、木香、炒吴茱萸、防风、蛇床子各 15 克,肉桂 6 克。上药共研细末,过筛和匀,贮瓶备用。

用法:取药末 6～10 克,以生姜汁调和成糊膏状,敷于肚脐上,上盖纱布,胶布固定。每日换药 1 次。10 次为 1 个疗程。疏风散寒,通络止痛。主治风湿性关节炎(行痹)。屡用效佳。一般用药 2～5 个疗程即可见效或痊愈。

3. 韭蛇膏　韭菜籽、蛇床子、附子、官桂各 30 克,独头蒜 500 克,川椒 90 克,香油 1000 毫升。上药除蒜外,均先用香油浸 10 日,熬枯去渣,再加黄丹收膏。另取硫黄、母丁香各 18 克,麝香 1 克(上药共研细末),和匀,与蒜捣烂如泥,搓成丸如黑豆大,备用。

用法:取药丸 1 粒填入肚脐,外贴韭蛇膏。3 日换药 1 次。温经散寒,拔毒活血,通络止痛。主治痹痛(风湿性关节炎)。屡用屡验,效果甚佳。

4. 痛痹散　川乌、草乌、川芎、白芷、陈皮、苍术、厚朴、半夏、麻黄、枳壳、秦艽各 30 克,寻骨风、干姜、桂枝、吴茱萸各 15 克,羌活、独活各 60 克,制马钱子 10 克。上药共研细末,和匀,贮瓶备用。

用法:取药末 20～30 克,以生姜汁或白酒调和成糊膏状,外敷于肚脐及命门穴上,上盖纱布,胶布固定。每 3～5 日更换 1 次。10 次为 1 个疗程。温经散寒,祛风除湿,通络止痛。主治风湿性关节炎(痛痹)。笔者多年使用,坚持用药,多收良效。

5. 二乌透骨膏　川乌、草乌、北细辛、上肉桂、甘松根、麻黄、延胡索、千年健、透骨草、秦艽各 15 克,蜈蚣 5 条。上药共研细末,和匀,贮瓶备用,勿泄气。

用法:取药末 30 克,以生姜汁或白酒调和成膏状,外敷于神阙穴和患处,上盖纱布,胶布固定。每日换药 1 次。10 次 1 个疗程。温经散寒,祛风除湿,通络止痛。主治风湿性关节炎(风寒湿痹)。临床验证有效,久用效佳。

自汗、盗汗

自汗、盗汗是指全身或局部(如手足、头面等)出汗过多。醒时汗出为自汗,睡时汗出为盗汗。

【病因】 多因阴阳失调、腠理不固所致,亦可因情绪波动(如恐惧、惊骇等)或体虚等因素所致。古谓:自汗属气虚、阳虚为多,盗汗属阴虚、阴虚火旺者为多。

【症状】 自汗、盗汗。白昼时时汗出,动辄尤甚者,为自汗;寐中汗出,醒则汗止者,为盗汗,或遇精神紧张时汗出尤著。病多缠绵难愈。

【疗法】

1. **五砂散** 五倍子 1.5 克,朱砂 0.3 克。上药共研细末,贮瓶备用。

用法:取本散适量,以温(凉)开水调和成糊状,于临睡前敷于肚脐上,外以纱布覆盖,胶布固定。次日晨起去掉。如无效,再如法敷 1 次,盗汗必止。固涩止汗。主治盗汗。屡用效佳,治愈率达 86% 以上。又用治肺结核盗汗,效佳。

2. **五味敷剂** 五倍子、赤石脂、没食子、煅龙骨、煅牡蛎各 100 克,朱砂 5 克。上药共研细末,和匀,贮瓶备用。

用法:于临睡前取本散适量,用凉开水、食醋各半调匀,敷于肚脐上,上盖纱布,胶布固定,翌晨去药。每日换药 1 次。3～5 次为 1 个疗程。固涩、收敛、止汗。主治小儿顽固性盗汗,成人盗汗亦可用之。经治小儿顽固性盗汗 118 例,连敷 3 次,盗汗止者 48 例;

5 次汗止者 31 例;6 次汗止者 21 例;无效 6 例(其中结核性盗汗 3 例)。愈后复发再敷,有效者 9 例,无效者 3 例。本方无毒性作用及不良反应,具有较强收敛止汗功能和抑制汗腺非正常分泌的作用,对小儿盗汗,其效较速。此外,笔者临床治疗成人盗汗数例,亦均获痊愈。

3. 倍乌柏矾膏　五倍子、何首乌、黄柏、枯矾各等量。上药共研细末,贮瓶备用。

用法:取药末适量,以人乳调和成糊状,敷于肚脐上,盖以纱布,胶布固定。每日换药 1 次。10 日为 1 个疗程。养血消炎,收敛止汗。主治盗汗不止。屡用有效,久用效佳。

4. 五蛎散　五倍子、煅牡蛎各 15 克,朱砂 1.5 克。上药共研细末,和匀,贮瓶备用。

用法:取本散适量,于临睡前用食醋调和成糊状,敷于肚脐上,上盖纱布,胶布固定。次日晨起去药。每晚 1 次。固涩、收敛、止汗。主治盗汗、自汗。笔者经验方。治疗盗汗患者 55 例(其中小儿盗汗 21 例),连敷 2～5 次,均获痊愈。半年后有 3 例复发,再敷治愈。又本方去朱砂,用治阴虚或气虚自汗,验之临床,效果亦佳。

5. 加味玉屏风散　黄芪、白术、防风、党参各 5 克,五倍子、五味子各 10 克。上药共研细末,和匀,贮瓶备用。

用法:取药末 6～10 克,以食醋调匀成糊状,外敷肚脐上,上盖纱布,胶布固定。每日换药 1 次。5 次为 1 个疗程。益气固表,收敛止汗。主治自汗。屡用效佳。

6. 桑麻五倍散　霜桑叶 15 克,五倍子 30 克,麻黄根 9 克。气虚加生黄芪 15 克。上药共研细末,和匀,贮瓶备用。

用法:取药末 9 克,以食醋或口涎(气虚用黄芪煎水调敷)调成糊状,外敷肚脐上,上盖纱布,胶布固定。每日换药 1 次,至治愈为止。疏风固涩,收敛止汗。主治自汗。经治 48 例患者,连敷 1～5 次,疗效显著。

7. 贴脐方　煅五倍子 60 克,枯矾 30 克。上药共研细末,和匀,贮瓶备用。

用法:取药末适量,用鸡蛋清或唾液调和成糊状,搓成药饼,敷于肚脐上,上盖纱布,胶布固定。每日换药1次。7次为1个疗程。收敛止汗。主治盗汗。屡用效佳。治疗肺结核和矽肺盗汗共61例,一般治疗1～3次见效。又本方(五倍子10克,白矾3克)加煅龙骨、煅牡蛎各6克,用治虚汗,效果亦佳。

8. 五矾散 五倍子、枯矾各15克,朱砂1.5克。盗汗加黄柏9克。上药共研细末,贮瓶备用。

用法:取药末15克,以食醋调敷肚脐上(唾液调敷亦可),外以纱布覆盖,胶布固定。每日换药1次,至治愈为止。固涩止汗。主治盗汗、自汗。笔者经验方。又单用黄柏,依上法敷肚脐,用治潮热盗汗,效佳。

9. 加味双五糊 五倍子、五味子各10克,生地黄、何首乌、百合、太子参各5克。上药共研细末,和匀,贮瓶备用。

用法:取药末10克,以米醋调和成糊状,贴敷于肚脐上,外盖纱布,胶布固定。每日换药1次或2次,至病愈为止。凉血养阴,收敛止汗。主治盗汗。屡用有效。或用郁金6克,牡蛎12克,研细末,依上法用之,用治盗汗,效果亦佳。

10. 五倍填脐散 五倍子粉50克。加减变化:对厌食、倦怠、便溏患儿加服荞麦饼[苦荞麦(去壳)60克,小麦50克,芡实20克,扁豆、山楂各30克]。将五倍子研成细末备用。

用法:每晚睡前,取适量药粉加温水调和成软面状,填平脐孔,用胶布固定,次日晨起即取下。将以上5味药共磨细粉(即荞麦饼)加白糖及清水适量,共分烤成6个小饼,每日2次,每次服1个。健脾益气,固表止汗。主治盗汗。治疗27例,其中伴厌食者12例,加用1剂荞麦饼。治疗3次汗止者8例,4次汗止者10例,5次汗止者8例,5次以上汗止者1例,有效率达100%。

11. 灸疗配穴方 取神阙、气海、关元、复溜、阴郄,用艾炷无瘢痕灸,各灸3～5壮。其中神阙穴用隔姜(或隔盐)灸3～5壮。

每日灸1次,至汗止为度。主治自发性多汗症。屡用效佳。

肾小球肾炎

肾小球肾炎简称肾炎,属中医学"水肿"的范畴。一年四季均可发病,是临床常见病。一般来说,急性肾炎多属中医学"阳水",多见于儿童及青少年;慢性肾炎多属中医学"阴水",多见于中老年人。急性易治,慢性难疗。

【病因】 病关三脏(肺、脾、肾),其本在肾。多因肺、脾、肾功能失调所致,急性肾炎多由外邪犯肺、肺失宣降所致。日久不愈,三脏必虚,"穷必归肾",而致慢性肾炎。

【症状】 起病较急,浮肿始自眼睑,次及头面及全身,多伴寒热、咳喘,或腰痛,尿中有红细胞、白细胞及白蛋白,或血压增高,或咽喉肿痛,多属急性肾炎。或全身浮肿,腹水膨满,肢冷畏寒,重在脾虚;水肿重在下部,腰酸腿软,动则气喘,重在肾虚等;或周身浮肿,腹水明显,胸腹胀满,重在三焦壅滞等,多为慢性肾炎。根据家传经验:"凡水肿,重在上部,重在肺;重在下部,重在肾;周身浮肿,重在脾。凡肌肤肿胀处,以手指按之,凹陷处,迅即复起,多为阳水;迟缓而复者,多为阴水。阳水责之肺、脾;阴水责之肾、脾。总之,三脏相干,惟各有侧重而已。"

【疗法】

1. **消胀膏** 雄黄53克,硼砂18克,炉甘石17克,淡牙硝21克,冰片23克,麝香8克。先将前4味药共研细末,再入冰片、麝香同研细,和匀,贮瓶备用,勿泄气。

用法:取药末0.6~1克,撒入肚脐上,外以胶布固定,按紧,勿泄气。每日或隔日换药1次。消炎通络,利水消肿。主治水肿。通常用药1次或2次见效,继续用药,多获良效。

2. **肾康散** 丁香、土鳖虫、肉桂、大黄各10克,黄芪、黄精各30克,甘遂8克,穿山甲15克。上药共研细末,和匀,贮瓶备用。

用法:取细粉适量,以生姜汁、大蒜汁各适量,调和成糊状,外敷于双侧肾俞、涌泉及神阙穴,外贴麝香壮骨膏固定。每晚睡时敷,次日晨起去掉。1个月为1个疗程,疗程间休1周。一般治疗3个疗程。益气温肾,补阴滋肾,活血通络,利湿泄浊。主治慢性肾小球肾炎。治疗30例患者,男19例,女11例,年龄12—56岁,病程2周至4年。完全缓解者8例,基本缓解者12例,好转者9例,无效者1例,总有效率为96.7%。

3. **温阳利水散** 桂枝、干姜、党参、白术、硫黄、白芍、白矾各等量。上药共研细末,和匀,贮瓶备用。

用法:取药末0.5~1克纳入肚脐,外用胶布固定。2周更换1次。健脾温肾,利水消肿。主治脾肾阳虚型水肿,腰以下肿甚。屡用有效,久用效佳。

4. **利水兜** 白术、厚朴、独活、吴茱萸、官桂、木香、小茴香、川椒、肉豆蔻、陈皮、槟榔各3克,附子、泽泻各9克。上药共研细末,和匀,撒在棉布上,制成药兜,备用。

用法:令患者将药兜系缚于肚脐部,束紧即可。7日一换。温阳利水。主治水肿(阴水)。屡用有效,久用效佳。

5. **遂丑散** 甘遂10克,黑牵牛子、白牵牛子各5克。上药共研细末,和匀,贮瓶备用。

用法:取药1~3克,炒热,纳入肚脐,胶布密封,上用热水袋熨之。每日换药1次。利水消肿。主治眼睑浮肿,遍及全身。屡用效佳。

6. **敷脐利水方** 大戟、芫花、甘遂、海藻各等量。上药先用醋制,烘干,共研细末,和匀,贮瓶备用。

用法:取药末10克,以白酒调匀成糊状,贴敷神阙穴,上盖纱布,胶布固定。每日换药1次。利水消肿,软坚散结。主治全身浮肿、肝硬化腹水、肾炎腹水。屡用有效,久用效佳。

7. **硫矾理中散** 党参10克,白术7克,干姜5克,炙甘草3克,硫黄、白矾各等量(一般各10克)。上药共研细末,和匀,贮瓶备用。

用法:取药末 6～10 克,以生姜汁调和成糊状,敷于肚脐上,上盖纱布,胶布固定。每日换药 1 次。10 次为 1 个疗程。温阳利水。主治脾肾阳虚之水肿。屡用有效,久用效佳。

8. 鞭草乌萱敷熨法　马鞭草、乌桕叶、萱草根各 36 克,生姜 9 克,葱白 3 根。将上药混合后捣烂如膏状,备用。

用法:取药膏泥 25 克,敷于肚脐上,以塑料布覆盖,绷带包扎固定,再用热水袋熨肚脐处,持续 30 分钟。每日换药热熨 2 次。活血通阳,利水消肿。主治肾炎水肿。屡用效佳。

9. 消水膏　菟丝子、地龙各 15 克,蓖麻子 27 克,葱白 1 根,蜂蜜适量。先将前 4 味药共捣烂,再加入蜂蜜调和成膏状,备用。

用法:取泥膏适量,敷于肚脐上,盖以纱布,胶布固定。每日换药 1 次。10 次为 1 个疗程。温阳利水。主治水肿。屡用有效。

10. 二白消胀散　白芥子、白胡椒各 30 克,公丁香、肉桂各 10 克。上药共研细末,和匀,分作 3 份,备用。

用法:取本散 1 份,用食醋调匀敷脐中,外以纱布覆盖,胶布固定。每 2 小时换药 1 次。温通散结,理气消胀。主治水肿、腹胀。用于以腹胀为主症的水肿,效果颇佳。若水肿甚者,可用蝼蛄 5 个,捣烂布包敷肚脐,2 日 1 换,或用赤小豆 100 克,研极细末,分 2 次或 3 次水调敷肚脐,每日 1 换,效佳。

11. 地龙猪苓膏　地龙、煅硼砂、猪苓各 30 克,甘遂、芫花各 6 克,共研细末,贮瓶备用。

用法:用时取药末 15 克,以葱汁调成泥膏状,敷于肚脐处,上盖纱布,胶布固定。每日换药 1 次。利水消肿。主治水肿(实证)。屡用效佳。

12. 三香琥珀散　煅二丑、煅猪牙皂各 8 克,木香、沉香、乳香、没药各 9 克,琥珀 3 克。共研细末,贮瓶备用。

用法:用时取药末适量,用温开水调和成稠膏状,敷于肚脐处,上盖纱布,胶布固定。每日换药 1 次。10 次为 1 个疗程。理气活血、利水消肿。主治水肿(实证)兼有便秘者。多年应用,每收良效。

13. 拔罐配穴方 取神阙、天枢、气海、中脘。肾炎初起,兼见发热等全身症状者,配身柱、风门、肺俞。用单纯拔罐法。留罐20分钟。每日或隔日1次。10次为1个疗程。气虚或阳虚,罐后加温灸;阴虚,亦可用针刺后拔罐或留针拔罐;实证,用刺络拔罐法,或罐后敷脐法。其中神阙穴只拔罐,不针刺。主治原发性肾小球肾炎。笔者多年使用,效果满意。

14. 灸疗配穴方(一) 取脾俞、肾俞、命门、神阙、气海、水分、足三里、复溜。尿少者加膀胱俞、三阴交。用艾条温和灸。每次取3～5穴,各灸10～15分钟。每日灸1次。10次为1个疗程。主治水肿(阴水)。笔者屡用有效,久用效佳。若配合敷肚脐,效果更好。

15. 灸疗配穴方(二) ①神阙穴区、关元穴区、背俞上穴区、背俞中穴区、背俞下穴区、骶脊穴区、腰脊穴区。②神阙穴区、关元穴区、三阴交穴区、背俞下穴区、腰脊穴区、骶脊穴区。上列2方,随证选用。益肾散,方①加大腹皮、桑白皮、白术各100克,共研细末,每取适量药粉,铺灸穴区,再用鲜生姜汁、鲜生姜泥制成药饼,置于穴区,上置艾炷灸之,每次3壮或4壮,用泻法,留灸1小时。每日灸1次。10次为1个疗程。方②加附子、肉桂、白术各100克,共研细末,每取适量,铺灸穴区,再用鲜大葱泥、鲜大葱汁制成药饼,置于穴区,上置艾炷灸之。每次3～5壮,用补法,留灸1～3小时。10次为1个疗程。主治慢性肾小球肾炎(水湿浸渍型用方①,肾气衰微型用方②)。屡用有效。

附记:①益肾散:黄芪、山药、淫羊藿、菟丝子、五味子、牛膝、丹参、泽兰、防己、白花蛇舌草各60克,麝香2克。共研细末。②穴区:腰脊穴区包括悬枢、命门、腰阳关、腰$_{1～5}$夹脊穴;骶脊穴区包括腰俞、上髎、次髎、中髎、下髎穴;脊俞上穴区包括大杼、风门、肺俞、厥阴俞、心俞、督俞穴;背俞中穴区包括膈俞、肝俞、胆俞、脾俞、胃俞穴;脊背下穴区包括三焦俞、肾俞、气海俞、大肠俞、关元俞、小肠俞、膀胱俞穴;神阙穴区包括水分、神阙、阴交、天枢穴;关元穴区包括气海、石门、关元、中极、曲骨穴。

癃 闭

癃闭又名尿潴留,是指排尿困难,闭塞不通,多属危候。古谓:"大便七日,小便一日,过则危。"

【病因】 多因肾虚气化不力、膀胱不利所致,且与肺、脾、肾三脏功能失调有关。如上焦肺热气壅,中焦湿热壅阻,下焦肾阳不足,均可导致膀胱气化无度而致病。或由前列腺肥大而引起。

【症状】 小便短涩,点滴而下,小腹胀坠不舒。或小便突然闭塞不通,小腹胀急欲死,多属危候。

【疗法】

1. **加味双石散** 寒水石 60 克,滑石、血余炭、车前子、木通各20 克,葱白适量。将前 5 味药共研细末,和匀,贮瓶备用。

用法:取药末适量,加入葱白共捣烂如泥膏状,敷于肚脐上,上盖敷料,胶布固定。清热利尿。主治热性癃闭。屡用效佳。或用芒硝 30 克,冰片 20 克,共研为细末。每取适量,水调敷肚脐,效佳。

2. **热癃贴** 田螺 3 粒,朴硝 9 克,槟榔 3 克,鲜车前草 30 克,生葱白 1 段(25 厘米长),冰片 0.3 克。将前 5 味药共捣烂后加冰片,和匀,备用。

用法:将药泥贴肚脐上。清热利尿。主治热结癃闭。屡用效佳。

3. **虚癃散** 党参 10 克,白术 7 克,干姜 5 克,炙甘草 3 克,硫黄、白矾各等量(一般各 10 克)。上药共研细末,和匀,贮瓶备用。

用法:取药末 10 克,以生姜汁或葱白汁调匀敷于肚脐上,上盖纱布,胶布固定,上用热水袋熨之。每日 2 次,中病即止。温补利尿。主治虚弱癃闭。屡用效佳。或用干姜、附子、补骨脂各等量,共研细末,水调涂敷脐中,效亦佳。

4. 催尿封脐方 活蝼蛄 3 只,白颈蚯蚓 5 条,活田螺 12 克,生车前草、生香附、生葱根、生韭菜头、生艾芯各 30 克,麝香(后下)0.6 克。将前 8 味药混合,共捣烂成饼,和白酒 1 匙,用铁锅炒热之后取出,然后将麝香放在上面,储存备用。

用法:取药饼对准肚脐贴紧,上盖纱布,胶布固定。24 小时之后取掉。通气催尿。主治损伤引起的小便不通、腹胀腰痛。临床屡用,疗效显著。

5. 消胀利水膏 大戟、甘遂、芫花、海藻、甘草、莱菔子、益母草各 15 克,怀牛膝、葱白各 10 克。将葱白捣烂如泥,余药捣成细粉,混合,用米醋调和成糊膏状,备用。

用法:外敷前用麝香少许或生姜涂搽肚脐和周围皮肤(直径 12~16 厘米),再敷膏药,上盖七层纱布,然后用绷带包扎固定。注意敷药后患者腹部皮肤颜色改变和感觉异常。一般用药 60 分钟左右,腹内出现肠鸣、肛门排气,继而排尿、腹胀减轻。个别患者敷药后皮肤发痒、潮红,如有疼痛难忍,应立即取下膏药,用香油涂之,休息 1~2 日,药量减半再用。每 1~2 日换药 1 次,每次敷 3~6 小时。每张膏药用 1 次。可专用本膏治疗,亦可配合内服药。利水消肿。主治肿胀、癃闭、水臌。临床用治肿胀、癃闭、水臌患者共 65 例,痊愈 23 例,显效 19 例,好转 15 例,无效 8 例,总有效率为 87.69%。

6. 附桂葱白丸 肉桂、附子各 15 克,葱白 30 克,面粉少许。先将前 2 味药共研细末,加入葱白捣烂如泥,再掺入面粉,调匀做成龙眼大之药丸,备用。

用法:取药丸 1 粒填肚脐,胶布固定。2 日换药 1 次,直至小便通下为止。温肾散寒,通阳利尿。主治虚寒癃闭。屡用效佳。

7. 复方吴茱萸散 吴茱萸、干姜、丁香各 50 克,小茴香 75 克,肉桂、生硫黄各 30 克,山栀子 20 克,胡椒 5 克,荜茇 25 克。上药共研细末,和匀,贮瓶备用。

用法:取药末 25 克,加面粉 25 克,以温水调和成糊状,敷于肚脐上,上以热水袋热敷。每日1次,排尿后取下。温中散寒,消炎利尿。主治小便不通。屡用效佳。

8. 逐水散　①磁石、商陆各5克,麝香0.1克。前2味药共研细末,加入麝香和匀,备用。②甘遂9克,麝香0.1克。甘遂研细末,与麝香混合,和匀,备用。③麝香0.3克,血竭(或肉桂)1克。血竭或肉桂研细末,与麝香混合,和匀,备用。④连须葱白250克,川椒末25克。入锅炒热,共捣烂如泥,备用。

用法:方①分敷神阙、关元穴;方②分敷神阙、中极穴;方③虚证取肉桂粉,实证用血竭粉,均合麝香填入肚脐;方④贴敷神阙、关元或中极穴。每日1次,排尿后即取下。利尿。主治小便不通。上列4方,任选1方,效果均佳。方①兼治产后尿潴留。

9. 癃闭散　甘遂15克,黑牵牛子、白牵牛子各5克,葱白适量。将前3味共研细末,备用。

用法:取药末5克填入肚脐,葱白捣烂如泥膏贴在上面,盖以纱布,胶布固定。利尿消胀。主治小便不通,寒热通用。笔者屡用屡验,效佳。

10. 拔罐配穴方(一)　取关元、中极、神阙、天枢(双),用留针拔罐法。用毫针刺入穴位(神阙穴不针刺),有针感后留针拔罐10~15分钟。每日1次。主治癃闭(小便不通)。屡用屡验,效果甚佳。

11. 拔罐配穴方(二)　取神阙、关元、归来、足三里、三阴交、阴陵泉,用单纯拔罐法。每次取2~4穴,留罐10~20分钟。每日1次。主治急性尿潴留。临床屡用,每收良效。在拔罐时如能配合手法按摩膀胱区,见效更快。

12. 灸疗配穴方(一)　取神阙、关元、中极、命门、三焦俞、三阴交,用艾炷隔姜灸。每次取2~4穴,各灸5~10壮。每日灸1次或2次,中病即止。主治癃闭。屡用效佳。

13. 灸疗配穴方(二)　取神阙、中极、关元、肾俞、三阴交,用艾条温和灸。每次每穴各灸3~5分钟。每日灸1次。主治尿潴留。笔者师传经验,屡用皆效。

尿 失 禁

尿失禁又称小便不禁,是指尿液不能控制,从膀胱经尿道自行外溢的一种病症。本病在临床上并不少见,尤以老年人及产后、病后体弱者为多。尤以白天为多见。

【病因】 多因肾虚固摄失权所致。

【症状】 小便失禁或频数。根据临床表现一般可分为压力性尿失禁、急迫性尿失禁、反射性尿失禁和充盈性尿失禁等多种。

【疗法】

1. 涩尿糊 五味子、延胡索各 12 克,桑螵蛸 10 克,青木香、车前草、牛膝各 20 克,桂枝、桃仁各 6 克。上药共研细末,和匀,贮瓶备用。

用法:取药末 15 克,以葱水或姜汁调和成糊状,贴于神阙穴,外覆纱布,胶布固定。每日换药 1 次。清热理气,固摄止遗。主治尿失禁、夜梦遗尿。屡用效佳。

2. 固脬膏 山茱萸 30 克,龙骨 15 克,肉桂 9 克,小茴香 6 克。上药烘干,共研细末,和匀,贮瓶备用。

用法:取药末 6～10 克,以蜂蜜调匀成糊膏状,贴敷于肚脐上,上盖纱布,胶布固定。每日换药 1 次。10～15 日为 1 个疗程。温肾固摄。主治尿失禁。屡用效佳。

3. 温肾涩尿散 丁香、肉桂各 10 克,五味子、菟丝子、覆盆子、金樱子、仙茅、山茱萸、桑螵蛸、补骨脂各 20 克。上药共研细末,和匀,贮瓶备用。

用法:取药末适量,用水调和成糊状,敷于肚脐上,外盖纱布,胶布固定。每日换药 1 次。14 次为 1 个疗程。温肾涩尿。主治遗尿、尿失禁。屡用效佳。

4. 附桂香脂散 附子、肉桂、丁香、赤石脂各等量,黄酒适量。前 4 味共研细末,过筛,和匀,贮瓶备用。

用法:取药末适量,以少量黄酒调和成厚糊状,制成如蚕豆大小的药丸,填入肚脐中央,盖以纱布,胶布固定。每日换药 1 次。10 次为 1 个疗程。温肾固摄。主治老人夜尿频数,尿失禁。屡用效佳。又本方去肉桂、丁香,加干姜等量,效果亦佳。

5. 桂韭益参散　肉桂、韭菜籽、益智仁、白人参各等量。上药共研细末,和匀,贮瓶备用。

用法:取药末 3～5 克,以白酒调和成膏状,敷于肚脐上,上盖纱布,胶布固定。每日换药 1 次。连用 10 日。益肾缩泉。主治尿失禁。屡用有效。或取五倍子或煅龙骨一味,研末敷肚脐,每日 1 换,用治尿失禁、遗尿,效果亦佳。

6. 贴脐方　①五倍子 12 克,何首乌 10 克;②洋葱头 30 克,硫黄 15 克。方①研细末,方②共捣烂如泥状,备用。

用法:方①醋调敷肚脐,方②贴肚脐。上盖纱布,胶布固定。方①收敛涩尿。方②涩肾固摄。主治老人肾虚尿失禁,腰膝酸软、乏力,用方①;尿失禁,老人尿崩,小儿遗尿,用方②。屡用效佳。

7. 灸疗配穴方　取神阙,用艾炷隔盐灸。先以细盐、肉桂末拌匀,覆盖于神阙穴,将脐窝填平,再盖上厚约 1 分、刺有数孔的姜片,上置枣核大小的艾炷,点燃灸 3 壮。每日灸 1 次或 2 次,中病即止。主治尿失禁。屡用效佳,多 1 次见效。

尿路感染

尿路感染是肾盂肾炎、膀胱炎、尿道炎的总称,是由细菌等微生物感染而引起的泌尿系统疾病,多见于女性,多属中医学"淋证""腰痛"范畴,是临床常见病。

【病因】　多因湿热素盛,复受外邪菌毒,以致湿热蓄积,蕴结不解,下注膀胱,或久延不解,热盛伤及肾阴,肾阴不足,虚火上扰,或正气亏虚,伤及脾肾所致。

【症状】　尿频、尿急、尿痛,偶有血尿、腰痛。急性期多伴见恶寒发热,慢性期多伴见低热。急性期以湿热蕴毒为主,慢性期多兼见肾阴亏虚,或脾肾气虚。

【疗法】

1. 淋证膏 葱白与根(带须、去土、勿洗)、萹蓄各3克,大黄、木通各2克,瞿麦6克。将葱白捣烂,余药研为细末,入葱白泥共捣烂如泥膏状,备用。

用法:取药膏(如枣核大)1块,贴于肚脐上,上盖纱布,胶布固定。每日1块。清热通阳,利湿通淋。主治尿路感染、尿痛淋漓。屡用效佳。

2. 消淋饼 田螺肉7个,淡豆豉10粒,连须葱头3个,车前草3棵(鲜),食盐少许。上药共捣烂如泥,制成药饼,备用。

用法:将药饼敷于肚脐上,上盖敷料,胶布固定。每日换药1次。清热通淋。主治淋病、小便点滴刺痛。屡用效佳。

3. 地骨血淋方 地骨皮60克,车前子24克,麻黄根、血余炭各6克。上药加水煎2次,混合煎液,浓缩成稠液,备用。

用法:用毛巾蘸药液,反复抹洗肚脐、腹部及腰部,每次30分钟。每日2次或3次。养阴活血,清热通淋。主治血淋。屡用有效。

4. 通淋膏 玄参、麦冬、当归、赤芍、知母、黄柏、生地黄、黄连、黄芩、栀子、瞿麦穗、萹蓄、赤茯苓、猪苓、木通、泽泻、车前、甘草、木香、郁金、萆薢、乱发各30克。上药22味先用麻油3500毫升浸泡1小时,然后熬枯去渣,熬油黄丹收膏,入滑石粉240克搅匀,摊膏收贮备用。

用法:取膏摊贴肚脐处。3～5日换1次。滋阴泻火,凉血活血,清热解毒,利水通淋。主治膀胱积热、淋秘、尿血等症。屡用屡验。

5. 芩连热淋散 黄芩、栀子各12克,车前子、木通各9克,膏药肉适量。将前4味药混合,共研细末,贮瓶备用。

用法:将膏药肉置水浴上熔化后,加入适量药末,搅匀,分摊于牛皮纸上或布上,每帖重20～30克,贴于肚脐及小腹部。每3日更换 1 次。清热泻火,利水通淋。主治热淋。屡用效佳。

6. 固泉膏 益智仁、乌药、桑螵蛸、生龙骨、远志各等量。上药共研细末,和匀,贮瓶备用。

用法:取药末 10 克,以蜂蜜调匀成膏状,涂敷肚脐处,上盖纱布,胶布固定。每日换药 1 次。固涩缩泉。主治尿频。屡用有效,久用效佳。

7. 澄浊散 石菖蒲 12 克,木通、大黄、五倍子、诃子、杜仲、小茴香各 60 克。上药共研细末,和匀,贮瓶备用。

用法:取药末 3～6 克,以温开水调为稠糊状,填于肚脐,外用纱布覆盖,胶布固定。每日换药 1 次。8～15 次为 1 个疗程。益肾散寒,澄浊收敛。主治尿浊日久。屡用有效,久用效佳。

8. 益智附姜散 益智仁、附子、干姜、山茱萸各 15 克,麝香 0.2 克,黄酒适量。将前 4 味药共研细末,和匀,贮瓶备用。

用法:取药末适量,加入麝香研匀,用黄酒调为糊膏状,敷于肚脐上,外以纱布覆盖,胶布固定。每日换药 1 次。10 次为 1 个疗程。温肾缩泉。主治劳淋。屡用效佳。

9. 补骨脂散 补骨脂 30 克,肉桂 15 克,升麻 10 克,黑豆 300 克。将前 3 味药共研细末,分作 10 份,备用。

用法:每日取黑豆 30 克,加水蒸或煮熟,再取药末 1 份,共捣烂如泥状,置肚脐上,外加固定。每日换药 1 次。10 次为 1 个疗程。温肾升清缩泉。主治尿频。屡用有效。

10. 尿浊散 薏苡仁 20 克,槐花 10 克,射干、贯众各 15 克,鲜玉米须适量。前 4 味共研细末,和匀,分作 10 份,备用。

用法:每日取药末 1 份,同玉米须共捣烂如泥状,加蜂蜜少许调和成面团状,置肚脐上,外加固定。每日换药 1 次。健脾解毒,利湿澄浊。主治尿浊(乳糜尿),尿白如泔,亦治尿中蛋白日久不除者。屡用有效。

11. 翘栀竹通散 连翘、栀子、竹叶、木通各 12 克,膏药肉适量。将前 4 味药共研细末,和匀,贮瓶备用。

用法:将膏药肉置水浴上熔化,加入药末适量,搅匀,分摊于纸上或布上,每帖重 20～30 克,贴于肚脐及小腹部。每 3 日更换 1 次。清热通淋。主治热淋。屡用效佳。或用地龙、蜗牛各 1 条,捣烂敷肚脐,用治热淋涩痛,效佳。或用白矾 3 克,面粉 1 克,水调敷肚脐,用治急性尿道炎。效佳。

12. 拔罐配穴方 取神阙、命门。急性加大椎、腰俞;慢性加肾俞、腰俞、脾俞。主穴用单纯拔罐法,留罐 15～20 分钟。慢性罐后加温和灸。急性配穴用刺络拔罐法或针刺后拔罐法;慢性配穴罐后加温灸。每日 1 次。10 次为 1 个疗程。主治各型肾盂肾炎(淋证)。屡用有效。

13. 灸疗配穴方 取神阙、膀胱俞、肾俞,用艾炷隔药饼灸。药饼方用鲜虎杖根 100 克,乳香 15 克,琥珀 10 克,麝香 1 克。以鲜虎杖根与诸药混合,捣茸如膏状。每穴取药膏如枣大 1 块,做成药饼,贴敷穴位上,上置有针孔的姜片,再放上艾炷灸之,各灸 3 壮或 4 壮。每日换药 1 次。主治淋证。屡用有效。

泌尿系统结石

泌尿系统结石包括肾结石、输尿管结石、尿道结石和膀胱结石等病,属中医学"五淋"中的"石淋"(颗粒细小的称砂淋),是临床常见病之一。

【病因】 多因脾虚湿聚、肝郁气滞、肾虚(包括肾阴虚和肾阳虚)、膀胱气化失司,而致湿热下注、蕴结不解、气血瘀滞,日久煎熬郁结而成。又因人的体质强弱和邪郁部位不同,故有多种结石之名。

【症状】 绞痛、胀痛,疼痛部位随病而异。如痛在腰部为肾结石,可沿输尿管方向放射;痛在下腹为膀胱结石,并向外阴及会阴部放射,且排尿中断;痛在尿道为尿道结石,伴尿流不畅,且多见于男性。绞痛发作时,可有坐立不安、恶心、呕吐等症。输尿管结石,有结石所在部位的绞痛,并向大腿内侧、腹股沟放射,男性向阴茎、阴囊放射,女性向阴唇放射。如继发感染,则伴有尿频、尿急、尿痛、尿血等尿道刺激症状。

【疗法】

1. 通尿消石膏　滑石、硝石、生乳香、琥珀、小茴香各 30 克,冰片 15 克。上药共研细末,和匀,贮瓶备用。

用法:取药末 3～6 克,以温开水调和成糊状,外敷肚脐上,用麝香壮骨膏贴固,上加艾条悬灸 30 分钟。每日 1 次。2 日换药 1 次。活血温经,利湿排石。主治泌尿系统结石、小便不利、少腹疼痛。屡用有效,久用效佳。

2. 蚯蚓蒜薯糊　小红蚯蚓、大蒜、红薯叶各适量。上药共捣烂如泥状,备用。

用法:取药泥,敷肚脐处。每日换药 1 次。主治泌尿系统结石、血淋。屡用效佳。

3. 尿结石膏　小茴香 3 克,金钱草 6 克,葱白 5 根,蓖麻子 7 粒,食盐 6.5 克。上药共捣烂如泥状,做成枣大药饼,备用。

用法:取药饼敷于肚脐上,上盖纱布,胶布固定。每日换药 1 次。如果同时加贴膀胱俞,效果更好。清热利湿,温阳排石。主治尿道结石。屡用有效。

4. 琥珀散　琥珀、鸡内金、芒硝各 20 克,葱白寸段 10 根。将前 3 味药共研细末,分作 10 份,备用。

用法:每日取药末 1 份,同葱白寸段共捣烂如泥状,贴敷肚脐上,外用麝香止痛膏封贴固定。每日换药 1 次。活血软坚,通阳化石。主治尿结石、小便淋漓涩痛。屡用有效。

5. 灵仙散　威灵仙、桃仁各 15 克,金钱草 20 克,鸡内金 10 克。上药共研细末,分作 8 份,备用。

用法:每日取药 1 份,置肚脐上,外用麝香止痛膏固定。每日换药 1 次。清热利湿,活血化石。主治尿结石,尿急尿痛、牵及少腹。屡用有效。

6. 虎杖消石饼　鲜虎杖根 100 克,乳香 15 克,琥珀 10 克,麝香 1 克。将虎杖根捣极烂;乳香、琥珀研为细末。把虎杖泥与药粉调和均匀,分 5 份,制成药饼,备用。

用法:取药饼 5 块,将麝香放于药饼中央,敷神阙及并敷双侧肾俞、膀胱俞穴上。每 3 日换药 1 次。清热利湿,活血化瘀,通窍止痛。主治尿路结石、小便涩痛。屡用有效。

7. 金石散 金钱草、海金沙、鸡内金各 30 克,石韦 50 克,桃仁 15 克,琥珀 10 克。上药共研细末,和匀,贮瓶备用。

用法:服药末 6 克,填肚脐,或与葱白共捣烂敷肚脐,上盖纱布,胶布固定。每日换药 1 次。清热利湿,活血化瘀,化石排石。主治泌尿系结石(石淋)。笔者多年使用,坚持治疗,多获良效。

8. 硝石葱盐膏 硝石 30 克,生葱白 5 茎,食盐 10 克。先将硝石粉碎为末,再与葱白、食盐混合,捣烂如膏,备用。

用法:取膏 1 块如蚕豆大,摊于蜡纸或布中间,贴在肚脐上。每日换药 1 次。通阳化石。主治石淋。屡用有效。

失 血 症

失血症是指血液不循常道,或上溢于口鼻诸窍,或下泄于前后二阴,或渗出于肌肤,所形成的类出血性疾病,统称为失血症,或称出血症。这里介绍的是咯血、吐血、便血、尿血等失血症,在临床上较为常见。

【病因】 多因感受外邪、情志过极、饮食不节、劳倦过度、久病或热病等各种原因所致。证有虚实。实证多因胃热肺燥,心肝火盛,迫血妄行,渗溢络外;虚证多因肺肾阴虚,虚火妄动,络伤血溢,或由脾胃气虚,气失统摄所致。

【症状】 咯血、吐血、便血、尿血等。

【疗法】

1. 蒜硫香 独头蒜 1 头,硫黄末 6 克,肉桂末、冰片各 3 克。将大蒜去皮、洗净,捣烂成泥膏状,加其他 3 味药末,调匀备用。

用法:取药膏适量,分敷于肚脐和涌泉(双)穴上(为防止起疱,可先在穴位外涂植油少许)。每次贴敷 3～5 小时。每日贴敷 1 次。温阳止血。主治咯血。屡用效佳。

2. 大黄散　生大黄或茜草根 10 克。上药研为细末,备用。

用法:取药粉以醋调和为膏状,涂敷肚脐上,上盖纱布,胶布固定。每日换药 1 次,中病即止。如用鲜茜草根,捣烂敷脐即可。清热泻火,凉血止血。主治咯血。屡用效佳。

3. 复方贝黄膏　黄芩、大黄、浙贝母各 50 克,白及 30 克,延胡索(炒)、青黛各 10 克,皂角 15 个,蜂蜜 150 克。前 7 味共研细末,和匀,待用。将蜂蜜入锅内加热,撇去浮沫,加入以上药粉,调和成糊膏状,收储备用。

用法:取药膏 35 克,外敷于神阙、膻中、肺俞(双)穴上,上盖纱布,胶布固定。每日换药 1 次,中病即止。清热止血,理气化痰。主治咯血。屡用屡验,效佳。

4. 二蓟膏　大蓟、小蓟、白茅根、大蒜各 10 克(均用鲜品)。将上药共捣烂如泥膏状,备用。

用法:取上药 1/2,敷于肚脐上,上盖纱布,胶布固定。每日换药 1 次。凉血止血。主治呕血。屡用效佳。或用鲜小蓟 50 克,捣烂敷脐,用治吐血,效佳。

5. 栀黄膏　生栀子、生大黄各等量。上药共研细末,以食醋调和成软膏状,备用。

用法:取药膏适量,敷于肚脐上,外以纱布盖上,胶布固定。如药层干燥,可加醋少许,保持湿润。待脐孔发热、血止后方将药去掉。或每日换药 1 次。清热泻火,凉血止血。主治肝火犯胃吐血。屡用效佳。

6. 百草霜止血方　百草霜 15 克,大蒜 1 个,鲜小蓟、鲜墨旱莲各适量。先将鲜小蓟和墨旱莲共捣烂取汁。再将大蒜捣烂如泥。然后将百草霜与蒜泥调和均匀,掺入小蓟、墨旱莲鲜汁调和成糊膏状,备用。

用法:取药膏适量,敷于肚脐及双侧涌泉穴,外以纱布覆盖,胶布固定。每日换药 2～3 次。凉血止血。主治吐血不止。屡用效佳。

7. 凉血地黄膏 大生地黄 64 克,白芍、黄芩、黄柏、黑栀子、生甘草各 32 克,牡丹皮、犀角(可用紫草代)各 15 克,麻油 500 毫升,黄丹 222 克,生石膏 128 克。先将前 8 味药用麻油熬枯,去渣,入黄丹收膏,再加石膏粉搅拌均匀,摊膏备用。

用法:膏药温化,便血贴肚脐上,衄血贴眉心,吐血贴胸口。清热泻火,凉血止血。主治胃热便血、衄血、吐血(肝阳上亢型)。屡用效佳。

8. 芎归连槐膏 川芎、当归各 3 克,黄连、槐花各 6 克,膏药 1 张。先将前 4 味药混合均匀,取之 3/4 煎水,反复洗抹患者的肚脐及肛门处,再将剩余部分研成细末,备用。

用法:将膏药肉置水浴上熔化后,加入适量药末,搅匀,分摊于布上,每帖重 20～25 克,分别贴于肚脐及长强穴上。每 3 日用药 1 次。清热活血,凉血止血。主治便血。屡用效佳。

9. 大黄膏 大黄、肉苁蓉各 10 克,鲜小蓟 1 把。先将前 2 味药共研细末,再同鲜小蓟捣烂,如泥状备用。

用法:取药泥适量,分别敷于双侧涌泉和神阙穴上,上盖纱布,胶布固定。每日换药 1 次。清热润肠,凉血止血。主治便血尿血;痔瘘。屡用效佳。

10. 蒲黄莲车膏 蒲黄、墨旱莲、车前子各 20 克,膏药 2 帖。前 3 味共研细末,和匀,贮瓶备用。

用法:取药末 12 克,以凉开水调和成糊状,敷于肚脐上,外用普通膏药封固,另 1 帖普通膏药贴于小腹部。每 2～3 日换药 1 次,血止方可停药。清热利尿,活血止血。主治尿血。屡用有效。

11. 加味导赤散 生地黄 15 克,木通、淡竹叶、生甘草、玄参各 6 克,鲜白茅根汁适量。将前 5 味共研细末,贮瓶备用。

用法:每取本散 10～15 克,以白茅根汁调和成膏状,敷于肚脐上,上盖蜡纸,胶布固定。每日换药 1 次,至治愈为止。清心导热,凉血止血。主治由心热移于小肠所致的尿血。本方原为内治之方,笔者改内治为外治,即本"内治之药,即外治之药"。用本方敷肚脐治尿血,每获卓效。若本方内外同用,则奏效尤捷。

12. 槐柏膏　嫩槐花 10 克,黄柏 20 克,鲜小蓟 1 大把。将黄柏研末,同嫩槐花、鲜小蓟捣烂如泥状,备用。

用法:取药泥敷于涌泉(双)和神阙穴上,上盖纱布,胶布固定。每日换药 1 次。清热燥湿,凉血止血。主治热迫膀胱而致的尿血、妇女血热月经过多。屡用效佳。

13. 三黄地榆散　大黄、川黄柏、生地黄、地榆、侧柏叶各 9 克,苦参、龙胆草各 15 克,鲜白茅根汁适量。将前 7 味药共研细末,贮瓶备用。

用法:每取本散 10~15 克,用白茅根汁调和成糊膏状,敷于肚脐上,外以纱布覆盖,胶布固定。每日换药 1 次,至病愈为止。清利湿热,凉血止血。主治便血。笔者经验方,屡用效佳,通常敷 1 次见效,最多 5 次血止病愈。

便　秘

便秘又称功能性便秘,或称习惯性便秘,是临床常见病症,尤以中老年人为多。本病单发者为病,继发于其他疾病者为症,治当详察。

【病因】　多因排便动力缺乏或津液枯燥所致。如年老体弱,气血双亏,津液不足,或肾阳虚惫,或忧愁思虑,情志失畅,日久伤脾,脾运功能低下,食物缺乏纤维素,或多次妊娠,过度肥胖,怀孕等,造成腹肌乏力,或缺乏定时排便习惯,未形成排便反射,或由宿疾继发所致。

【症状】　大便秘结不通,时发时止,或排便艰涩不畅,或干燥坚硬,状如羊屎。

【疗法】

1. 加味承气散　陈皮、厚朴各 12 克,芒硝、大黄、生地黄、当归、枳实各 25 克。上药混合,共研细末,过筛和匀,贮瓶备用。

用法:取药末适量,填入肚脐内(2/3 即可),滴以麻油,外用胶布封固。每日换药 1 次。理气通便,凉血活血。主治热秘、气秘。屡用效佳。

2. 五味芒硝散 芒硝、栀子、桃仁、杏仁各 15 克,冰片 1 克。上药共研细末,装瓶备用,勿泄气。

用法:取药末 5 克,用鸡蛋清适量调为糊膏状,外敷于肚脐处,上盖纱布,胶布固定。每日换药 1 次。清热通便。主治热秘。屡用有效。

3. 温通散 附子、公丁香各 15 克,炮川乌、香白芷、猪牙皂各 9 克,胡椒 3 克。上药共研细末,和匀,贮瓶备用。

用法:每取药末 5 克,用大蒜头 1 个(去皮)捣烂,入药末,加清水调为稀糊状,敷于肚脐处,上盖纱布,胶布固定或用麝香止痛膏固定。无效者次日再敷。温阳通便。主治便秘(虚秘)。屡用屡验。

4. 补血润便糊 当归、生地黄各 12 克,何首乌、火麻仁、肉苁蓉、郁李仁各 10 克。上药共研细末,和匀,贮瓶备用。

用法:取药末 10 克,用蜂蜜调和成糊膏状,敷于肚脐上,外盖纱布,胶布固定。每日换药 1 次。润肠通便。主治肠燥便秘。屡用屡验。

5. 黄芪皂黄膏 黄芪 30 克,皂角 12 克,大黄 10 克。上药共研细末,和匀,贮瓶备用。

用法:取药末适量,以蜂蜜调和如膏状,敷于肚脐上,外用敷料覆盖,胶布固定。每日换药 1 次。补气、清热、通便。主治气虚便秘。屡用有效。

6. 当归大黄膏 当归 60 克,大黄 30 克,芒硝、甘草各 1.5 克。上药加水煎 2 次,混合煎液,浓缩成稠膏状,备用。

用法:每取稠膏适量,敷于肚脐上,上盖纱布,胶布固定。每日换药 1 次。活血通便。主治热结或食积便秘。屡用有效。

7. 黄蒜栀糊 大蒜、大黄、栀子各 9 克。上药共捣烂,分摊在厚纸上,备用。

用法:取药膏敷于肚脐处,胶布固定。清热通便。主治便秘。屡用有效。

8. 归蓉皂黄膏 当归 30 克,肉苁蓉、皂角、大黄各 9 克。上药共研成细末,和匀,贮瓶备用。

用法:取药末适量,以蜂蜜调和成糊膏状,敷于肚脐上,盖以纱布,胶布固定。每日换药 1 次。补血、润肠、通便。主治血虚便秘。屡用有效。

9. 附香脐贴 附子 15 克,丁香、肉苁蓉、巴戟天、菟丝子各 9 克,胡椒 3 克,大蒜 10 克。将上药和匀,共捣烂如泥膏状,备用。

用法:用时取药泥 15 克,敷贴脐部,外用胶布固定。每日 1 次。每次 8 小时。7 日为 1 个疗程。温阳通便。主治便秘(阳虚内寒型)。屡用屡验,效佳。

10. 二黄明归散 大黄、玄明粉、生地黄、当归、枳实各 2 份,厚朴、陈皮各 1 份。共研细末,贮瓶备用。

用法:用时取药末适量,用少许香油调敷脐部,外以纱布覆盖,胶布固定,每日换药 1 次,至愈为度。清热活血,理气通便。主治便秘(气滞热积型)。屡用效佳。

11. 温通散 附子、公丁香各 15 克,炮川乌、香白芷、猪牙皂各 9 克,胡椒 3 克,上药共研细末和匀,贮瓶备用。

用法:用时取本散 5 克,用大蒜头 1 个(去皮)、捣烂、入药末,加清水调为糊状,外敷于肚脐处,上盖敷料,胶布固定或用麝香止痛膏固定。无效者次日再敷。温阳通便,主治便秘(虚秘)。屡用效佳。

12. 四香散 藿香、丁香、独活、艾叶各 100 克,香附、当归、肉桂、川芎、防风、白蔻仁、黄柏各 5 克,制马钱子 15 克,小茴香 3 克。上药共研细末,过筛、和匀,贮瓶备用。

用法:用时取上药末 1/2,用纱布包成如鸡蛋大,贴敷肚脐上,外用绷带固定。15 天为一个疗程。行气导滞。主治老年人习惯性便秘,屡用效佳。

13. 拔罐配穴方 取神阙、天枢(双)、关元、大肠俞(双)。用单纯拔罐法,留罐 10～15 分钟。虚寒型便秘,于拔罐后加用艾灸。每日 1 次。主治便秘或习惯性便秘。多年使用,效果颇佳。

14. 灸疗配穴方 取支沟、神阙、天枢(双)、大肠俞(双)。配穴:虚秘加脾俞、胃俞、足三里;冷秘加肾俞、关元俞、气海俞。用艾条温和灸,每次取 4～6 穴,各灸 15～20 分钟。或在神阙穴上用隔姜(蒜)灸 5～7 壮。均为每日灸 1 次,5～7 次为 1 个疗程。主治便秘。屡用有效。

晕 厥

晕厥又称昏迷,或称休克,是一种突发而短暂的意识和行动丧失,不能保持姿势张力而昏倒,历时数秒或数分钟,是由于一时性脑供血不足所致,属中医学"厥证"范畴,是诸病中危重的先兆,在临床上并不少见。

【病因】 多因阴阳失调、气机逆乱所致。

【症状】 昏迷、休克。归属厥证,因致因不同,又有气厥、寒厥、热厥与痰厥之分。治当详察。

【疗法】

1. 葱萸盐酒熨 葱白 50 克,吴茱萸 10 克,食盐 30 克,酒 10 毫升。先将盐放入锅内炒热,再依顺序加入吴茱萸、葱白、白酒拌炒至热,装入布袋,封口,备用。

用法:取药袋趁热外熨肚脐部。每次熨 1 小时。每日熨 2 次。熨时药冷再炒再熨。通阳回厥救脱。主治昏迷厥脱。屡用效佳。

2. 回阳糊 葱白(连须、根,不水洗)1 握,麝香 0.3 克。将葱白捣碎,再加麝香共捣烂如黏糊状,备用。

用法:取药糊涂在肚脐上,外以纱布包扎,再用电熨斗熨至患者手足汗出,病即告愈。回阳救逆。主治厥证。屡用效佳。

3. **丁姜萸熨** 丁香 6 克,干姜 10 克,吴茱萸 12 克。上药共研细末,贮瓶备用。

用法:取药末填满肚脐,上放艾炷灸,壮数不限,灸至患者苏醒为止。回阳散寒,回阳救逆。主治厥脱。屡用效佳。

4. **吴茱萸方** 吴茱萸 75 克。将上药研为粗末,加白酒适量拌匀至温,分 2 个布袋装好,备用。

用法:取药袋蒸透,先熨敷两足心涌泉穴,后熨敷肚脐处,以手足转暖为度。温阳散寒,回阳救逆。主治伤寒证,不能分阴阳,目定口呆,不省人事,身热,大小便不通而无汗。屡用有效,多一次见效。

5. **茴椒散** 小茴香、川椒、葱白、生姜、食盐各适量。将小茴香、川椒共研细末,与葱白、生姜一起捣烂,加盐拌匀炒热,备用。

用法:取上药趁热放肚脐部熨之,直到神清厥回为度。温经散寒,回阳救逆。主治突然昏倒、不省人事、四肢逆冷、大汗淋漓、脉微欲绝。屡用有效。

6. **葱附回阳丹** 制附子(研末)10 克,葱白 50 克。将上药混合,共捣烂如泥,备用。

用法:取上药泥敷肚脐上,上面用热水袋热敷之,至四肢转温为度。回阳救逆。主治阳气暴脱、四肢厥冷。屡用效佳。

7. **固脱饼** 吴茱萸 1.5 克,胡椒 7 粒,五倍子 3 克。上药共研极细末,备用。

用法:取上药粉,用酒与药粉调和作饼,封肚脐上,以带扎缚。温阳固脱。主治小儿虚脱。屡用有效。

8. **灸疗配穴方(一)** 取气海、百会、关元、神阙、足三里,用艾条温和灸,各灸 5～10 分钟。或用艾炷隔附片灸,不计壮数。主治晕厥。屡用效佳。

9. **灸疗配穴方(二)** 取膏肓俞、百会、神阙、气海、关元、足三里、隐白。①用艾炷无瘢痕灸,取气海、关元、隐白 3 穴,各灸 15～20 壮,多 1 次即效。②用艾炷隔盐(或姜片)灸,在神阙穴各灸 5～

10 壮。③用艾条熏灸,在百会、膏肓俞各灸 30 分钟,4 小时重复 1 次。④用温针灸,在气海、关元、足三里穴各灸 15～30 分钟。每日灸 1 次或 2 次。主治昏迷。昏迷属危重病候,必须迅速送医院抢救,在抢救中如能配合艾灸,可提高抢救成功率。

10. 灸疗配穴方(三) ①百会、神阙、人中、膻中、大陵、十二井;②百会、神阙、气海、关元、足三里、太溪。上列 2 方,随证选用。①用艾炷无瘢痕灸,每次取 3～5 穴,各灸 5～10 壮。而虚证灸各穴不计壮数,灸至脉回汗止为度。②用艾炷隔面饼灸,实证每次取 3～5 穴,用黄豆大艾炷各灸 5～7 壮。③用艾炷隔盐灸,用食盐填平肚脐窝,虚证再上放蒜片,用黄豆大艾炷灸 5～10 壮。④用艾条温和(或雀啄)灸,每次取 4～6 穴,各灸 20～60 分钟(紧急、无艾条时,可用香烟头代替),虚证则灸至脉回汗出为度。主治晕厥。艾灸治疗晕厥效果很好。灸时患者平卧,取头低足高位,松解衣扣,做好保暖,如因低血糖、脑血管痉挛等引起的晕厥,应送医院抢救治疗。或配合艾灸治疗。

11. 灸疗配穴方(四) 百会、神阙、关元、足三里、涌泉,用艾炷灸或艾条灸。可不计壮数和时间,以灸至脉回汗止为度。主治休克(寒厥、脱证)。有一定的治疗作用,可作辅助疗法之用。

12. 灸疗配穴方(五) ①神阙穴区、百会穴区、涌泉穴区。②神阙穴区、关元穴区、百会穴区、涌泉穴区。方①用凉开通窍散,铺灸上穴区,用鲜大葱汁、大葱泥,搓成药饼,穴区,再用胶布封固,放上艾炷灸之,每次各灸 3～5 壮,用泻法,不留灸。方②用回阳救逆散,铺灸上穴区,用鲜姜汁、鲜生姜泥,搓成药饼置各穴区,再放上艾炷灸,每次各灸 3～10 壮,用补法,留灸 1～2 小时。主治休克(闭证用方①,脱证用方②)。屡用有效。①凉开通窍散:牛黄、麝香、冰片各 2 克,郁金、黄连、石菖蒲、丁香、芒硝各 50 克,朱砂 10 克。上药共研细末,备用。②回阳救逆散:附子、肉桂、人参各 50 克,麝香、苏合香各 1 克。上药共研细末,备用。③穴区:百会穴区包括百会、四神聪、前顶穴;涌泉穴区包括涌泉、足底、阿是穴。余穴区详见"肾小球肾炎"。

保健强身及其他

【疗法】

1. **蒸脐方**　五灵脂 24 克,青盐 15 克,乳香、没药各 3 克,夜明砂、葱头(干品)各 6 克,地鼠粪(微炒)、木通各 9 克,麝香 0.1 克。上药共研细末,和匀,贮瓶备用。

用法:先用水和大麦面调匀做成面圆圈,置肚脐上,再取上药粉 6 克放于肚脐内,用槐树皮剪如钱大,盖于药层上,以艾炷灸,每岁 1 壮,药与槐树皮不时添换。每日或隔日 1 次。活血化瘀,通阳利水,消除疲劳。主治慢性疲劳综合征。坚持治疗,多收良效。

2. **固本膏**　生杜仲、甘草、紫梢花、生小茴香、熟地黄、怀牛膝、八角茴香、菟丝子、生地黄、生补骨脂、川续断、天麻、蛇床子、肉苁蓉各 66 克,海马 8 克,生附子 33 克,冬虫夏草 27 克,羊腰子 1 对,香油 7500 毫升。以上各药用香油炸枯,去渣,滤净,炼沸,再入黄丹 2700 克搅匀成膏。每膏药油 7500 毫升,兑雄黄面、乳香面、广木香面、没药面、生赤石脂面各 12 克,母丁香面 30 克,肉桂肉 66 克,生龙骨面 18 克,阳起石面 6 克,搅匀,摊膏。每大张净油 30 毫升,小张净油 15 毫升,备用。

用法:取膏药温化,男子贴肾俞穴,妇女贴肚脐上(神阙穴)。温阳益肾,活血化瘀,强筋壮腰,固精止带,通络止痛。主治神经衰弱、身体虚弱、梦遗滑精、腰酸腿软、妇女经痛带下、腹痛腹胀。屡用有效。

3. **四君子散**　人参、白术、茯苓、炙甘草各等量。上药共研细末,和匀,贮瓶备用。

用法:取药末适量,以水调和成糊状,敷于肚脐上,按常规固定。隔日 1 换。益气健脾。主治久病体虚。古方,内病外治,屡用有效。

4. **四物散**　当归、熟地黄、川芎、白芍各等量。上药共研细末,和匀,贮瓶备用。

用法:取药末适量,以水调和成糊状,敷于肚脐上,按常规固定。隔日 1 换。滋阴补血。主治血虚体弱。古方,内病外治,屡用有效。

5. **八珍散** 人参、白术、茯苓、炙甘草、当归、熟地黄、川芎、白芍各等量。上药共研细末,和匀,贮瓶备用。

用法:取药末适量,以水调和成糊状,敷于肚脐上,按常规固定。隔日 1 换。双补气血。主治气血亏虚。古方,内病外治,屡用有效。

6. **长生延寿丹** 人参、附子、胡椒各 21 克,夜明砂、没药、豹骨、龙骨、五灵脂、白附子、朱砂、麝香(另研)各 15 克,青盐、小茴香各 12 克,丁香、雄黄、乳香、木香各 9 克。上药共研细末,和匀,贮瓶备用,勿泄气。

用法:用面做条圈于肚脐上,先取麝香 0.15 克入肚脐内,再取药末 10～15 克入面圈内,按药令紧,中插数孔,外用槐树皮 1 片盖于药上,以艾炷灸之,待热气透身,患者必倦如醉,灸之 5～10 壮,遍身大汗。若不出汗则为病未除,可待 3～5 日后再灸之,令遍身出大汗为度。温肾散寒,活血化瘀,舒筋壮骨,祛风解毒,安神明目,补虚抗衰。主治体虚衰老。屡用有效。

7. **封脐暖肚膏** 附子、干姜、粟花、土木鳖各 60 克,生姜、老葱各 240 克,丁香 9 克,肉桂 60 克,麝香 3 克。先将前 6 味药用香油 1000 毫升,熬枯去渣,入黄丹 500 克收膏,再入后 3 味药末搅匀,收贮备用。

用法:取适量药膏贴肚脐上。3 日 1 换。温肾暖肚,通阳散寒。主治体虚衰老。屡用有效。

8. **千金封脐膏** 肉桂、熟地黄、川附子、金樱子、当归、甘草、巴戟天、杜仲、干姜、胡椒、淫羊藿、独活、草薢各 9 克,海马、鹿茸各 6 克,香油 740 毫升。上药用香油熬枯去渣,炼油入黄丹 360 克收膏即成,再取麝香、冰片各 1.2 克,儿茶、硫黄各 6 克,研细末入之,搅匀,摊膏备用。

用法:取膏药温化,贴肚脐上。3 日 1 换。温补肾阳,祛风除湿,抗衰强身。主治体虚衰老。屡用有效。

9. 彭祖接命丹　大附子 1 个,甘草、甘遂各 62 克,麝香 1 克,白酒 1000 毫升。将附子切片,用纱布包裹,再加甘草末和甘遂末,共浸入酒中半日,用文武火煮,酒干为度,弃甘草、甘遂不用,将附片与麝香共捣烂制成 2 丸,阴干备用。

用法:取药丸 1 粒纳入肚脐内,胶布封固。7 日换药 1 次。温阳逐水,温经通络。主治体虚衰老。屡用有效。

10. 太乙延寿丹　人参、白附子、冰片(或麝香)各适量。上药共研细末,和匀,贮瓶备用。

用法:取药末 6 克,纳入肚脐灸之。益气通经,祛风散寒。主治阳气虚体倦、腹暖畏寒、妇女无子。屡用有效。

11. 灸疗配穴方　取肾俞、关元、神阙、膈俞、血海、足三里、皱纹区,用艾条温和灸。每次取 3~5 穴及皱纹区,先按揉各 5 分钟,再用梅花针轻叩各穴 30~50 下,然后艾条点燃,行温和灸,各灸 15~20 分钟(重点灸皱纹区)。神阙穴隔姜灸。每日或隔日治疗 1次。1 个月为 1 个疗程。主治面部皱纹。坚持治疗,日久必见其功。

12. 拔罐配穴方　取足三里、关元、神阙、三阴交、膏肓、中枢、肾俞、大椎,用闪罐加灸法。上穴分二组轮流使用。每穴闪罐 5~10 次,至局部皮肤潮红,并在足三里、关元穴艾条温和灸 3~5 分钟,神阙穴隔姜灸 3~5 壮。隔日 1 次。10 次为 1 个疗程,疗程间隔 7 日。主治体虚衰老(早衰、慢性疲劳)。屡用有效。

13. 拔罐灸疗方　取神阙、足三里。先用艾条温和灸,各灸10~15 分钟(或神阙隔盐灸),每日灸 1 次,连灸 2 日。再用单纯拔罐法,留罐 10~15 分钟,每日 1 次。交替施治,1 个月为 1 个疗程。保健延年、抗衰老。足三里、神阙穴均为保健要穴,坚持施治,必见其功。

14. 镇静安神膏 石决明、代赭石、制香附、枳壳、炒枣仁各30克。上药共研细末,和匀,以黄酒适量调和成软膏状,收贮备用。

用法:用时取药膏30克,分敷于两足心涌泉穴和肚脐上,上盖敷料,胶布固定。每日换药1次。10次为1个疗程。镇静、解郁、安神。主治癔症。屡用有效,久用效佳。

15. 益寿比天膏 鹿茸、虎胫骨(代)各35克,菟丝子、肉桂、蛇床子、海马、川续断、远志、肉苁蓉、天冬、麦冬、杏仁、杜仲、元胡、天麻、甘草各30克。上药与鲜桑、榆、槐、柳条各7寸(均切碎),用香油2500毫升炸至焦枯,去渣,滤净油,熬沸入黄丹(适量),边加边搅匀成膏,再兑入龙骨面、赤石脂面各30克,母丁香面、冰片面乳香面各10克,木香面3克搅匀即成,摊膏备用。

用法:用时取膏,温热化开,男子贴气海穴,女子贴脐下,腰腿疼痛贴患处。温肾养阴安神,理气祛风化痰。主治身体虚弱,神经官能症,腰酸腿疼,失眠。屡用效佳。

二、儿科疾病

小儿感冒

小儿感冒,现代医学称为小儿上呼吸道感染。本病一年四季皆可发生,是小儿常见病。

【病因】 小儿肺常不足,卫外功能不足,抵抗力差,易感病。六淫侵袭,风为首领,每多兼挟,故外邪致病,以风邪为主,常挟寒、挟热,或兼伤食。临床所见,以风寒、风热或挟食滞等证为多见。又邪多自口鼻而入,鼻为肺窍,肺主卫,外合皮毛,故一旦感染,以肺卫、鼻与咽喉见症为多。

【症状】 发热(或恶寒发热,或恶风)、鼻塞、流涕、咳嗽、头痛、身痛或咽喉红肿疼痛等症,又有风寒、风热之辨,挟暑、挟滞、挟痰、挟惊之分。

【疗法】

1. **泻火退热泥**　生石膏 12 克,金银花、板蓝根各 9 克,鲜西瓜皮 15 克。上药共捣烂如泥,拌匀,备用。

用法:取药泥适量,填于患者肚脐上。每日换药 2 次或 3 次,连续填脐 2~3 日。清热解毒,透热利水。主治外感发热、咽喉肿痛。屡用效佳。

2. **加减桑菊泥**　嫩桑叶、鲜菊花、鲜薄荷、鲜青蒿、鲜忍冬叶各适量。上药共捣烂如泥状,备用。

用法:取药泥适量敷于肚脐上,上盖纱布,胶布固定。每日换药 2 次。辛凉解表。主治风热发热。屡用效佳。

3. **葱荷泥**　葱白、鲜薄荷叶各 3 克。上药共捣烂如泥状,备用。

用法:取上药泥,贴敷肚脐部。常规固定,每时换药 1 次。辛平解表。主治小儿感冒。屡用效佳。

4. **龙糖冰片糊**　活地龙 20 条,白糖适量,冰片少许。将地龙与白糖拌匀 1 小时后,去地龙,留黏液,加入冰片和 75% 乙醇 5 毫升备用。

用法:取药糊,外涂肚脐及囟门。每日涂 2 次或 3 次。一般当日见效。祛风、清热、解表。主治小儿感冒。屡用效佳。

5. **退热膏**　金银花、连翘、生石膏、薄荷各 30 克,甘草、僵蚕各 6 克。上药共研细末,和匀,贮瓶备用。

用法:取药末 6~9 克,以米醋调和成糊状,敷于肚脐上和大椎穴上,常规固定。每日换药 1 次。辛凉解表,清热消肿。主治小儿风热感冒、发热、咽喉红肿。笔者屡用效佳。

6. **滋阴退热糊**　生地黄、百合、麦冬各 10 克,青蒿 30 克,地骨皮、胡黄连、知母、牡丹皮各 9 克。上药共研细末,和匀,用温水调成糊状,装瓶备用。

用法:取药糊适量,贴敷于肚脐处,上盖纱布,胶布固定。每日换药1次,至病愈方可停药。滋阴退热。主治阴虚发热。屡用有效。

7. 绿豆粉 绿豆粉、薄荷各10克,鸡蛋清适量。将薄荷研末,与绿豆粉、鸡蛋清调匀成糊状,备用。

用法:取药糊10克,外敷于神阙、膻中穴,上盖纱布,胶布固定。每日换药1次。辛凉清热。主治小儿发热。屡用效佳。

8. 硝黄蒿连散 芒硝、大黄、山楂各10克,青蒿、胡黄连各9克。上药共研细末,和匀,贮瓶备用。

用法:取药末6~9克,水调匀成糊状,敷于肚脐上,上盖纱布,胶布固定。每晚敷药1次,清晨除去,治至病愈。通腑导滞,养阴清热。主治食积发热。屡用效佳。

9. 灵虫散 威灵仙30克,虫蜕6克,芫荑、生天南星、杏仁各9克,羚羊角(代,另研)1.5克。上药共研细末,过筛和匀,贮瓶备用,勿泄气。

用法:每取本散少许(适量),以凉开水、白酒各半调敷肚脐上,外以纱布覆盖,胶布固定。每日换药1次。清热化痰,息风止痉。主治小儿发热痰闭。

附记:治疗30例患者,均用药1次见效,连用至愈,疗效显著。本方有化痰开闭作用,主要通过祛风泄热以驱外来之邪,平肝息风以清内生之变,内外分消,使之热退痰消,其症自平。其清热、化痰、息风作用颇强,用之临床,每获卓效。

10. 二石散 青蒿、石膏、燕子泥各50克,滑石30克,茶叶、冰片各20克。上药共研细末,和匀,贮瓶备用,勿泄气。

用法:每取本散30~50克,用甘油和鸡蛋清各适量,调和成糊状,外敷肚脐上,外用油纸覆盖,胶布固定。每日换药1次。清热透解,解毒利湿。主治小儿高热。通常用药1次或2次见效,最多5次,热退而愈。笔者验之临床,退热效果颇佳,是为高热外治之良方。

11. 灸疗配穴方 取百会、神阙、关元、大椎、足三里。①用艾炷隔姜灸,各灸5~7壮,每日灸1次。②用艾条温和灸,各灸

10～15 分钟,以局部皮肤红润灼热为宜,每日灸 1 次。主治体虚感冒、气虚发热。无论成人与小儿均可用之。屡用有效,久用效佳。

小儿麻疹

麻疹是由麻疹病毒经呼吸道传播的一种急性传染病。本病一年四季均可发病,尤以冬、春季发病者居多,多发生于学龄前儿童,成人亦有发生。

【病因】　多因内蕴热毒、外感时疫痧毒所致。

【症状】　发热 3～4 日遍身出现红色疹点,稍有隆起,扪之碍手,状如麻点,口颊黏膜出现麻疹黏膜斑。一般分疹前期、出疹期、收疹期。顺证可不药而愈,逆证或有并发症者,其病为重,甚至危及生命。

【疗法】

1. **麻疹散**　防风、全蝎、大黄、石膏、青黛各等量。上药共研细末,贮瓶备用。

用法:取药末适量,以鸡蛋清调匀成糊状,敷于肚脐上,常规固定。每日换药 1 次。祛风通腑,清热透疹。主治小儿麻疹。屡用效佳。如麻疹热极,用燕窝泥捣烂,用鸡蛋清调敷肚脐上,热退去之,效佳。

2. **香菜膏**　鲜芫荽(香菜)、鲜紫苏叶、鲜葱白各适量。上药混合共捣烂如泥状,加入面粉少许,再捣至极茸,调匀如膏状,备用。

用法:取膏药适量,贴敷于肚脐和双侧涌泉穴上,用纱布包扎固定。每日换药 1 次。一般敷药 2 次或 3 次,疹子透齐、热退。辛凉透疹。主治麻疹初起,隐现出而不透。屡用效佳。

3. **丑白膏**　黑牵牛子、白牵牛子各 50 克,白矾 15 克,面粉、米醋各适量。上药分别研为细末,加入面粉,混合均匀,再以米醋调成糊状,备用。

用法:取药糊适量,敷于肚脐上,外以纱布或胶布固定。每日换药 1 次。连敷 2 次或 3 次,至疹透为度。逐浊透疹。主治小儿麻疹,疹出不透者。屡用效佳。注意避风。

4. 透疹熨脐法　鲜浮萍(红色者)、鲜芫荽、鲜紫草各 30 克,黄酒适量。上药除黄酒外,诸药混合捣烂,然后加黄酒适量炒热,以厚布包裹,制成 1 个熨袋,备用。

用法:嘱患者卧于床上,将炒热放温的药袋置于患者肚脐处反复熨之。并用熨药袋再熨脊椎骨两旁,自上而下反复熨 20 分钟。连熨 1 次或 2 次即可使疹子透发。发汗、凉血、透疹。主治麻疹出而不透。屡用效佳。

5. 三味透疹膏　鲜丝瓜络、鲜芫荽、鲜紫草各 30 克。上药共捣烂如泥状备用。

用法:将泥放入锅内,加入黄酒(适量)拌匀,炒热,以厚布包裹敷贴于肚脐上,药冷再炒再敷,每次敷 20 分钟。每日 1 次或 2 次。发汗、凉血、透疹。主治麻疹透发不出。屡用效佳。又用葱白与茎捣烂敷肚脐,每日 1 次,连敷数日,效果亦佳。

6. 麻疹腹痛散　芒硝、冰片、雄黄各 3 克。上药共研细末,和匀,贮瓶备用。

用法:取上药末水调敷肚脐上,每日 1 次,中病即止。解毒通腑,止痛。主治麻疹后腹痛甚者。屡用效佳。

7. 葱椒糖　葱白(带根须)适量,胡椒 7 粒,红糖 10 克。将胡椒研细末,葱白切碎,3 味共捣烂,备用。

用法:将上药泥敷于肚脐上约 3 小时即可。每日 1 次,中病即止。辛温发汗透疹。主治麻疹。屡用效佳。

8. 樟蛋脐贴　鸡蛋 1 枚,樟脑粉 0.9 克。

用法:鸡蛋用油煎熟,将樟脑粉撒于蛋面,温敷肚脐约 20 分钟。解毒透疹。主治疹出不透或麻疹难出。屡用效佳。

水　痘

　　水痘之名始见于南宋·张季明《医说》,亦有称"水花""水疱""水疮"者,是一种以皮肤发疹似痘为特征的急性传染病。

　　【病因】　多因风热湿毒郁于肌肤所致。

　　【症状】　初似伤风,1～2日出疹,疹色红润,疱浆清亮,根盘微红,苔薄白,脉浮数。或伴见口渴欲饮、面赤气粗、痘色紫暗,多为热毒炽盛。

　　【疗法】

　　1. 清热透痘糊　鲜薄荷、鲜金银花、鲜浮萍、鲜紫苏叶、鲜芦根各30克。上药共捣烂如泥,备用。

　　用法:取药泥适量,贴敷于肚脐上约1厘米厚,外盖纱布,胶布固定。每日换药2次,直至病愈。辛凉透表。主治水痘。屡用效佳。又用葱头捣烂敷肚脐,效佳。

　　2. 泻热解毒法　麻黄1克,生大黄、升麻、川芎、乌药、神曲各2克,白蚯蚓1条。上药前6味药共研细末,与蚯蚓同捣烂,备用。

　　用法:取上药泥敷于肚脐上。每日换药1次或2次。泻热解毒。主治痘疹毒盛。屡用有效。或用大黄、石膏、青黛、全蝎、防风各等量,研末敷脐,效佳。

　　3. 气血双补法　人参、炙黄芪各6克,生姜1大片,糯米1团,川芎3克,官桂1.5克。上药或研或捣烂,备用。

　　用法:取上药泥10克,贴于肚脐上。补气活血,温经托毒。主治气虚而血弱、痘浆不满者。屡用有效。

　　4. 补元回阳散　附子、干姜各12克,丁香、淡豆豉各10克,小雄鸡(未啼鸡的)1只。如泄泻加伏龙肝10克。前3味药共研细末,与后药共捣烂,再加黄酒略炒温备用。

　　用法:取上药布包趁热敷肚脐上及两足心涌泉穴上,连敷数次。补元回阳。主治小儿体虚、痘出不畅。屡用神验。

　　5. 人参乳没丸　人参、乳香、没药各3克。上药共研细末,水泛为丸,每丸重 3 克,备用。

用法:取药丸 1 粒纳入肚脐,以艾叶炒热铺于丸上掩之。益气托毒,活血通络。主治肾经出痘、腰腹绞痛、吐泻冷汗者,阴盛阳衰也。屡用有效。

6. 全蝎防风散　大黄、生石膏、防风、全蝎、青黛各等份。共研细末,贮瓶备用。

用法:用时取药粉 30 克,用鸡蛋清调和成稠膏状,摊布于 2 厘米×3 厘米塑料布中间,敷贴于肚脐上,外敷纱布,胶布固定。每日换药 2 次。清热凉血,祛风透表。主治水痘(气营重证)。屡用有效。

7. 寄生栀子膏　柏树、桑寄生鲜叶各 30 克,黑山栀子 15 克。共捣烂成泥膏状,备用。

用法:每取适量药膏(约 20 克)敷贴脐孔上,外用纱布覆盖,胶布固定。每日换药 1 次,5 日为 1 个疗程。清热止血。主治小儿出痘、吐血、衄血。屡用有效。

小儿高热

清·叶桂云:"襁褓小儿,体属纯阳,所患热病最多。"盖小儿为"稚阴稚阳之体,一旦罹患,易虚易实,病变最速"。又小儿阳常有余,阴常不足,感邪之后最易热化,无论外感、内伤,发热者居多。

【病因】　小儿脏腑娇嫩,不耐寒热,又小儿智力未开,往往寒冷不知御,炎热不知避,饥饿无变,因此,无论内伤外感,多互结为患,邪从热化,每致发病。

【症状】　小儿发热或高热不退。

【疗法】

1. 四石散　大蒜 30 克,芒硝 60 克,寒水石 15 克,生石膏、滑石各 100 克。将后 4 味药共研细末,和匀,贮瓶备用。

用法:取药 15 克与大蒜同捣烂,以鸡蛋清调和成糊状,外敷肚脐上,4 小时取去。不应,次日再敷 1 次。清热、退腑、利湿。主治高热。屡用效佳。

2. 退热方 大黄、栀子、僵蚕各 20 克,牛膝 5 克,细辛 2.5 克。上药共研细末,和匀,贮瓶备用。

用法:取药末 5～8 克,用蜂蜜或米醋(或白酒)调和成糊状,外敷肚脐上或加敷涌泉穴上,过 6 小时后取下。如热未退,可连续贴治。引热下行,去风定惊。主治小儿高热不退。屡用效佳。

3. 退热散 文蛤、何首乌各 3 克,白矾 4 克。上药共研细末,和匀,贮瓶备用。

用法:取药末 6～8 克,水调为糊状,外敷肚脐上。每日换药 1 次,中病即止。凉血、解毒、退热。主治高热不退。屡用效佳。

4. 地龙糊 地龙数小条。将地龙洗净泥土,放入净碗内,上撒白糖,顷刻,地龙全身渗液大出,即死亡,加面粉适量,捣为糊状,备用。

用法:取药糊适量,纱布包裹,敷肚脐上 30～60 分钟,高热即退。清热利窍,息风止痉。主治小儿高热,伴四肢抽搐之症。屡用效佳。或用稻草烧灰,用白酒或酸浆水调为糊状,敷肚脐上,下垫一层纱布,其热自退,用治小儿高热,效佳。

5. 退热膏 生石膏、青蒿各 100 克,薄荷 50 克,蒲公英 30 克,黄芩 20 克,牛膝 10 克。上药共研细末,和匀,贮瓶备用。

用法:取药末适量,以蜂蜜调和为糊状,外敷于神阙和涌泉(双)穴上,上盖纱布,胶布固定。每日换药 1 次,中病即止。清热透表,导热下行。主治小儿高热。笔者治疗 100 例患者,均用药 1～3 次,总有效率达 98％以上。

6. 复方百合散 生地黄、百合、麦冬各 10 克,青蒿 30 克,地骨皮、胡黄连、知母、牡丹皮各 9 克。共研细末,贮瓶备用。

用法:用时取药末适量,用温开水调和成糊膏状,敷贴在患儿肚脐上,外以纱布覆盖,胶布固定。每日换药 1 次,至愈为止。凉血养阴退热。主治阴虚型发热,屡用效佳。

7. 参芪退热散 人参 9 克,黄芪、白术各 10 克,升麻、柴胡、甘草各 6 克。共研细末,贮瓶备用。

用法:用时取药末话量,用白酒调和成糊状,敷贴在患儿肚脐上,上盖纱布,胶布固定,每日换药 1 次,至愈为度,益气健脾退热。主治气虚型发热。屡用效佳。

8. 公鸡外敷方　公鸡(刚开叫的)1 只。

用法:患儿仰卧,洗净肚脐,常规消毒。捉住公鸡头足,将其肛门(不用清洗或消毒)紧贴患儿脐眼,至热退方可拿开(一般需 40 分钟)。有些热度较高的患儿,可致公鸡死亡。热未退净者,可如法立即再使用公鸡 1 只。退热。主治小儿高热。观察 73 例,痊愈 18 例,显效 27 例,有效 27 例,无效 1 例。

小儿夏季热

夏季热又称"暑热症",是婴幼儿夏季特有的一种发热性疾病,多见于 3 岁以下的婴幼儿。

【病因】　素有肺胃郁热,入夏之后,暑热之气侵犯肺胃,耗伤津液,水津无由输布,不能熏肤充身所致。或脾肾素亏,夏伤暑气,久则脾肾更虚,以致虚火上扰,而成上盛下虚之候。临床所见,暑伤肺胃者居多,下虚上盛者少。

【症状】　长期发热(体温常在 38～40℃),口渴多饮,尿多且清,汗少或无汗,舌质淡红,苔薄白或黄,脉滑数。或伴见面色苍白、精神萎靡、食欲减退,或下肢发冷、小便清长、大便溏稀,或烦躁不安。

【疗法】

1. 四叶散　丝瓜叶 2 片,南瓜叶、苦瓜叶各 4 片,荷叶半张,糯稻根蒐 1 株(连须),滑石 5 克。上药晒干,共研细末,贮瓶备用。

用法:取药末 6～8 克,以鸡蛋清调和为糊状,敷于肚脐处,上盖纱布,胶布固定。每日换药 1 次。5 次为 1 个疗程。消暑益气,生津止渴。主治小儿夏季热,症见身热烦躁、口渴多饮、多尿、汗闭或少汗。屡用效佳。

2. **夏季热膏**　艾叶、杏仁、桃仁各 15 克,公丁香(或母丁香) 12 克,山栀子、吴茱萸、木通、川芎、牛膝、升麻各 6 克,白胡椒 3 克,葱白 3 茎,面粉 20 克,鲜荷叶半张,白酒 50 毫升,鸡蛋 1 枚。将前 11 味药共研细末,与葱白、荷叶共捣烂,加面粉调匀,与白酒、白胡椒、蛋清调和成糊膏状,备用。

用法:取药膏适量,以米泔水调匀,外敷于双足心涌泉穴和肚脐处,外用纱布包扎固定。每日换药 1 次,以足心呈青紫色为好。导热下行。主治小儿夏季热。屡用效佳。

3. **暑热膏**　糯稻根蒐(连须)7 株,香薷、藿香、佩兰、葛根各 15 克,山栀子 20 克,金银花、连翘各 10 克,荆芥、紫苏叶各 6 克。上药共研细末,和匀,贮瓶备用。

用法:取药末适量,用低度白酒、温开水各半调和成稀糊状,外敷于大椎、肚脐及涌泉穴(双)上,上盖纱布,胶布固定。每日换药 1 次。5 次为 1 个疗程。芳香化湿,疏风清热,养阴生津。主治小儿夏季热(暑热症)。笔者治疗 50 例患者,有的配合内服方药,均获痊愈。

百 日 咳

百日咳,中医学称为"顿咳""天哮""疫咳""痉咳"和"鸡咳"等名。本病由于病程较长,可持续 2～3 个月或 3 个月以上,故称"百日咳"。本病一年四季均可发病,尤以冬、春两季为多。本病传染性较强,各年龄段皆可罹患,但以 5 岁以下幼儿最多。

【病因】　多因内蕴伏痰、外感时疫之邪,初袭肺卫而致肺气郁闭,肺气受伤,与伏痰搏击,阻遏气道,肺失肃降而气上逆,遂发本病。现代医学认为,多由百日咳杆菌感染而引起。

【症状】　根据临床表现,一般分为初期、中期和后期。初期形似感冒咳嗽;中期咳嗽继而加重,出现阵发性痉挛性咳嗽,咳后有特殊的鸡鸣样回声,而后倾出痰涎样泡沫而止,多伴有颜面和眼睑浮肿,甚则有鼻出血和咯血现象;至后期痉咳则逐渐缓解,恢复健康。本病在痉咳期(中期)病情重,也可出现严重的并发症(如肺炎喘嗽、惊厥窒息等),切不可忽视。

【疗法】

1. **顿咳散**　麻黄 10 克,夏枯草 30 克,川贝母 20 克。上药共研极细末,和匀,贮瓶备用。

用法:取药末适量,以凉开水调为糊状,敷于肚脐处,上盖纱布,胶布固定。每日换药 1 次。同时加服本散,每次服 0.5～1 克,每日服 3 次,温开水冲服。清金抑木。主治百日咳,症见痉咳阵发,面赤唇青,涕泪俱出,咳吐大量黏痰,或痰带血丝,胸闷胁痛,舌红苔白腻,脉弦滑数。屡用效佳。

2. **解痉散**　天竺黄、川贝母各 7.7 克,麝香 0.3 克。上药共研极细末,和匀,贮瓶备用,勿泄气。

用法:取药末 6 克,以黄酒或米醋调匀成糊状,敷于肚脐处,常规固定。每日换药 1 次。同时口服药粉,每次 0.6 克,每日服 2～3 次,温开水送服。清热化痰,通窍止咳。主治由痰热胶结、阻塞气道之痉挛性咳嗽(百日咳),或痉挛性支气管炎、咳嗽。屡用效佳。

3. **百部膏**　百部 150 克,川贝母 100 克。上药共研细末,以蜂蜜适量调和成糊膏状,备用。

用法:取药膏适量,外敷于肚脐上。每日换药 1 次。润肺止咳。主治百日咳(急性期)。笔者屡用效佳。若加口服本膏,每次服 10 克,每日服 2 次,温开水化服,验之临床,效果尤佳。

4. **五倍散**　五倍子 15 克。上药焙干,研为细末,备用。

用法:取药末 6 克,水调敷肚脐上。每日 1 换。收敛止咳。主治百日咳。屡用效佳。

5. **止咳膏**　鹅不食草 100 克,前胡 50 克。上药共研细末,和匀,贮瓶备用。

用法:取药末 15 克,以米醋调匀敷于肚脐上,常规固定。每日换药 1 次。清热化痰,宣肺止咳。主治百日咳(初、中期)。屡用效佳。

6. 痉咳散 葶苈子、紫苏子、莱菔子、白芥子各 15 克,杏仁、法半夏、百部各 10 克,桔梗、麻黄各 5 克。上药共研细末,过筛和匀,贮瓶备用。

用法:取药末适量,以蜂蜜适量调和成软膏状,分敷于肚脐、膻中和天突穴,外以纱布覆盖,胶布固定。每日换药 1 次,3 次即可。宣肺化痰,降逆止咳。主治百日咳。笔者屡用效佳。

小儿咳嗽

小儿咳嗽,现代医学称为支气管炎,是临床常见多发病。

【病因】 多因风寒、风热之邪犯肺,肺失宣降所致,亦可因肝火、脾虚、痰湿壅肺所致。无论何因,皆与肺有关。小儿尤以外感咳嗽为多见。

【症状】 初起多为干咳,随着病情进展逐渐有痰,年龄稍大的患儿痰可咳出,一般不发热,婴幼儿多有发热,痰随即咽下,且呼吸短促伴有呕吐。兼有表证者,多为外感咳嗽;无表证者,多为内伤咳嗽。痰多清稀、色白,为寒;痰多稠黏、色黄,为热。

【疗法】

1. 清肺止咳散 栀子、黄芩、桑白皮、大黄各 9 克,百部、天冬各 10 克。上药共研细末,和匀,贮瓶备用。

用法:取药末适量,以凉开水调和成糊状,敷于肚脐上,外盖纱布,胶布固定。每日换药 1 次,直至病愈。清泻肺热,润肺止咳。主治肺热咳嗽。屡用效佳。

2. 参龙白术散 白芥子、苍术、细辛、甘遂、吴茱萸、青木香、川芎、雄黄、丁香、肉桂、皂角各等量,红参为单味药的 1/10 量。前 11 味药总量平均 10 克,海龙 1 条。上药共研细末,和匀,贮瓶备用。

用法:每取药末适量,用姜汁调成糊状,入冰片少许和匀,外敷于肺俞、天突、膻中、神阙穴上,上盖纱布,胶布固定,6～20 小时除之。7～10 日贴敷 1 次。5 次为 1 个疗程。每疗程间隔 10 日。温化痰饮,扶正止咳。主治小儿咳嗽(阳虚型)。屡用效佳。

3. **莱金糊** 莱菔子、鸡内金、川厚朴各 9 克,大黄、芒硝各 6 克。上药共研细末,和匀,贮瓶备用。

用法:取药末适量,以温开水调和成糊状,外敷肚脐处,上盖纱布,胶布固定。每日换药 1 次,至病愈为止。通腑导滞,理肺止咳。主治小儿咳嗽。屡用有效。

4. **清热止咳膏** 生石膏 6 克,枳实 10 克,瓜蒌 12 克,胆矾、冰片各 3 克。上药共研细末,和匀,用凡士林调和成糊膏状,贮瓶备用。

用法:取药膏适量,外敷于患儿双足涌泉穴和神阙穴上,外加包扎固定,或同时加敷大椎穴。每日换药 1 次。连用 5～7 日。清热宣肺,化痰止咳。主治小儿咳嗽。屡用效佳。

5. **加味二陈散** 紫苏叶、防风、法半夏、茯苓各 4 克,陈皮 3 克,甘草、杏仁各 2 克,白芥子 1 克。若久咳不止,可加罂粟壳、五味子各 1.5 克。上药共研细末,和匀,贮瓶备用。

用法:取药末适量,用清水少许调匀成糊状,外敷于患儿肚脐处,上盖纱布,胶布固定。每日换药 1 次。5 次为 1 个疗程。疏风散寒,宣肺止咳。主治小儿风寒咳嗽。屡用效佳。一般用药 1～2 个疗程,即可见效或痊愈。

6. **肺炎泥** 新鲜白毛夏枯草、鲜青蒿各 30 克。上药洗净后共捣烂如泥,如无鲜品,用干品研细醋调和成泥,备用。

用法:取药泥糊敷肚脐上,上盖纱布,胶布固定。每日换药 1 次。清肺止咳。主治小儿肺炎、咳喘。屡用有效。

7. **明矾膏** 白矾 60 克,面粉适量,米醋 50 毫升,蜂蜜少许。将白矾研末,与面粉拌匀,以米醋调和成稠膏状,备用。

用法:取药膏 15 克,贴敷于肚脐上,纱布盖之,胶布固定。每 2 日换药 1 次。连贴 10 日为 1 个疗程。清肺化痰,止咳平喘。主治小儿痰多气促(咳喘)。屡用效佳。

8. **天竺止喘散** 天竺黄、天南星各 10 克,雄黄、朱砂各 1 克,丁香2克。上药共研细末,和匀,贮瓶备用。

用法:每取药末适量,填入肚脐,外以纱布固定。每日换药1次。10日为1个疗程。清热化痰,止咳平喘。主治小儿痰喘。屡用有效。

9. 麦冬玉竹散　麦冬、玉竹、北沙参、杏仁、浙贝母各10克,栀子9克,白蜜适量。共研细末,贮瓶备用。

用法:用时取药末适量,用蜂蜜调成糊状,敷贴于肚脐上,外以纱布覆盖,胶布固定。每日换药1～2次。1周为1个疗程。养阴润燥,清热化痰。主治燥热型咳嗽。屡用有效。

10. 百地麦参散　生地黄、百合、麦冬、五味子各10克,人参6克。共研细末,贮瓶备用。

用法:用时取药末适量,用凉开水调成糊状,敷贴病儿肚脐上,上盖纱布,胶布固定。每日换药1次。养阴止咳。主治小儿阴虚型咳嗽。屡用效佳。

11. 拔罐配穴方　取肺俞、脾俞、大椎、身柱、定喘、丰隆、神阙,用单独拔罐法。每取2穴或3穴,交替使用,留罐5～10分钟。每日或隔日1次。主治小儿咳嗽。笔者多年应用,效果甚佳。若属热性咳嗽,可先用梅花针轻叩肺俞、大椎、身柱穴,再拔罐;寒性咳嗽,则在拔罐后加灸肺俞、脾俞、神阙穴。

惊　风

惊风是儿科常见的急危重症之一,好发于16岁以下儿童,尤以婴幼儿为多见。《经》云:"诸风掉眩,皆属于肝。"所以,惊风之病多与儿童"肝常有余,脾常不足"的生理特点有关。

【病因】　多因外感六淫之邪、内伤饮食或猝受惊吓所致,或由急性热病转化而成。其证多属热证、实证、阳证。

【症状】　急惊急暴,变化多端,临床见症不一,总不出搐、搦、掣、颤、反、引、窜、视八候范围。

【疗法】

1. 解痉丹 全蝎 5 个,蜈蚣 1 条,蝉蜕头 7 个。上药共研细末,和匀,贮瓶备用。

用法:取上药末(1 次量)纳入肚脐,外盖刚煮熟的鸡蛋 1 枚。息风止痉。主治小儿高热惊痫抽搐。屡用效佳。

2. 惊风外敷法 薄荷、牛黄、黄连、白芍、青蒿各 5 克,石菖蒲、地龙各 20 克,羚羊角(代)15 克,防风 10 克。上药共研细末,和匀,贮瓶备用,勿泄气。

用法:取药末适量(约 50 克),用凡士林或香油调拌成糊膏状,分别贴于百会、囟会、神阙、涌泉穴上,用塑料布覆盖,胶布固定。每日换药 1 次(小儿囟门未闭者,禁用囟会穴)。清热平肝,清心开窍,息风止痉。主治小儿急惊风。屡用效佳。

3. 熄风膏 生栀子、鲜芙蓉花各 20 克,明雄黄 5 克,冰片 1 克,白颈蚯蚓 1 条,鸡蛋清 1 枚。先将雄黄、冰片共研细末,再与生栀子、芙蓉花、蚯蚓共捣烂如泥,入鸡蛋清调和成糊膏状,备用。

用法:先取麝香粉 0.2 克,填入肚脐,再取药糊(适量)盖于麝香上,另取药物适量,分敷于百会、关元穴上,均外以纱布固定。24 小时后,用温水洗掉药物即可。同时用三棱针点刺十二井穴出血如珠。每日 1 次,中病即止。清热解毒,息风止痉。主治小儿高热、急惊风。多年使用,效果满意。

4. 龙麝散 地龙 2 条,麝香 0.15 克。上药共研细末,贮瓶备用,勿泄气。

用法:取上药末(1 次量)填入肚脐,胶布固定,或外用纱布包扎固定。清热、息风、止痉。主治小儿高热惊风。屡用效佳。

5. 息风镇惊膏 全蝎 8 只,蜈蚣、守宫各 2 条,飞朱砂、樟脑各 3 克。上药共研细末,用蜂蜜适量调和成糊膏状,备用。

用法:取药膏适量,敷于囟门及肚脐处,上盖纱布,胶布固定。每日换药 1 次。息风、镇惊、开窍。主治慢脾风(呈昏迷状态者)。屡用有效,一般敷药后 3~4 小时,可见肠鸣排便。

6. 息风膏　天竺黄、天南星各 10 克,雄黄、朱砂各 1 克,丁香 2 克。上药共研细末,和匀,以米醋调和成糊膏状,备用。

用法:取药膏适量,敷于肚脐上,上盖纱布,胶布固定。每日换药 1 次,至病愈为止。清热化痰,息风止痉。主治小儿高热、惊风。屡用有效。

7. 急慢惊风膏　白颈蚯蚓 1 条,杏仁、桃仁、胡椒、糯米、栀子各 7 粒,鸡蛋清适量,麝香(另研)0.4 克。上药混合,共捣烂至厚膏状,备用。

用法:先取麝香末 0.2 克纳入脐内,再将药膏敷于肚脐上,外盖纱布,胶布固定。每日换药 1 次,贴至病愈。清热化痰,息风止痉。主治急、慢惊风。屡用效佳。

8. 慢脾风膏　党参、黄芪、白术、甘草、酒白芍、陈皮、半夏、天麻、川乌、全蝎、天南星、丁香各 6 克,朱砂 0.5 克,干姜 3 克,大枣(去核)5 枚。上药共研细末,和匀,贮瓶备用。

用法:取药末适量,炒热熨肚脐处,亦可掺入扶阳膏中,贴于脐腹部。益气健脾,柔肝化痰,息风止痉。主治慢脾风。屡用有效。

9. 二甲定惊糊　生地黄、麦冬各 15 克,鳖甲、牡蛎各 10 克,鸡蛋清适量。先将前 4 味药共研细末,再用鸡蛋清调和成糊膏状,备用。

用法:取药膏贴敷于肚脐处,覆盖纱布,胶布固定。每日换药 1 次。连贴 7～10 日可愈。养阴潜阳,息风定惊。主治慢脾风。屡用效佳。

10. 镇惊膏　活蚯蚓 1 条,生吴茱萸 7 克,白芥子 3 克,米醋适量。将吴茱萸、白芥子共研细末,与蚯蚓共捣烂,再加米醋调和成糊膏状,备用。

用法:取药膏适量,贴于肚脐及涌泉穴,纱布盖之,胶布固定。每日换药 1 次或 2 次。温经化痰,息风止痉。主治小儿惊厥。屡用效佳。又急惊风,用黄栀子、鸡蛋清、飞罗面、连须葱白各适量,共捣烂,拌匀,敷肚脐上及手心、足心。或用细叶柳树枝尖 7～10

根(约 2 寸长,去粗皮),葱白 15 茎(连根须),米酒糟 50 克,生姜 3 克,共捣茸,入砂锅炒热,分 2 份布包,分敷熨肚脐上、百会穴,敷 20～30 分钟,冷则再炒再熨,至病愈为止。

11. 雄黄散 雄黄 15 克,砂仁 1.2 克,栀子 5 枚,冰片 0.5 克。与上药共研极细末,贮瓶备用,勿泄气。

用法:取药末 10～15 克,用鸡蛋清调和成饼,贴敷肚脐上,外以纱布覆盖,胶布固定。每日换药 1 次。清热息风,开窍止惊。主治小儿急、慢性惊风。笔者祖传验方,经治 40 例患者,用药 1 次,惊止者 15 例,2 次惊止者 18 例,3 次惊止者 4 例,无效者 3 例。笔者应用,依本方加赤足蜈蚣 1 条,能增强息风止痉作用,验之临床,效果尤佳。

12. 惊风膏 炙黄芪、党参、炮附子各 32 克,白术 64 克,煨肉豆蔻仁、白芍(醋炒)、甘草(炙)各 15 克,丁香 10 克,炮姜炭 6 克,上药用麻油熬,黄丹收。摊膏备用。

用法:用时取膏药温热化开,掺肉桂末少许,贴肚脐上,再以黄米熬汤调灶芯土上敷膏药上。温中健脾。主治慢惊风。屡用神效。

13. 加味三仙丹 三仙丹、梅片各 1 份,全蝎 3 个,僵蚕 6 克,麝香 1.5 克。上药除麝香另研细末外,余药共研细末,过筛,和匀,贮瓶备用。麝香另瓶装,勿泄气。

用法:用时先取麝香末 0.3 克,填入患儿肚脐中,再取药末适量,撒入脐孔中,外以纱布覆盖,胶布固定,24 小时后除去药物,洗净肚脐处。清热息风,通络止痉,主治小儿惊风,屡用效佳。

14. 止痉散 全蝎 5 克,蜈蚣 1 条,僵蚕 5 只,蝉蜕头 7 个。上药共研细末,和匀,贮瓶备用。

用法:每取药末适量,纳入脐中,上放煮熟鸡蛋 1 枚。清心、镇惊、安神。主治小儿慢惊风。屡用效佳。

附记:若加用本散内服,每次服 0.5～1.5 克,日服 2 次,温开水送服。内外并治,可提高疗效。

15. **镇惊息风膏**　薄荷、牛黄、羚羊角、黄连、白芍各 3 克,青蒿 6 克,石菖蒲、地龙各 20 克,全蝎 12 克。上药烘干,共研细末,和匀,与凡士林或麻油调和成软膏状,贮瓶备用。

用法:每取药膏适量,外敷于小儿肚脐和囟门上,上盖敷料,胶布固定,每日换药 1 次。镇惊息风。主治小儿惊风。屡用效佳。

16. **六味息风膏**　生栀子、鲜芙蓉花各 20 克,明雄黄 5 克,冰片 1 克,白颈蚯蚓 1 条,鸡蛋清 1 个。先将雄黄、冰片共研细末,与生栀子、芙蓉花、蚯蚓共捣烂如泥,入鸡蛋清调和成糊状,收贮备用。

用法:先取麝香 0.2 克,填入脐孔内,再取药糊适量,盖于麝香上,另取药糊适量,外敷于百会、关元穴上,均以纱布包扎固定,敷至 24 小时后,用温热水洗掉药物即可。清热解毒、息风止痉。主治小儿高热,急惊风。屡用效佳。

17. **灸疗配穴方**　取神阙、关元、气海、足三里(双)。用艾炷隔姜灸。每次取 1 穴或 2 穴,将姜片放于穴位上,上置艾炷,点燃灸之,各灸 20～30 壮。每日灸 1 次。主治小儿惊风(惊厥抽风)。屡用有效。

小儿积滞

小儿积滞又称消化不良,是指小儿宿食不化,气滞不行,停滞中脘所致的一种慢性消化功能障碍综合征,是小儿常见病。

【病因】　多因饮食不节、过食生冷、损伤脾胃以致脾胃不和,脾虚失运,积滞中脘所致。

【症状】　腹部胀满,食后胀甚,不思饮食,食而不化,大便腥臭或大便时秘时行,或伴泄泻,久之必成疳积。

【疗法】

1. **消积导滞散(膏)**　水红花子 30 克,槟榔、莱菔子、鸡内金、莪术、三棱、生大黄、枳实、广木香各 10 克,香油 500 毫升,黄丹 180 克。上药用香油熬枯、去渣,再加黄丹收膏即成,备用。

　　用法:取药膏适量,摊于 2 厘米×3 厘米塑料布中央,贴敷在患儿肚脐上,再加胶布固定之。每日换药 1 次,贴至病愈为度。活血化瘀,消积导滞。主治小儿食积。屡用效佳。

　　2. **消食熨**　紫苏叶、山楂、生姜各 60 克。将前 2 味研末,生姜捣烂,一起入锅炒热,以布包裹,备用。

　　用法:取药包趁热熨于肚脐部,并做顺时针摩运。温胃消食止呕。主治小儿食积呕吐。屡用效佳。或用大黄粉,酒调敷肚脐,热熨之,每次 10～20 分钟,每日 1～2 次。

　　3. **消食散**　山楂、玄明粉、莱菔子各 10 克,肉桂、厚朴各 6 克,鸡内金 9 克。上药共研细末,过筛和匀,贮瓶备用。

　　用法:取药末 3 克,用温开水调为糊状,敷于肚脐上,上盖纱布,胶布固定。每日换药 1 次。温胃消食,通腑导滞。主治小儿食积停滞。

　　附记:屡用效佳。若症兼腹胀,可用槟榔 9 克,高良姜 3 克,研末,水调敷肚脐。症兼腹痛,可用朴硝 6 克,陈皮 3 克,研末,水调敷肚脐。均为每日 1 换,中病即止。

　　4. **玄胡粉**　延胡索粉 3 克,胡椒粉 0.5 克。将上药和匀,填入肚脐,胶布固定或消毒纱布包扎。每日换药 1 次。消积除胀。主治小儿积滞。经治 100 余例,均获痊愈。

　　5. **白术散**　白术 25 克,枳实 15 克,大黄 10 克。上药共研细末,贮瓶备用。

　　用法:每取药末适量,用白醋调匀敷于肚脐及其周围,用塑料布盖之,并加纱布包扎。每日换药 1 次。健脾行滞,通腑化积。主治小儿积滞。笔者师传秘方,屡用效佳。一般用药 3～4 次即可见效,最多 6 次可愈。

　　6. **绿豆膏**　绿豆粉、枯矾各 9 克,母丁香、白胡椒各 6 克,吴茱萸 3 克。上药共研细末,和匀,加太乙膏(中成药)120 克,熔化搅匀即得。收贮备用。

　　用法:用时取药膏适量,贴敷肚脐上,上盖敷料,胶布固定。每

2 日换药 1 次,直至治愈。温中散寒,健脾止泻。主治肠胃虚寒,肠胃功能不振,消化不良,吞酸嗳气,便稀肠鸣,慢性肠炎。屡用有效。

7. 千金膏　千金子、大黄、生山甲(代)、生三棱、甘遂、秦艽、肉豆蔻、莪术、芫花、炙鳖甲、鸡内金、莱菔子、白菜子各 120 克,大戟、槟榔各 45 克,胡黄连、芫荑、吴茱萸各 30 克。上药用香油 7500 毫升炸枯焦,滤油去渣,炼油至滴水成珠,加官粉 1300 克搅匀成膏,离火,另用阿魏 30 克,木香 7.5 克,乳香、丁香、肉桂各 15 克,共研细面,每 500 克油膏,兑上细面 15 克,搅匀即可,摊膏备用。

用法:用时取膏药温热化开,贴于肚脐上。消food导滞,逐水破积。主治小儿积滞、腹中痞块,胸胁胀满。屡用效佳。

8. 三积散　阿魏(炒)、没药(去油)、乳香(去油)、桂心、苦楝根(虫积倍量)、焦三仙(食积倍量)各 6 克,丁香 2 克,槟榔 2 克。上药共研细末,和匀。贮瓶备用。

用法:用时每取药面适量,填满肚脐,并以纱布包扎固定,每 2 日换药 1 次,至愈为度。活血行气,消食化积。主治食积、奶积、虫积等诸积症。多年使用,效果良好。

9. 拔罐配穴方　取神阙、中脘,用单纯拔罐法。留罐 10～15 分钟。起罐后,外用玄明粉 2.5 克,木香(研末)、胡椒粉各 0.5 克,拌匀,每取 1～1.5 克撒肚脐上,外用胶布固定。每日治疗 1 次。5 次为 1 个疗程。主治小儿积滞。屡用效佳。一般 2～3 个疗程可愈。

小儿厌食

小儿厌食属中医学"纳呆""恶食"范畴,是指因消化功能障碍引起的一种慢性疾病,一般多见于学龄前儿童,成年人亦有之。

【病因】　多因饮食不节,损伤脾胃,过饱则积食停滞,过饥则营养不充,或脾胃素虚,脾气不振,或先天不足,脾失温煦,脾虚失运,湿困脾阳,湿郁气滞,升降失调所致。

【症状】 食欲减退或缺乏,不思饮食,或食之无味,甚则拒食,或饮食停滞,脘腹胀满,或伴面色少华,形体消瘦,或伴呕吐、泄泻、长期厌食,可影响小儿营养状况。

【疗法】

1. **厌食散** 白术、茯苓各150克,制附子、干姜各50克,黄连粉、肉豆蔻粉各60克,神曲、生山楂、麦芽各100克。上药(除研粉药外)用水5000毫升,浸2小时,煎30分钟,再加水复煎1次,2次滤液混合,浓缩成稠液,加入黄连粉、肉豆蔻粉搅匀,烘干压粉,贮瓶备用。

用法:每次取药末0.1～0.3克,放入肚脐,上压一干棉球,以胶布固定。4小时换药1次。用4日停3日,1周为1个疗程。连用1～2个疗程。健脾温胃、清热、消食。主治小儿厌食症。屡用有效。

2. **敷脐膏** 炒麦芽、焦山楂、炒神曲各10克,炒鸡内金5克,炒莱菔子6克。上药共研细末,和匀,贮瓶备用。

用法:取药粉适量,加面粉少许,和匀,用水调成糊状,于临睡前敷患儿肚脐上,外用纱布固定,次晨取下。每日1次。5次为1个疗程。消食开胃。主治小儿厌食症。屡用有效。

3. **贴脐方** 炒神曲、炒麦芽、焦山楂各10克,炒莱菔子6克,炒鸡内金5克。上药共研细末,和匀,贮瓶备用。

用法:取药粉3～5克,加淀粉0.5～1克拌匀,用凉开水调和成糊状,贴敷肚脐上,上盖纱布,胶布固定。每日换药1次。5次为1个疗程。消食开胃。主治乳食积滞之厌食。屡用效佳。

4. **药袋方** 黄芪、黄精、砂仁各10克,鸡内金、苍术、黑牵牛子、白牵牛子、青黛、芒硝各6克,麝香各0.15克。上药共研细末,装入布袋内,备用。

用法:取药袋佩戴在脐腹部。10日换药1次。健脾消食,逐浊醒胃。主治脾失健运之厌食。屡用有效。

5. **健脾消食散**　生山楂 9 克,陈皮、白术各 6 克。上药共研细末,贮瓶备用。

用法:取药末 5 克,填入患儿肚脐,外用胶布固定。每日换药 2 次。连续 3～5 日。健脾消食。主治小儿脾虚厌食。屡用有效。

6. **消化膏**　炒神曲、炒麦芽、焦山楂各 10 克,炒莱菔子、陈皮、炒鸡内金各 6 克,延胡索、白胡椒各 5 克。上药共研细末,和匀,贮瓶备用。

用法:取药末 10～15 克,加入淀粉 1.5 克,拌匀,用白开水调成软膏状,敷贴肚脐和中脘穴上,晚敷晨起取。每日 1 次。5 次为 1 个疗程。消食化积,理气导滞。主治小儿厌食、饮食停滞、脘腹胀满、呕吐或泄泻等。笔者屡用效佳。一般连敷 1～2 个疗程即可见效或痊愈。

7. **杏仙膏**　杏仁(去皮)、栀子、砂仁、小红枣(去核)各 15 克,焦三仙各 30 克,黍米 1 撮,藿香 10 克。将上药小红枣、黍米放入碗中,加适量清水,上锅蒸 20 分钟取出,待凉后,将枣核去掉,其余 5 味药共研细末,入前 2 味药,共捣烂如呢,调成软膏状,贮瓶备用。

用法:用时每取膏 30 克,外敷于两手心劳宫穴和肚脐、中脘穴。上盖敷料,胶布固定。每日换药 1 次。健脾醒胃、消食和中。主治食欲不振(纳呆)。屡用效佳。

8. **和胃膏**　党参、白术、茯苓、佩兰叶各 30 克,焦三仙 100 克,砂仁、枳壳各 15 克。上药共研极细末,和匀,以生姜汁调和成糊状,贮罐备用。

用法:用时取此膏 30 克,外敷于双足心涌泉穴和肚脐上。上盖敷料,胶布固定,每日换药 1 次。10 次为 1 个疗程。健脾和胃、醒脾消食。主治食欲不振(纳呆)。屡用效佳。

9. **拔罐配穴方(一)**　取神阙、命门,用单纯拔罐法。留罐 5～10 分钟。起罐后,再用敷脐法(炒神曲、炒麦芽、焦山楂各 15 克,炒莱菔子 6 克,鸡内金、广木香、川厚朴各 5 克。共研细末,备用,每取药末 15 克,加淀粉 1 克拌匀,用白开水调成稠糊状,做成药饼,烘热后贴敷于肚脐上,外以纱布包扎固定)。每日治疗 1 次。5次为 1 个疗程。主治小儿厌食症,兼治小儿积滞。临床多年,疗效显著。

10. 拔罐配穴方(二) 取中脘、神阙、脾俞、肝俞、胃俞、足三里,用单纯拔罐法。局部常规消毒后用闪火法拔罐,留罐 10～15分钟,至皮肤出现红色瘀血或潮红现象为止。每日治疗 1 次。10次为 1 个疗程。疗程间隔 3 日。主治小儿厌食症。屡用效佳。一般 3～5 次见效,2～3 个疗程即愈。

11. 灸疗配穴方 取中脘、神阙、关元、足三里,用艾条温和灸。每次取 2 穴或 3 穴或全取,各灸 10～15 分钟。每日灸 1 次。10 次为 1 个疗程。主治小儿厌食或积滞。屡用多效。同时,家长应配合调节患儿饮食,纠正不良的饮食习惯,如偏食、饭前吃零食等,养成有规律的生活习惯,将可收到事半功倍之效。

疳 积

疳积又称疳证,现代医学称营养不良,是小儿常见的一种慢性消化性疾病。各年龄皆可罹患,尤以 1—5 岁小儿为多。

【病因】 多因禀赋较弱,喂养不当,饮食不节,恣食肥甘,损伤脾胃所致。或由积滞、厌食,或病后失养,或为药误发展而成。"疳皆脾胃病、亡津液所作也。"脾胃内伤,百病丛生。疳积的形成,此乃关键。

【症状】 进行性消瘦,全身性虚弱,面黄发枯,食欲欠佳,嗜食异物,甚则腹部胀大如箕、青筋暴露,生长发育缓慢。

【疗法】

1. 治疳消胀糊 炒神曲、炒麦芽、焦山楂各 10 克,炒莱菔子 6克,炒鸡内金 5 克。上药共研细末,和匀,贮瓶备用。

用法:服药末 15 克,加淀粉 1 克左右拌匀,用白开水调成稀糊状,临睡前贴于肚脐上,绷带固定,第 2 日早晨取下。每晚 1 次。消食、化积、消胀。主治小儿疳积、腹胀。屡用效佳。

2. 疳积膏　党参、白术各 10 克,当归、三棱、莪术、黑牵牛子、白牵牛子、山栀子、龙胆草各 9 克,胡黄连、大黄、槟榔、木香各 6 克,巴豆、雄黄各 3 克,陈皮 5 克,石膏 30 克。上药共研细末,和匀,贮瓶备用。

用法:取药末 6～15 克,用蜂蜜调和成糊状,贴敷肚脐上,上盖纱布,胶布固定。每日换药 1 次。健脾消食,活血化瘀,清热解毒,通腑导滞,理气消胀。主治小儿疳积。屡用有效。

3. 疳积散　杏仁、桃仁、山栀子、大枣(去核)、芒硝各 20 克。或加白胡椒 14 枚。上药共研细末,和匀,贮瓶备用。

用法:取药末 20 克,加葱白 7 根,黄酒 2 滴,鸡蛋清适量,调和均匀,捏成圆形药饼,贴敷肚脐(神阙穴),外用纱布包扎固定。每日换药 1 次。调脾和胃,理气和血,清热除烦,消食化积。主治小儿疳证。治疗 108 例患者,总有效率为 90.3％,痊愈率为 83.3％。

4. 健脾消疳丹　黄芪、茯苓、白术、炙甘草、制厚朴、槟榔、山楂、麦芽、神曲、陈皮、益智仁、木香、砂仁、山药、莪术、使君子、川楝子、胡黄连、芜荑各 15 克。上药用香油 500 毫升浸 1 小时,加热熬枯去渣,加黄丹收膏,朱砂 3 克搅拌,备用。

用法:取药膏适量,搓成药饼,贴肚脐上。每 3 日换药 1 次,健脾行气,消食化积。主治疳积,虚中有积、肿胀泄泻及麻疹后将成疳者。屡用有效。

5. 消疳散　黄芪、生麦芽各 15 克,白术、芜荑各 12 克,厚朴、槟榔、青皮各 9 克,胡黄连 6 克,使君子 30 克。上药共研细末,和匀,贮瓶备用。

用法:取药末 15 克,用食醋调和成糊状,敷于肚脐处,上盖纱布、胶布固定。每日换药 1 次。健脾消食,理气消胀,杀虫消积。主治虫积疳证。屡用效佳。

6. 二叶散　吴茱萸、生香附各 3 克,鲜葎草叶 15 克,鲜侧柏叶 15 克,鸡蛋 1 枚。先将前 2 味药共研细末,再入鲜葎草叶、鲜侧柏叶捣烂如泥,入鸡蛋清适量调和成糊膏状,搓成药饼,备用。

用法:取药饼贴敷在患儿肚脐上,外以宽布带束之固定,待药饼干燥或脐部发痒时即可去掉药饼。每日换药 1 次。健脾消积。主治小儿疳积,尤以症见面黄肌瘦、腹部膨大及水泻的疳积证为宜。屡用效佳。

7. 香莱棱莪散　木香、陈皮、莱菔子各 12 克,三棱、莪术、槟榔各 10 克,姜黄 3 克。上药共研细末,和匀,贮瓶备用。

用法:取药末 10 克,用凡士林或麻油调和成糊状,敷于肚脐上,上盖纱布,胶布固定。每日换药 1 次。理气消积。主治小儿疳积。屡用有效。

8. 二仁散　桃仁、杏仁、使君子、胡黄连、桂枝各 10 克,全蝎 6 克。上药共研细末,和匀,贮瓶备用。

用法:取药末 6 克,用温开水或黄酒调成面团状,置肚脐上,以麝香止痛膏外加固定。每日换药 1 次。杀虫消积。主治小儿疳积。屡用效佳。

9. 疳积膏　红花、栀子、飞罗面各 15 克,阿魏 10 克,葱白 6 个,蜂蜜 45 克,麝香 0.6 克。先将红花、阿魏、栀子共研细末,与飞罗面混合,再将葱白切碎捣烂,加入蜂蜜,与前药物共调和成软膏状,入瓷罐密封,不使透气,备用。

用法:上药膏分成 2 份,摊于黑布上,再将麝香研为细末,分别撒于 2 份膏药之上。先用一帖贴敷肚脐,外以长布缠裹固定,勿使脱药。3 日后换贴另一帖;过 3 日再将前膏药加蜂蜜少许调匀换贴。如前法,前后共贴 12 日即可去膏药。活血化瘀,消炎解毒,软坚消积。主治小儿疳积。验之临床,每收良效。用药五六日后,患儿即渐思饮食,腹部由硬变软,哭泣减少,精神安定而渐活泼,待去药后,注意饮食调理,即可康复。

10. 足疗散　芒硝、吴茱萸、生香附、葎草叶、侧柏叶各 15 克,小茴香、白胡椒各 6 克。上药共研极细末,和匀,贮瓶备用。

用法：每取此散 30 克，用鸡蛋清调和成糊状，外敷于肚脐和涌泉（双）穴上，上盖敷料，胶布固定。每日换药 1 次，10 次为 1 疗程。或浸泡双足再敷（即取本方 1 剂，加清水 600 毫升，煎数沸后，将药液倒入脚盆内，待温后浸泡双足，并洗小腿，每次浸泡 20 分钟后，再敷药）。温通导滞，解郁消积。主治小儿疳积。笔者临床屡用，效果颇佳。

11. 治疳散　党参、茯苓、白术、制厚朴、槟榔、山楂、麦芽、神曲、陈皮、益智仁、木香、砂仁、淮山药、莪术、使君子、川楝子肉、胡黄连、芜荑各等份，麻油、黄丹各适量，上药用麻油熬至药枯，取出共研细末，再炼油，黄丹收膏，离火，兑入药面搅匀即可，收贮备用。

用法：用时取膏适量，敷于患儿脐孔内，外以纱布包扎固定，每日换药 1 次，至愈为度。健脾益胃，消积杀虫，主治疳病虚中有积，屡用效佳。

12. 拔罐配穴方　取中脘、神阙、关元、足三里，用单纯拔罐法。留罐 10～15 分钟。每日或隔日 1 次。主治疳积。笔者屡用效佳。

小儿夜啼

夜啼是婴幼儿常见病症，多见于 6 个月以内的婴儿。

【病因】　多因心热脾虚、伤食、惊恐或心肾亏虚所致。

【症状】　婴儿多在夜间啼哭不止，白天正常，或阵阵啼哭，或通宵达旦，哭后仍能入睡。可伴见面赤唇红，或阵发腹痛，或腹胀呕吐，或时惊啼，声音嘶哑。持续时间少则数日，多则经月，过则自止。

【疗法】

1. 镇静丹　丁香 3 粒，钩藤 3 克，蝉蜕 2 克。上药共研细末，和匀，备用。

用法：取药末 6 克，水调成糊，敷于肚脐上，外用纱布包扎固定。每日换药 1 次，中病即止。平肝息风，镇静安神。主治小儿夜啼。屡用效佳。

2.镇静膏　灯芯草 4 克,朱砂、僵蚕、钩藤各 9 克,黑牵牛子 3 克。上药共研细末,和匀,贮瓶备用。

用法:取药末 30 克,用米汤调和成糊膏状,外敷于肚脐和掌心(劳宫)上。每天下午 2—3 时敷膏药 1 次,至睡前再敷 1 次。连敷 3～5 日。平肝息风,清心安神。主治小儿夜啼。屡用效佳。

3.夜啼方　朱砂、琥珀各 20 克,吴茱萸 10 克。上药共研细末,和匀,贮瓶备用。

用法:取药末 1～2 克,用温开水或蜂蜜调和成饼状,纳入肚脐,外用胶布固定。48 小时 1 换。7 次为 1 个疗程。一方去吴茱萸也验。一方仅朱砂 1 味,贴敷劳宫、涌泉也效。活血安神,导热下行。主治小儿夜啼。屡用有效。或用鲜地龙,洗净,捣烂,敷肚脐上,效。

4.宝贝夜宁散　血竭 3 克,冰片、朱砂各 1 克,硝石 5 克,石菖蒲、肉桂各 6 克。上药共研细末,和匀,贮瓶备用。

用法:取药末 5 克,纳入肚脐,外固麝香止痛膏封贴,每日 1 换。清阳祛风,引火归元,安神定志,活血通络。主治小儿夜啼。治疗 20 例患者,总有效率为 95%。

5.蝉蜕散　蝉蜕 16 克,朱砂 1 克。上药共研细末,贮瓶备用。

用法:取药末 1.7 克,用温开水调匀成糊状,置肚脐上,外加固定。每日 1 次。祛风、清心、安神。主治婴儿夜啼。屡用效佳。

6.牵牛散　黑牵牛子 10 粒。将上药研细末,备用。

用法:于临睡前,取药末 3 克,填入脐中,或以温水调敷肚脐上,外以纱布覆盖,胶布固定。每晚换药 1 次。利水去烦,安神止啼。主治小儿夜啼,且白天饮食嬉耍如常,入睡后则开始哭闹,天明即止,余无异常。经治 20 例患者,大多当夜即能止啼,通常 1 次见效,2 次痊愈。笔者验证 3 例,均在 3 日内痊愈。

7.五倍散　朱砂 0.5 克,五倍子 1.5 克,陈细茶适量。将前 2

味药共研细末,细茶嚼烂与药末混合,加水少量,调和成膏,搓成药饼,储存备用。

用法:将药饼敷于肚脐上,按紧,外以纱布覆盖,胶布固定。每晚换药 1 次。清热除烦,镇静安神。主治小儿夜啼。临床屡用,疗效显著。笔者应用,一般依本方加黑栀子 1.5 克,远志 1 克,依上法敷肚脐,验之临床,疗效尤佳。

8. 朱砂安定饼　朱砂 0.5 克,五倍子 15 克,黄连 3 克,生地黄 10 克,陈茶水适量。将前 4 味药共研细末,和匀,贮瓶备用。

用法:取药末 5～10 克,以陈茶水调成糊状,捏成小药饼,外敷于肚脐上,用胶布固定。每晚更换 1 次。一般敷 2～6 次后症状消失。清热凉血,镇静安神。主治小儿夜啼。屡用效佳。

9. 吴萸倍砂糊　吴茱萸 30 克,五倍子、面粉各 15 克,朱砂 6 克。上药共研细末,和匀,贮瓶备用。

用法:取药末 30 克,用温水调为糊状,外敷于神阙和涌泉(双)穴上,上盖纱布,胶布固定。每日换药 1 次。导热下行,清心安神。主治小儿夜啼。屡用有效。

10. 灸疗配穴方(一)　取中脘、神阙、公孙,用艾条温和灸。于每日临睡前,各灸 5～10 分钟。中病即止。主治小儿夜啼(脾寒型)。屡用效佳,1 次或 2 次见效。

11. 灸疗配穴方(二)　取劳宫、中冲、神门、神阙。①用艾条雀啄灸。每穴灸 5～10 分钟。每日灸 1 次,中病即止。于每日临睡前施灸。②用艾炷隔姜灸。在劳宫、中冲、神门穴施以隔姜灸,各灸 1～3 壮。于每日临睡前施灸,中病即止。③用艾炷隔盐灸。取食盐适量纳入脐窝,上置艾炷灸之,每次灸 3 壮。于每日临睡前施灸,中病即止。④用艾炷隔药饼灸。取吴茱萸、肉桂各等份,共研细末。每取药末适量,用水调匀,做成药饼,贴于中脘或神阙穴上,上置艾炷灸 3 壮或艾条悬灸 20 分钟。每日灸 1 次,中病即止。主治小儿夜啼。笔者多年应用,效果颇佳。一般灸治 1～3 次即可见效。

小儿腹泻

小儿腹泻属中医学"泄泻"范畴,现代医学称为急性肠炎,是小儿常见病,尤以婴幼儿居多。

【病因】 多因寒凉(风寒、暑湿居多)或内伤饮食所致。

【症状】 大便次数增多(每日泻3次以上),粪便稀薄或水样便,或挟有不消化食物,常伴有腹痛、腹胀。

【疗法】

1. 止泻膏 白胡椒10粒,干姜、生姜各10克,小茴香12克,肉桂3克,葱白3棵。先将前5味药共研为粗末,然后和葱白共捣烂,再加乙醇适量,与药末拌匀至湿润,共放入锅内炒热,装入布袋里,备用。

用法:取药袋趁热敷于肚脐上。每日热敷2次,每次热敷15~20分钟。1剂药可用1日,用时再炒热。散寒止泻。主治寒泻。屡用效佳。

2. 暖脐膏 艾绒30克,附子、肉桂、干姜各9克,丁香1.3克,木香、草果、黄连、吴茱萸各3克,苍术6克。共研细末,过2号筛,用生理盐水调成糊膏状,收储备用。

用法:用时取药膏敷贴肚脐上,上盖敷料、胶布固定。每日换药1次。暖脐止泻。主治婴幼儿腹泻。治疗200例,经治4~8天,治愈156例,好转39例,无效5例,总有效率为97.5%。

3. 温脐散(一) 公丁香、肉桂、广木香各1.5克,麝香0.15克。上药共研细末,贮瓶备用,勿泄气。

用法:用熟鸡蛋1枚(去壳),对剖去黄,纳入药末适量,于半个蛋白内(凹处)覆敷肚脐上,外扎纱布。2小时后即可闻肠鸣蠕动,矢气频传,便畅腹软而神安。若无转气,当再敷1次。旋转气机,复阳止泻。主治小儿泄泻腹胀,腹胀如鼓,叩之鼕鼕,呼呼短促,食之即吐,而大便不畅,次多量少,形困神疲,证属危重。屡用屡验,疗效颇佳。药后一转气,即转危为安。笔者用本方治疗小儿泄泻腹胀,试治 15 例各型患者,用药 1～3 次,多转危为安,遂告痊愈。

4. 温脐散(二) 丁香 5～10 克,肉桂 4～6 克,广木香 3～10 克。上药共研细末,置一纱布袋内,备用。

用法:将药袋放于肚脐上,用绷带缚 1 夜。一般 1～3 次即可见效。温阳止泻。主治小儿泄泻,大便呈水样或蛋花样,腹部膨胀,无明显脱水,证属寒泻。经治 65 例患者,56 例痊愈,5 例显效,4 例好转,总有效率达 100%。

5. 敷脐方 干姜、艾叶、小茴香各 20 克,川椒 15 克,鲜生姜 30 克。将前 4 味药共研细末,入生姜共捣烂如泥,并置入一纱布袋内备用。

用法:将药袋贴敷于肚脐上,上面加热水袋熨之,冷则加换热水,保持温度,日夜连续用之。5 日为 1 个疗程,至病愈为止。温中止泻。主治小儿腹泻,每日泻 3～10 次,呈水样便,或间有不消化物,腹痛日轻夜重,畏寒喜温,恶心呕吐,面色苍白,舌淡苔白,脉沉细。经治 98 例患者,1 个疗程痊愈者 12 例,2 个疗程痊愈者 58 例;3 个疗程痊愈者 23 例;无效者 5 例。治愈率达 95% 以上。腹胀不矢气者加荜茇 9 克;小便少者加大葱白 7 茎;大便黄色黏液、呕吐痰涎者,加大蒜 5 瓣。

6. 丁桂散 干姜、肉桂各 2 克,车前子 3 克,丁香 1 克。上药共研细末,和匀,贮瓶备用。

用法:每取本散 2～3 克纳入肚脐,外用加热的伤湿止痛膏,或一般的纸膏药盖之固定。每 2 日换药 1 次。温散寒湿,理气止泻。主治小儿寒泻。无论实寒、虚寒泄泻均可用之。笔者经治 40 例患者,通常用药 1 次见效,2 次或 3 次痊愈,治愈率达 100%。

7. 吴萸胡椒膏 吴茱萸 6 克,苍术 7 克,白胡椒 2 克,肉桂、枯矾各 3 克。上药共研细末,和匀,贮瓶备用。

用法:取药粉 7～8 克,用食醋适量调成糊膏状,敷于肚脐上,外用麝香止痛膏固定,或上盖纱布,胶布固定。每日换药 1 次。温中散寒,健脾燥湿,涩肠止泻。主治婴幼儿腹泻,症见大便频作稀水样,或杂有不消化食物及黏液(如奶瓣或蛋花样物),腹痛,夜啼,畏寒喜暖,恶心呕吐,面色不华,舌淡苔薄,指纹淡或红等。治疗婴幼儿腹泻患者156例,痊愈147例(用药1次痊愈者86例;2次痊愈者48例;3次痊愈者13例),无效9例,总有效率达94%以上。笔者临证治疗6岁以下幼儿腹泻患者16例,腹痛甚者加木香3克,用药1~3次,痊愈13例,有效2例,无效1例。

8. 止泻散(一) 白胡椒12克,肉桂、丁香各6克,胡黄连、生山药各15克。上药共研细末,和匀,贮瓶备用。

用法:取此散5克,用温开水调成面团状,置肚脐上,外加固定。每日1换。温中散寒,健脾止泻。主治小儿腹泻,每日泻5~10次,便成蛋花状。屡用效佳。若配合按摩,效果更好。

9. 止泻散(二) 炒五倍子、干姜各10克,吴茱萸6克,公丁香、川椒、广木香各5克。上药共研细末,贮瓶备用。

用法:每取适量药粉,用白酒或食醋调和成糊膏状,敷于肚脐上,外盖纱布,胶布固定。每日换药1次。温中散寒,固肠止泻,理气止痛。主治小儿腹泻,每日泻4~6次,便如水样或蛋花样便。屡用效佳。

10. 二香胡桂散 木香、丁香、肉桂各5克,白胡椒10克,冰片、樟脑各2克。上药共研细末,和匀,贮瓶备用,勿泄气。

用法:每取本散3~5克,于临睡前撒于肚脐上。每日换药1次。温中散寒,芳香透达,醒脾止泻。主治婴幼儿腹泻。屡用效佳。一般用药3日内即可明显见效,4日即愈。若超过4次无效者则可更方疗之。笔者验之临床,本方用于腹泻与腹痛并见,证属寒凝气滞者,效果颇佳。

11. 健童散 淡干姜、川黄连、五味子各4克,紫油桂、吴茱萸各2克,冰片1克。另备五味子若干粒。上药(除五味子外)共研细末,贮瓶备用,勿泄气。

用法:取药末1~2克,填入肚脐,再放五味子1粒于正中,用伤湿止痛膏覆盖,并轻揉片刻。每2~3日换药1次。2次为1个疗程。健脾燥湿,固涩止泻。主治小儿腹泻。屡用屡验。

12. 止泻膏　炒苍术、炒白术、车前子、云茯苓、煨诃子、炒薏苡仁各 10 克,吴茱萸、丁香、胡椒、炒山楂各 6 克。上药共研细末,和匀,用食醋调和成软膏状,收贮备用。

用法:取药膏适量,敷于肚脐上,外用纱布,胶布固定。每 1～2 日换药 1 次,至愈为止。温散健脾,利湿止泻。主治小儿慢性泄泻(脾虚型泄泻)。屡用屡验。

13. 拔罐配穴方(一)　取神阙,用单纯拔罐法。留罐 5～10分钟。也可在拔罐后用隔盐灸 3～5 壮。或加熨脐疗法,方用川椒粉 0.5～0.7 克,填入肚脐,外用胶布固定,再用食盐 150～250 克炒热,布包好,热熨肚脐处(于胶布上熨)及下腹部 5～10 分钟,每日 1 次。主治小儿寒泻(腹痛、腹胀、腹泻)。笔者屡用效佳,一般1 次或 2 次即愈。

14. 拔罐配穴方(二)　取神阙、天枢、下脘、气海。久泻配脾俞、肾俞、大肠俞、关元俞。湿热泻可用单纯拔罐法或刺络拔罐法(神阙穴不针);寒泻和虚寒泻用单纯拔罐法,罐后加灸神阙、肾俞、大肠俞。留罐 5～10 分钟。每日或隔日 1 次。主治小儿腹泻。临床应用多年,疗效颇佳。

15. 灸疗配穴方　取神阙、气海,用艾条温和灸。灸至皮肤红晕为度。每日灸 1 次。主治小儿腹泻。屡用效佳。

小儿遗尿

遗尿俗称"尿床",是指 3 周岁以上小儿睡中小便自遗,醒后方觉的一种疾病,在临床上较为常见。

【病因】　多因先天不足,下焦虚寒,闭藏失职,或脾肺气虚,上虚不能制约于下,或湿热蕴结膀胱,气化失司所致。

【症状】　睡中遗尿。轻者每夜或数夜 1 次,重者每夜尿床2～3 次。有些严重患者,可延至 10 余岁,甚至成年仍有尿床。

【疗法】

1. **遗尿散** 丁香、肉桂、五倍子、五味子、补骨脂各 30 克。上药共研细末,和匀,贮瓶备用。

用法:取此散 5~8 克,以白酒调和成糊状,敷于肚脐上,上盖纱布,胶布固定。每晚换药 1 次,至病愈为度。温肾益气,固涩止遗。主治小儿遗尿(肾气不固型)。屡用屡验,疗效显著。一般用药 5~10 次即愈。

2. **牡蛎散** 牡蛎、花椒各 6 克,陈艾叶 15 克,百部 9 克。上药共研细末,入小布袋内,封之备用。

用法:将药袋拴在患儿肚脐上。每日换药 1 次,直至痊愈。温肾固涩。主治小儿遗尿(虚寒型)。屡用效佳。

3. **贴脐散** 覆盆子、金樱子、菟丝子、五味子、仙茅、山茱萸、补骨脂、桑螵蛸各 60 克,丁香、肉桂各 30 克。上药共研细末,和匀,贮瓶备用。

用法:取药粉 2~3 克填入肚脐,滴入 1 滴或 2 滴乙醇或白酒,再贴上暖脐膏(药店有售)。每 3 日换药 1 次。若遗尿严重者,可加服本散 3~6 克,用白糖水送服,每日早、晚各服 1 次。温肾固涩。主治小儿遗尿。临床屡用,效果良好。

4. **五菟散** 五倍子、五味子、菟丝子各 12 克。上药共研细末,备用。

用法:取药末 6~8 克,用温开水调成糊状,外敷肚脐、命门穴,上盖纱布,胶布固定。每日换药 1 次。益肾、涩肠、止泻。主治小儿遗尿。屡用效佳。或用丁香、龙骨、黑胡椒粉,任取一味研末填肚脐,效果亦佳。

5. **智香饼** 益智仁 3 克,公丁香 5 粒,八角茴香 1 个,龙眼核 1 个。上药共研细末,和匀,贮瓶备用。

用法:取药末 5~8 克,以生姜汁调匀,捏成 1 个药饼,于每晚小儿上床睡觉时,将药饼烘热,温敷肚脐上,纱布盖之,胶布固定,翌晨去掉。温肾缩泉。主治小儿遗尿。屡用效佳。

6. 麻益散 麻黄 2 份,肉桂、益智仁各 1 份。一方加远志 1 份;皮肤过敏,加冰片 0.1 克。上药共研细末,和匀,贮瓶备用。

用法:每取此散 3 克,用食醋适量调匀捏成饼状,敷于肚脐上,上覆盖纱布,胶布固定。36 小时后取下,间隔 6 小时再如上法用之。用 3 次后,每周 1 次。5 次为 1 个疗程。宣肺温肾,缩泉止遗。主治小儿遗尿。屡用效佳。

7. 金菖散 鸡内金 20 克,冰片 4 克,肉桂、丁香各 6 克,石菖蒲 10 克。上药共研细末,贮瓶备用。

用法:上药分成 8 份,每日取药末 1 份,置肚脐上,以麝香止痛膏固定。每日 1 换。温肾化积,开窍止遗。主治小儿遗尿。屡用效佳。

8. 复方丁桂散 丁香、肉桂各 1 份,五味子、菟丝子、覆盆子、金樱子、仙茅、山茱萸、桑螵蛸、补骨脂各 2 份。共研细末,贮瓶备用。

用法:用时取药末适量,用凉开水调成糊状,敷贴于脐孔上,上盖纱布,胶布固定,每日换药 1 次,10 次为 1 个疗程。温肾固涩止遗。主治遗尿(肾阳亏虚型)。屡用有效。

9. 温肾止遗膏 五倍子、五味子、益智仁、桑螵蛸、吴茱萸各 30 克,石菖蒲 10 克。上药共研细末,和匀,以米醋适量调和成软膏状备用。

用法:用时取药膏 20~30 克,外敷于双手心劳宫穴和肚脐上,外加纱布包扎固定,每日换药 1 次。10 次为 1 个疗程。温肾缩泉,收敛止遗。主治小儿遗尿。多年使用,效果甚佳。

10. 拔罐配穴方 取神阙与中极穴各为 1 点;两穴之间每隔 2 横指处加 1 点,共 5 点;再左右旁开 3 横指各 1 个点,共 6 个点。总计 16 个点。先用走罐法(成人用密排罐法)或用抽气储水罐法。留罐 5~10 分钟,或以皮肤微红为度。起罐后,再用艾叶、食盐各等份,炒热,布包,趁热走熨应拔部位,隔日 1 次。主治小儿或成人遗尿。临床屡用,疗效显著。

11. **灸疗配穴方** 取神阙、关元、中极、膀胱俞、三阴交。①用艾条温和灸。每次取 3～4 穴,各灸 10～15 分钟。每晚 1 次。②用艾炷隔姜(或盐)灸。各灸 3～5 壮。每日灸 1 次。③用艾炷隔药饼灸。取神阙穴,用五味子、五倍子各 10 克,研细末,用食醋调匀捏 1 个药饼,贴于肚脐上,胶布固定,用艾条(隔胶布)悬灸 10～15 分钟。每日睡前治疗 1 次,次日早晨取下。主治小儿遗尿。笔者多年应用,治验甚多,效果满意。

小儿蛔虫病

小儿蛔虫病是蛔虫寄生于人体小肠内所引起肠道寄生虫病之一,是小儿常见病症。

【病因】 多因饮食不洁,误食虫卵所致。饮食不节、饥饱失调、脾肾虚弱,尤易发生。

【症状】 腹痛(多为阵发性脐周腹痛)、恶心、呕吐、轻微腹泻或便秘、异食癖等。或伴食欲减退,或易饥、头痛、磨牙、颜面白斑。常见的并发症有胆道蛔虫病、蛔虫性肠梗阻。

【疗法】

1. **驱蛔膏** 花椒 15 克,贯众、苦楝皮各 30 克。上药加水熬成浓膏,备用。

用法:外贴患儿肚脐上,即下蛔虫。杀虫驱蛔。主治蛔虫病。屡用效佳。

2. **去蛔糊** 槟榔、苦楝皮各 10 克,使君子 6 克。上药共研细末,贮瓶备用。

用法:取药末 8 克,以水调匀成糊状,敷于肚脐上。理气、杀虫、驱蛔。主治蛔虫病。屡用效佳。

3. **雄黄膏** 雄黄 30 克。上药研为细末,调入 2 枚鸡蛋清,在碗内拌匀,用清油煎成薄饼备用。

用法:待药饼不太热时,贴肚脐上,外用纱布包扎好,虫即随大便下。解毒驱虫。主治蛔虫病。屡用效佳。一般 1 次或 2 次即愈。

4. 香皂熨 生香附末 12 克,皂荚(打碎)2 个,食盐 45 克,米醋 300 毫升。将香附、皂荚打碎研末,与食盐混合放入砂锅内炒热,炒至闻到香气时,把米醋加入药末内炒至极热,取出药末布包,扎紧袋口即可,备用。

用法:取药包趁热放在肚脐上熨之,药冷则再炒再熨。每日熨 1 次或 2 次。一般熨后 20 分钟有效。理气化积,杀虫止痛。主治虫积腹痛。屡用效佳。

5. 驱虫散 细辛 2 克,白矾、川椒各 3 克,槟榔、雷丸各 5 克,鲜苦楝根皮、鲜石菖蒲根各 10 克。上药共研为细末。取鸡蛋 2 枚,击破后倾入碗内,将蛋清蛋黄混匀,再加入药末搅拌,和匀后用茶油煎烤成 3 个药蛋粑备用。

用法:取药蛋粑趁热分别敷于神阙、鸠尾、会阴三穴上。不宜过烫,以免损伤皮肤。腹痛解除后,半日即可除去敷药。杀虫、止痛。主治小儿胆道蛔虫病。屡用效佳。

6. 驱蛔膏 鲜苦楝根皮 150 克,鲜葱白 100 克。上药洗净共捣烂如泥状,加食醋适量调匀成膏状,备用。

用法:将上药膏制成药饼,外敷于肚脐及周围,待药物干燥后换药,以至腹痛消失、肛门排气并排出蛔虫为止。一般 48 小时内见效。通阳驱虫。主治蛔虫性肠梗阻,症见腹痛剧烈、腹部包块、矢气不通、恶心呕吐等。屡用效佳。

7. 灸疗配穴方 取神阙穴。用艾炷隔盐灸数十至百壮。主治肠道蛔虫证(蛔厥)。急救效佳。

小儿腹痛

小儿腹痛是涉及内科、外科许多疾病的一个常见症状,在临床中较为常见。

【病因】 多因感受寒邪、乳食停积、脏腑虚冷、气滞血瘀等因所致。

【症状】 小儿腹痛。因患儿幼小不能自诉,应详加询问,治当详察。

【疗法】

1. 导滞散 枳实、川楝子各 15 克,白芍 20 克,大黄 3 克,陈皮、山楂各 10 克,半夏 5 克。上药共研细末,和匀,贮瓶备用。

用法:取药末 6～15 克,用食醋或水调匀成糊状,敷于肚脐上,上盖纱布,胶布固定。每日换药 1 次,中病即止。消食导滞,理气止痛。主治小儿食积腹痛。治疗 58 例,总有效率为 91.4％。

2. 腹痛熨 小茴香、老姜、艾叶各 9 克,葱头 1 个。上药共捣烂如泥,备用。

用法:取上药泥,炒热,敷肚脐或布包熨肚脐。反复熨之,中病即止。散寒止痛。主治小儿寒腹痛。屡用效佳。

3. 黄石膏 大黄、生石膏各 30 克,桐油 100 毫升。将前 2 味药共研细末,加桐油调匀成膏状,备用。

用法:每取药膏适量摊棉垫上,贴敷肚脐上,胶布固定。每日换药 1 次。清热化积,导滞止痛。主治热积腹痛。屡用效佳。

4. 腹痛散 吴茱萸、炒小茴香、延胡索、白僵蚕、黄柏各 6 克,丁香 4 克,香附 8 克。上药共研细末,和匀,贮瓶备用。

用法:上药分成 7 份,每日取药末 1 份,以白酒调成面团状,置肚脐上,以麝香止痛膏外加固定。每日 1 换。温中散寒,理气止痛。主治小儿间断性脐腹痛,时间不定,疼痛次数不定,有一日一痛者,亦有隔几小时疼痛者,痛时面色苍白,汗出,疼痛停止后一切如常。临床屡用,疗效确切。

5. 热熨方 莱菔子(打碎)120 克,生姜(切碎)60 克,葱白(连根须,切碎)500 克,白酒 1 杯。将上药混合入锅内炒热,布包备用。

用法:取药包,趁热熨肚脐、腹部,一般由上而下,由左至右,反复熨之,冷则易之。理气散寒止痛。主治气滞腹痛,无论小儿与成人腹痛均可用之。屡用效佳。

6. **香附导滞散**　香附 20 克,大黄、芒硝各 9 克,陈皮 6 克,冰片 3 克。上药共研细末,和匀,贮瓶备用。

用法:取药末 6～15 克,用凡士林调匀,敷于肚脐上,上盖纱布,胶布固定。每日 1 换。通腑导滞,理气止痛。主治食积腹痛。屡用效佳。

7. **盐椒姜葱熨**　食盐 60 克,花椒、生姜、葱白各 20 克。将后 3 味药共捣烂,入食盐同炒热,用布包裹,备用。

用法:取药包趁热置于肚脐及腹部,做顺时针摩运,冷则再炒再熨。散寒止痛。主治小儿腹痛。屡用效佳。

小儿疝气

小儿疝气是指小儿睾丸或脐部偏坠胀痛的疾病,有脐疝、腹股沟斜疝等。本病好发于小儿出生后头 6 个月或 1－2 岁。

【病因】　多因先天禀赋不足,或后天营养失调,或胎毒内蕴,或感受寒邪所致。

【症状】　患儿脐部或腹股沟处出现肿物,时隐时现,哭闹或用力腹压增强时容易出现,安静则消失。或小腹胀痛。严重者伴有腹胀、呕吐不能进食等。

【疗法】

1. **蜘蛛桂麝散**　肉桂 30 克,蜘蛛 3 克,麝香 1 克。上药共研细末,和匀,贮瓶备用,勿泄气。

用法:取药末 0.5 克填入肚脐,外贴黑膏药,贴至膏药自行脱落为止。一般 1 个多月后脱落。如合并咳嗽、腹泻、便秘等兼症,应同时服药治疗。温肾解毒,通络消胀。主治小儿腹股沟斜疝。屡用效佳。

2. **丁香散**　丁香、肉桂、葱白、生姜各适量。四药和匀,捣成泥膏,制成 8 厘米×8 厘米大的圆饼,备用。

用法:先用温开水洗净脐部,酒精棉球消毒,然后将膏饼敷于神阙穴,敷后用宽布带托提扎紧。每次敷 5 日。温肾、散寒、止痛。

主治小儿疝气。屡用效佳。

3. **疝气膏**　小茴香、母丁香、川楝子、吴茱萸各 10 克，硫黄、紫苏叶各 5 克。上药共研极细末，和匀，用食醋适量调和成稀糊状，贮罐备用。

用法：取此膏 20 克，外敷于双手心（劳宫穴）和肚脐上，外以纱布包扎固定。每日换药 1 次。5 次为 1 个疗程。散寒、理气、止痛。主治小儿疝气。屡用效佳。

4. **走肾散**　上肉桂 3 克，麝香 1.5 克。上药共研细末，和匀，贮瓶备用，勿令泄气。

用法：每取此散少许置放肚脐上，用金不换膏或暖脐膏贴上即可。未愈者再贴 1 次。温经散寒，活血行气。主治走肾（提睾肌痉挛）。屡用效佳。

5. **三核川回散**　小茴香、川楝子、橘核、荔枝核、黄皮果核、吴茱萸各等量，米醋、面粉各适量。上药共研细末，和匀，贮瓶备用。

用法：取本散适量，加面粉少许，拌匀，以米醋调匀成软膏状，外敷于肚脐上，上盖纱布，胶布固定。每日换药 1 次，贴至痊愈为止。温经散寒，理气止痛。主治小儿疝气。屡用效佳。

6. **脐疝散**　吴茱萸、苍术各 12 克，丁香 3 克，白胡椒 12 粒。上药烘干，共研细末，和匀，贮瓶备用。

用法：取此散 3～4 克，以麻油调和成糊状，敷于肚脐及脐疝上，上盖敷料绷带固定。每日或隔日换药 1 次。温经散寒，理气止痛，燥湿。主治脐疝。治疗 10 例，均获痊愈，随访 2 年未复发。

7. **灸疗配穴方**　取神阙、关元、太冲、大敦、三阴交。①用艾条温和灸。每次取 3～5 穴，各灸 10～15 分钟。每日灸 1 次，中病即止。②用艾炷隔姜灸。取神阙、关元、患部（疝块），各灸 3～5 壮。每日或隔日灸 1 次。主治小儿疝气。屡用效佳。

小儿脱肛

脱肛又称直肠脱垂。本病多见于小儿，但年老体弱者亦多发生。

【病因】　盖小儿脏腑娇嫩,气血未充,骶骨未长成,加之肾气不固,或脾虚中气下陷,或便秘努挣,或久泻久痢,脾虚气隐所致。

【症状】　脱肛,或迁延日久而反复发作,病情日重,甚则直肠可发生充血、水肿、溃疡,甚至坏死,不可不慎。

【疗法】

1. **提肛散**　柴胡 6 克,生黄芪 30 克,升麻 9 克,党参 15 克。上药共研细末,和匀,贮瓶备用。

用法:取本散 5～10 克,用食醋调匀成糊状,敷于肚脐上,或直接掺入肚脐中,上盖纱布,胶布固定。每日换药 1 次。脱肛严重者,可加服本散煎服(每日 1 剂)。益气、升提、止脱。主治脱肛。治疗 40 例,3～5 日均获痊愈。原用此方内治脱肛,取得了较好的疗效,后加用敷脐治疗,疗效大大提高,是为治疗脱肛的一首良方。

2. **缩肛糊**　黄芪、升麻、枳壳、五倍子各等量。上药共研细末,贮瓶备用。

用法:取药末 30 克,以米醋调匀成薄糊状,摊布于 1 块纱布中央,敷于肚脐上,用胶布固定,药糊干后再换药敷之。每日 3～5 次,频换频敷。升提固脱。主治脱肛。屡用效佳。

3. **双麻膏**　蓖麻子 14 粒,升麻 14 克。先将蓖麻子捣烂如泥,次将升麻研为细末,混匀(或加米醋)调匀成膏状,分作 2 份,备用。

用法:将药膏分别敷于肚脐、百会穴上,用胶布固定或用纱布束紧。每日换药 1 次。5～7 日有效。升提缩肛。主治小儿脱肛,久不缩回。屡用效佳。

4. **蓖麻麝香饼**　红蓖麻叶 10 克,红蓖麻子 10 粒,麝香(后入)0.6 克。将前 2 味混合,共捣烂如泥,加入麝香捣匀至茸,制成 2 个药饼,备用。

用法:将 2 个药饼分别贴于肚脐和百会穴上,盖以纱布,胶布固定。每日换药 1 次。10 次为 1 个疗程。消炎缩肛。主治脱肛。

屡用效佳。

5. 升鳖膏 鳖头(焙干)1个,枳壳10克,升麻、五倍子各5克。上药研细末,过筛后以米醋调匀成软膏状,备用。

用法:每取铜钱大的药膏敷于肚脐上,外以纱布盖上,胶布固定。2日换药1次。10次为1个疗程。升提固脱。主治小儿脱肛。屡用有效。

6. 麻党车倍散 升麻、党参、车前子、五倍子各等量。上药共研细粉,和匀,贮瓶备用。

用法:每次取药粉0.5克,与蓖麻子10粒共捣烂成泥,外敷肚脐上,常规固定。每日用药1次。连用5日。益气升提,缩肛固脱。主治脱肛。屡用有效。

7. 拔罐配穴方(一) 取神阙、天枢(双)、关元,用单纯拔罐法。留罐10~15分钟。罐后艾条灸5~10分钟。每日或隔日1次。5次为1个疗程。主治脱肛。临床应用多年,效果甚佳。

8. 拔罐配穴方(二) 取神阙、中脘,用单纯拔罐法。留罐10~15分钟。起罐后,神阙用提肛散贴敷;中脘加温灸5壮或6壮。每日1次。5次为1个疗程。主治脱肛。笔者屡用效佳。一般用药1个疗程见效,2个疗程即愈。

9. 灸疗配穴方 取百会、神阙。①用艾炷隔姜灸。取百会穴,抱患儿正坐位,术者站在其后面,先按摩百会穴,有热感后,用生姜一片贴在百会穴上,再置艾炷,点燃灸2壮。每日灸2次。连灸3~5日。②女性隔盐灸。取神阙穴,每次隔盐灸3壮。每日灸1次。10次为1个疗程。主治小儿脱肛。临床屡用,疗效满意。

小儿脐风

脐风又名"四七风""七日风"和"锁口风",现代医学称为新生儿破伤风。

【病因】 多因断脐时消毒处理不善,秽浊风邪侵入脐中所致。

【症状】 一般多在出生后4~7日发病,亦有数周后始发者。

身热、唇青、口噤、牙关紧闭、口吐白沫、啼声不出、颈项强直、角弓反张、四肢抽搐、面呈苦笑、指纹青紫或脐成疮,证多危重。

【疗法】

1. 防风散　朱砂、冰片各 1 克,硼砂 7 克,枯矾、陈艾叶(炭)各 6 克,麝香 0.3 克。先将艾叶炭研末,再依次加入朱砂等药,共研细末,和匀,贮瓶备用,勿泄气。

用法:婴儿剪断脐带后,再取此药粉适量,撒于脐带剪口及其周围,用消毒纱布覆盖,再用绷带束固。每日换尿布时,如发现加盖之纱布湿润,应予更换,并加撒药粉,直至留在肚脐上的一段脐带自然干枯脱落。解毒祛风,收敛通络。预防小儿脐风。

2. 雄麝散　麝香 0.15 克,雄黄、冰片各 1.5 克。上药共研细末,贮瓶备用,勿泄气。

用法:蜜糖 30 克,微煮 3 分钟,加入药末,调成糊状,摊于布上,贴敷肚脐上。解毒、息风、止痉。主治初生儿脐风。屡用效佳。

3. 脐风糊　天麻 10 克,白附子、羌活、防风、白芷各 9 克,天南星、地龙、白僵蚕各 6 克。上药共研细末,和匀,贮瓶备用。

用法:取药末 10 克,以蜂蜜调匀成糊状,外敷于肚脐上(约 1 指厚),上盖纱布,胶布固定。每日换药 2 次,直至病愈为止。祛风止痉。主治脐风。屡用效佳。

4. 封脐散(一)　当归(焙)15 克,天浆子(炒)、血余炭各 3 克,麝香 1 克。先将前 3 味药共研细末,再入麝香同研,和匀,贮瓶备用,勿泄气。

用法:取药末 0.3~0.6 克,撒入肚脐上,时时用之。活血、祛风、止痉。主治小儿脐风。屡用有效。

5. 封脐散(二)　甑带灰、血余炭、白姜灰、红帛灰、当归尖、天南星、白薇、赤小豆、五倍子、血竭、龙骨、煅赤石脂、胭脂、海螵蛸、百草霜各 1.5 克。上药共研细末,和匀,贮瓶备用。

用法:每取药粉适量,脐湿则干掺之,脐干则用清油调敷肚脐上。每日换药 1 次。活血祛风,化痰固涩。主治小儿脐风。屡用有效。

6. 脐风方 活蛴螬虫、陈艾叶各 3 克,线香 3 根。将蛴螬虫剪去头尾,只留中间一段,次将艾绒捏成如蚯蚓小团若干个,备用。

用法:取剪去头尾之蛴螬虫,竖立于患儿之肚脐上,将艾绒团放在蛴螬虫之上段口处,用线香点燃。每烧完 1 个艾团,再加上 1 个续烧,直到蛴螬虫段烧至与脐孔相平时,再取 1 条,直到烧完 3 条蛴螬段为止。祛风止痉。主治小儿脐风、撮口。屡用皆效,均可转危为安。

7. 羚发蜈蚣散 羚羊角(代,锉屑,略炒)3 克,血余炭适量,炙蜈蚣(赤足者)1 条。上药共研末,和匀,贮瓶备用。

用法:取药末 0.5～1 克,填入肚脐,外用消毒纱布束固。平肝活血,息风止痉。主治脐风。屡用效佳。

8. 脐风散 枯矾、硼砂各 8 克,朱砂 2 克,冰片、麝香各 0.2 克。上药共研细末,和匀,贮瓶备用,勿泄气。

用法:取药末 2 克,填于肚脐内,上盖纱布,胶布固定。每日换药 1 次。收敛安神,消炎止痉。主治脐风。屡用有效。

9. 蝎蜈蚕瞿散 蝎梢 4 个,赤脚金头蜈蚣 1 条,僵蚕 7 个,瞿麦 1 克。上药共研细末,和匀,贮瓶备用。

用法:取药末 2 克填入肚脐,同时用鹅毛管吹药末少许入鼻中,有喷嚏、叫声可治。后用薄荷汁调服适量药末。息风止痉。主治小儿脐风。屡用有效。

10. 蜂房僵蚕散 蜂房、白僵蚕各 1 个,蜂蜜适量。将蜂房烧灰,与白僵蚕共研为细末,加入蜂蜜适量调和如厚糊状,备用。

用法:取药糊适量,涂敷肚脐上,外用纱布覆盖,胶布固定。每日 1 换。息风止痉。主治脐风。屡用有效。

11. 灸疗配穴方(一) 取然谷、神阙穴,用艾条温和灸各灸 5～10 分钟。每日灸 1～2 次,中病即止。主治新生儿破伤风。屡用有效。

12. 灸疗配穴方(二) 取神阙、内关,用艾炷隔姜灸,至苏醒为止。主治新生儿窒息,屡用神效。

小儿脐炎

脐炎是初生婴儿常见病症。

【病因】　多因新生婴儿洗浴时脐部被水所浸,或被尿液所渍,或解包不慎,误伤脐带,或脐带被衣被摩擦,久则发炎所致。

【症状】　脐肤发红浸肿、灼热,水湿浸淫,久而不干,甚至则糜烂,并有脓液溢出等。

【疗法】

1. **脐带粉**　黄连 20 克,枯矾 30 克,冰片 2 克,朱砂、氧化锌、炉甘石各 10 克。先将前 4 味药研为细末,再入氧化锌、炉甘石同研细,和匀,高压消毒,贮瓶备用。

用法:先用 3.0％过氧化氢(双氧水)洗净肚脐部,拭干。再取 2％甲紫溶液和脐带粉适量,调成稠糊状,外涂敷肚脐上,用绷带包扎固定。每日涂 2 次或 3 次。清热解毒,消炎止痛,收敛祛湿。主治小儿脐炎。屡用效佳。一般 2～3 日见效,5～7 日痊愈。无不良反应。

2. **脐炎散(一)**　白石脂、枯矾各 3 克,黄柏 10 克,百草霜 1 克。上药共研细末,和匀,贮瓶备用。

用法:取药末适量,填于肚脐。每日 1 换。清热、收敛、燥湿。主治脐炎、脐湿。屡用效佳。

3. **脐炎散(二)**　干马齿苋 1 把或棉花籽 30 克。上药任选一味,烧灰存性,研末,贮瓶备用。

用法:先用四季葱煎水洗净脐部,后用药棉拭干,再取本散填满肚脐孔,常规固定。未愈,可再敷 1 次。清热杀菌,通阳利湿。主治小儿脐带脱落后脐孔久不收水。屡用效佳,通常用药 1 次或 2 次即愈,无不良反应。又用云南白药,撒于肚脐上,用药最多 2 次,用治脐炎 16 例,均获痊愈。

4. **藕倍膏**　鲜藕节 6 克,五倍子 3 克。上药共捣烂如泥状,备用。

用法:取药泥敷于肚脐上。每日 1 换。凉血、收敛、止血。主治脐炎、脐血。屡用效佳。

5. 马勃散 马勃粉、白矾、五倍子、龙骨各 10 克,冰片 3 克。上药混合,共研细末,和匀,贮瓶备用。

用法:取药末适量,纳入肚脐。每日 2 换。消炎收敛。主治婴儿脐炎。屡用屡验。

6. 贯珠散 贯众 30 克,穿山甲(醋制)12 克(代),蚕茧(焙制去蛹)6 只,珍珠粉 6 克,樟脑 10 克,冰片 3 克。将上药前 2 味共研为细末,过 6 号筛,再与其余 4 味配制均匀,贮瓶备用,勿泄气。

用法:用时取药末适量掺撒患处(脐孔),外用医用纱布固定,每日 1～2 次。清热消肿,通络止痛。主治婴幼儿脐炎。经治疗 121 例,治愈 105 例,显效 11 例,有效 5 例。总有效率为 100%。

小儿脐湿

脐湿是初生婴儿常见病,较脐炎为轻。

【病因】 多因婴儿断脐后洗浴时脐部被水湿风邪所侵,或被尿液所渍,或因解包不慎,误伤脐带,致使脐带脱落过早,以致脐孔浸淫,久而不干所致。初起为脐湿,日久不解,湿郁化热则成脐炎。

【症状】 婴儿脐带脱落后脐中潮湿不干,微有红肿。

【疗法】

1. 龙矾散 龙骨、枯矾各 60 克。上药共研细末,和匀,贮瓶备用。

用法:取药末适量,填于肚脐中,上盖纱布,胶布固定。隔日换药 1 次。收湿敛疮。主治小儿脐中湿烂。屡用效佳。或用云南白药(或冰硼散),撒于肚脐上。隔日 1 次。用治脐湿、脐血,效佳。

2. 渗湿散 枯矾、煅龙骨各 6 克,麝香 0.15 克。上药共研细末,贮瓶备用,勿泄气。

用法:每取本散适量撒于肚脐上,上盖纱布,胶布固定。每日换药 1 次。收敛燥湿,消肿止痛。主治小儿脐湿。屡用效佳。

3. 南瓜蒂散　南瓜蒂数个(或柿蒂 7 个),冰片 1.5 克。将南瓜蒂(或柿蒂)在新瓦上焙干,与冰片同研末,和匀,贮瓶备用。

用法:先用生理盐水洗净脐部,再取本散填满肚脐,上盖纱布,胶布固定。每日换药 1 次。消炎、收敛、祛湿。主治小儿脐湿。屡用效佳。一般用药 3～5 日即愈。又用本方治疗血风疮(外敷患处),效佳。

4. 三妙散　苍术、黄柏、槟榔各等量。上药共研细末,贮瓶备用。

用法:取药末适量,干搓肚脐部。每日搓多次。清热燥湿。主治脐湿、脐疮。屡用有效。

5. 黄柏散　黄柏 20 克,五倍子、枯矾各 6 克,冰片 0.5 克。上药共研细末,和匀,贮瓶备用,勿泄气。

用法:取药末撒入脐中。每日撒多次。清热燥湿。主治脐湿、脐炎。屡用效佳。

小儿脐突

脐突又名脐肿,即初生儿肚脐眼突出。

【病因】　多系断脐后初次洗浴系脐不紧,脐孔被水湿所浸,或被尿布所渍,或脐痂被摩擦脱落过早,或胎儿受母体积热等因所致。

【症状】　婴儿脐突如栗,质软疼痛,而脐疝又为脐突之重证。

【疗法】

1. 外消散　大黄、煅牡蛎各 15 克,朴硝 6 克,活田螺数十枚。先将前 3 味药共研细末,再取田螺洗净,用清水半盆养之,过宿取田螺水调药末成糊状,储布备用。

用法:每取药膏敷于肚脐上。每日换药 1 次或 2 次。清热消肿,固涩收敛,燥湿止痛。主治小儿脐突。屡用效佳。

2. 二豆星蔹散　赤小豆、淡豆豉各 30 克,天南星、白蔹各 10 克。上药共研细末,和匀,贮瓶备用。

用法:取药末适量,用芭蕉根捣汁调匀成糊状,敷于肚脐上。或用鸡蛋清或米醋调敷肚脐上。每日换药 1 次。清热化痰,活血利尿。主治小儿脐突。屡用有效。

3. 脱脐散 枯矾、白及、川黄柏各等量。上药共研细末,和匀,贮瓶备用。

用法:取药末适量撒入肚脐上,上盖纱布,胶布固定。每日换药 1 次。清热燥湿,固涩收敛,消肿止痛。主治小儿脱脐(脐突)。治疗 768 例,均获痊愈。

4. 矾槐散 枯矾、槐花各等量。上药共研细末,贮瓶备用。

用法:新生儿断脐后再敷上药粉。清热凉血,收敛固涩。主治新生儿脱脐(脐突)。

5. 脐疝膏 猪牙皂 2 克,雄黄、细辛、吴茱萸、乳香、没药、冰片各 1.5 克,地龙 1 条。上药共研细末,和匀,贮瓶备用。

用法:先将脐部用温水洗净,拭干,保持清洁,再取药末 3 克,用温开水调成稠糊状,外敷肚脐上,继以铜钱 1 枚(或圆形铜片亦可)压盖于药上,用绷带包扎固定。每日换药 1 次。5 次为 1 个疗程。祛风散寒,通络止痛。主治小儿脐疝(即脐突之重证)。治疗15 例,痊愈 13 例,好转 1 例,1 例效果不详。

小儿脐衄

脐衄即肚脐渗血。此证多因断脐结扎不善或肾火外越所致。

【疗法】

1. 桑叶白芷散 鲜桑叶 6 克,白芷 2 克。上药共捣烂如泥状,备用。

用法:取药泥 8 克敷于肚脐上。每日 2 次,中病即止。清热、祛风、止血。主治脐烂、溢脓血水。屡用效佳。

2. 止血粉 三七、小蓟各 20 克,地榆 15 克,茜草 30 克。上药共研细末,和匀,贮瓶备用。

用法:取药粉外敷肚脐上。每日用药 2 次,中病即止。活血散瘀,凉血止血。主治脐肿出血。屡用效佳。

3. **止血丹**　白及、白矾各 100 克,黄连、黑栀子、牡丹皮各 50 克。上药共研极细末,过 120 目筛,贮瓶备用。

用法:取药粉撒于肚脐上(患处)。每日 2 次,中病即止。清热、凉血、止血。主治脐部溢血。屡用有效。

4. **石脂散**　白石脂适量。上药共研细末,贮瓶备用。

用法:每取药粉适量,以清水调敷肚脐上。如未愈,则应微炒,待冷后再敷脐中,必效。敛肾火,止脐衄。主治凡未满 6 个月之婴儿因啼哭过久、过急引起肾火上越所致的脐衄。屡用效佳。一般 1 次或 2 次即愈。用时注意,敷后衄未止,药层不可剥离(自脱除外),只需再加药粉敷之,脐衄必止。若因断脐结扎不善致脐衄,可用艾叶炭研末,或用云南白药,撒于肚脐上,外用纱布包扎固定。多 1 次即止。

5. **补气摄血散**　黄芪、人参、白术、甘草各 10 克,胎发(煅存性)6 克,五倍子 10 克,煅龙骨 30 克。上药共研细末,和匀,贮瓶备用。

用法:取药粉适量撒于肚脐上,外用纱布包扎固定。每日换药 1 次。益气健脾,固涩止血。主治脐衄(气虚型)。屡用效佳。

小儿脐疮

脐疮包括脐痈、脐瘘,在临床上并不少见。

【病因】　多因脐湿、脐炎迁延不愈发展而成,或因衣服摩擦,损伤脐部肌肤,复受毒邪感染所致。

【症状】　脐部红肿热痛甚至溃烂化脓、溢脓,或伴发热、面赤、啼哭不休、舌红苔黄、指纹红紫。甚则为脐痈。迁延不愈者,可形成脐瘘。

【疗法】

1. **烧盐散**　食盐(火烧)、枯白矾各等量。上药共研细末,和匀,贮瓶备用。

用法:先将脐孔及脐周用无刺激性消毒药水洗净,待稍干后,再取本散少许,撒于肚脐及周围,用干药棉或干纱布垫覆盖,并稍加压固定。隔日换药 1 次。消炎收敛。主治小儿脐疮(又名脐孔湿疹),症见脐部瘙痒糜烂,迁延复发,不易结痂。屡用效佳。一般用药 2 次即可结痂,数日后痂皮脱落而愈。注意:治疗期不宜洗澡,忌搔抓。

2. 黄龙乌贼散 川黄连、煅龙骨各 6 克,海螵蛸 3 克。上药共研细末,和匀,贮瓶备用。

用法:每取本散少许撒于肚脐上。每日换药 1 次。上药前,先用过氧化氢洗净脐疮部。解毒消肿,收湿敛疮。主治小儿脐疮。屡用有效。又本方去海螵蛸,加煅牡蛎等份,共研细末。先用防风、金银花各 10 克煎水洗净脐部,拭干,再取药末撒于肚脐上,用之临床,疗效亦佳。

3. 黄连膏 川黄连、黄柏、姜黄、当归各 9 克,生地黄 30 克。上药用麻油 300 毫升熬枯,去渣,加黄丹 120 克搅匀收膏,备用。

用法:取药膏适量敷于脐疮上,外以纱布覆盖,胶布固定。每日换药 1 次。凉血解毒,活血消肿。主治小儿脐疮。屡用屡验,效佳。

4. 脐痈散 苍术 15 克,厚朴、陈皮、甘草各 10 克,川黄连 12 克,冰片 0.1 克。上药共研细末,过筛和匀,贮瓶备用,勿泄气。

用法:取药末 15 克,以冷开水与药粉调匀成糊状,涂布于肚脐患处,上盖纱布,胶布固定。每日换药 1~3 次,至病愈为止。清热解毒,燥湿消肿。主治脐痈初起。屡用效佳。

5. 菊蒲膏 鲜菊花、鲜蒲公英各 1 握(约 50 克)。上药共捣烂如泥膏状,备用。

用法:先用温开水清洗脐部皮肤,再取药膏适量敷于肚脐上,外用消毒纱布束紧固定。每日换药 1 次或 2 次。清热解毒,消肿止痛。主治小儿脐疮。屡用效佳。或用干马齿苋 200 克,晒干,烧存性,研末,纳入肚脐,每日 1 次。或用苍耳子 30 克,研末,敷于肚脐上(患处),每日 1 次。或用炒黄柏 15 克,研末,敷患处(肚脐),

每日 1 次。用治脐疮,效果均佳。

6. 地丁鱼马膏　鲜紫花地丁、鲜蒲公英、鲜鱼腥草、鲜马齿苋各等量,红糖适量。先将前 4 味药共捣烂如泥,加红糖调成膏状,备用。

用法:取药膏适量,敷于脐痈患处,外用纱布带束紧。每日换药 2 次或 3 次。清热解毒,消肿止痛。主治脐痈化脓。屡用效佳。又脐痈初起,用仙人掌(去刺,洗净)40 克,红糖 30 克,共捣烂敷于脐痈患处。每日换药 2 次或 3 次。效佳。

7. 黛冰散　青黛 15 克,冰片 2 克。上药共研细末,贮瓶备用,勿泄气。

用法:取药末适量,用香油调匀成糊膏状,涂布在肚脐上,外用纱布包扎固定。每日换药 1 次。换药前宜用温开水洗净脐部皮肤,拭干水湿及脓性分泌物。清热解毒,消肿止痛。主治小儿脐疮。屡用效佳。

8. 黛倍连柏散　青黛、五倍子、川黄连、黄柏各等量。上药共研细末,和匀,贮瓶备用。

用法:取药末适量,以陈米醋调匀成糊状,涂敷脐痈溃疡处。每日涂 3 次或 4 次。清热消肿,燥湿敛疮。主治脐痈溃疡。屡用效佳。

9. 脐瘘方　漂白术、猪苓各 3 克,建泽泻、白茯苓、生黄芪各 4 克,桂枝 1 克,滑石粉 30 克。上药共研细末,装入一小布袋内,扎口,备用。

用法:取药袋置于肚脐上,用宽绷带绷脐周。同时用上方去滑石,水煎内服,每日 1 剂。健脾利湿,益气托毒。主治脐部管瘘。屡用有效。

10. 瘘管丹　蜈蚣 6 条,血竭、全蝎、守宫尾、冰片各 3 克,斑蝥 1.5 克,制乳香、制没药各 5 克,轻粉 0.5 克。先将蜈蚣、全蝎、斑蝥、守宫尾焙黄,然后与余药共研细末,贮瓶备用,勿泄气。

用法:先将瘘管消毒,后取本药末 15～25 克,放入烊化后的安庆黑膏药(药店有售)中心,外贴脐瘘口处,3日换药1次。消炎祛腐,拔毒生肌。主治脐部瘘管。屡用有效,一般用药3次可愈,疗效显著。在用药期间可配用野菊花、连翘、黄芪煎汤内服,消炎托毒,则奏效尤捷。

三、妇科疾病

月经不调

《医学心悟》云:"经者,常也,一月一行,循乎常道,以象月盈则亏也。经不行,则反常而灾至矣。方书以超前为热,退后为寒,其理近似,然不可尽拘也。"说明月经未按月而至者,谓之月经不调,是妇科常见病。

【病因】 多因情志内伤(如思虑伤脾、恼怒伤肝、过劳伤气等),或嗜食辛热,肠胃积热,或因吐血、下血而致营血损伤、血海不充,或因产后、多产或流产致冲任受损等因所致。病因虽多,但概括言之,不外乎是血热、寒凝、瘀血、气血亏虚4种因素所引起的。

【症状】 月经先期、后期或先后无定期,月经之色、质、量等亦随之出现异常。

【疗法】

1. **先期膏** 大黄128克,玄参、生地黄、当归、赤芍、白芷、肉桂各64克,小磨香油1000毫升。前7味用香油熬至枯,去渣,入黄丹448克,搅匀收膏,备用。

用法:取药膏适量,贴于肚脐及关元穴,上盖纱布,胶布固定。每日换药1次。月经前后10日用,3个月为1个疗程。清热凉血,活血调经,养阴泻火,祛风温经。主治月经先期。屡用效佳。

2. **归芎调经散** 当归30克,川芎15克,白芍、肉苁蓉、炒五灵脂、炒延胡索、白芷、苍术、白术、乌药、小茴香、陈皮、半夏各9克,柴胡6克,黄连、炒吴茱萸各3克。先期者加黄芩、牡丹皮、地骨皮各 6 克;后期者加桂皮、干姜、艾叶各 6 克;干血痨者加桃仁、红花、大黄、生姜、大枣各 6 克;血瘕加马鞭草 9 克。上药共研粗末,过筛和匀,贮瓶备用。

用法:取药末适量(50～100 克)入锅内,加醋或白酒拌炒至极热,布包熨心、腹、脐下,并敷肚脐上。如冷则再炒再熨。每日用之,以经调为度。温经散寒,活血调经。主治月经不调。屡用有效。

3. 调经散　鹿茸 3 克,肉桂心、白芍、红花、川芎、干姜各 6 克,当归 9 克。上药共研细末,和匀,贮瓶备用。

用法:取药末 3～5 克纳入肚脐内,外以膏药贴在肚脐上,再以胶布固定。每 7 日换药 1 次。3 次为 1 个疗程。温肾、活血、调经。主治月经不调。屡用效佳。

4. 活血调经散　乳香、没药、白芍、川牛膝、丹参、山楂、广木香、红花各 15 克,冰片 18 克。上药共研细末,和匀,贮瓶备用,勿泄气。

用法:取药末 20 克,以姜汁或黄酒适量,调和成糊膏状,分敷于神阙、子宫穴,上盖纱布,胶布固定。2 日换药 1 次。活血调经、通经止痛。主治月经不调,少腹疼痛。屡用效佳。

5. 调经灸法　乳香、没药、血竭、沉香、丁香各 15 克,青盐、五灵脂、两头尖各 18 克,麝香 1 克。先将前 8 味药共研细末,和匀,贮瓶备用。麝香另研末。

用法:先取麝香 0.2 克放入肚脐,再取药末 15 克撒布麝香上,上盖以槐皮(槐皮上预先钻一小洞),穴周围用面糊圈住,以艾绒捏炷,放槐皮上点燃灸之。如此灸 3 壮。每日治疗 1 次。活血化瘀、温通调经,理气止痛。主治月经不调、痛经、癥瘕血块。屡用有效。

6. 补虚调经散　党参 10 克,白术 7 克,干姜 5 克,甘草 3 克,硫黄 25 克。上药共研细末,和匀,贮瓶备用。

用法:将肚脐用温毛巾擦净,取药末 200 毫克填满肚脐,覆盖一软纸片,再加棉花,外用白胶布固定。5 日换药 1 次。温补脾肾,健脾调经。主治脾肾阳虚所致的月经不调、经量过多之症。屡用有效。

7. 暖宫膏　当归、川附子、小茴香、高良姜、川芎、木香各 500 克,香油 7500 毫升。上药用香油炸枯去渣,熬至滴水成珠,入黄丹 5000 克搅匀收膏。另配细料青毛鹿茸、沉香各 40 克,肉桂 50 克,混合研成细粉。每 800 克膏药兑细料 15 克,搅匀摊贴。大张药重 35 克,小张药重 22.5 克。收储备用。

用法:取膏药微火化开,贴敷肚脐上。3～5 日更换 1 次。活血调经,暖宫止痛。主治月经后期、宫寒腹痛。屡用有效。

8. 行气活血散　桃仁、红花、当归、香附、白芍、肉桂、吴茱萸、小茴香、郁金、枳壳、乌药、五灵脂、蚕沙、蒲黄、熟地黄各等量。上药共研细末,和匀,贮瓶备用。

用法:取药末 15 克,以酒调和成糊状,敷于肚脐上,上盖纱布,胶布固定。2 日换药 1 次。活血调经,行气止痛。主治月经过少。屡用有效。

9. 散寒调经膏　山楂、葛根、乳香、没药、穿山甲、川厚朴各 100 克,白芍 150 克,甘草、桂枝各 30 克,细辛挥发油、鸡血藤挥发油、冰片等适量。先将山楂、葛根、白芍、甘草水煎 2 次,合并煎液,浓缩成稠膏状,再加入用 95％乙醇浸泡过的乳香、没药浸液适量拌匀,然后将煎液烘干后,再与穿山甲、川厚朴、桂枝共研为细末,再加入适量的细辛挥发油、鸡血藤挥发油和冰片,充分混合研细后,过 100 目筛,贮瓶备用。

用法:于患者经前 3～5 日,先用温水洗净脐部,拭干,再取药粉 2～2.5 克,气滞血瘀者用食醋调匀,寒湿凝滞者用姜汁或乙醇调匀,然后敷于肚脐上,外用胶布固定。待经来痛止或经期第 3 日后去药。温经散寒,活血调经。主治月经不调、痛经。屡试屡验,效佳。

10. 硫黄理中丸　硫黄、理中丸各 30 克。将上药共研细末,和匀,贮瓶备用。

用法:取药末适量,填入肚脐,纱布覆盖,胶布固定。每3日更换1次。温脾散寒,调经止痛。主治月经量多、小腹冷痛。屡用有效。

11. 益母散　益母草60克,夏枯草40克,当归、桃仁、红花、延胡索、广木香各20克。上药共研细末,和匀,贮瓶备用。

用法:取药末16~25克,用黄酒或姜汁调和成糊状,分贴敷神阙、关元穴上,上盖纱布,胶布固定。每日或隔日换药1次。活血调经,清热化痰,理气止痛。主治月经不调、痛经、闭经。屡用效佳。

12. 当归地黄膏　当归、熟地黄、益母草、川芎各30克,阿胶、桑寄生、白术、延胡索、白芍、砂仁壳、艾叶、茯苓、附子各15克,生蒲黄、炙甘草各7.5克,香油100毫升,黄丹180克。将上药投入香油中炸枯去渣,滤油熬至滴水成珠时,离火徐徐加入黄丹收膏备用。

用法:用时取药膏30克摊在纱布棉垫上,敷贴在脐孔上,外以胶布固定。2日换药1次,10日为1个疗程。健脾益肾,活血调经。主治月经先后不准,或提前错后,伴小腹胀痛,月经色暗不鲜,有血块。屡用效佳。

13. 乌药白芷膏　乌药、白芷、木通、当归、赤芍、大黄、续断、椿根皮、川牛膝、杜仲、附子、锁阳、巴戟天、艾叶、香附、肉桂、益母草、金樱子、血竭、乳香、没药、儿茶、植物油、黄丹各适量。将上药熬成膏备用。

用法:用时先洗净脐部,取膏药温化开贴敷脐孔上。温肾助阳,活血调经,暖宫散寒。主治血寒型月经后期,子宫寒冷性痛经或男性阳虚,精寒不固所致的阳痿、遗精、不育等。屡用有效。

14. 灸疗配穴方　取神阙、气海、关元、脾俞、肾俞、三阴交、足三里。用艾炷隔姜灸,每取6~7穴,各灸3~5壮;或用艾条温和灸,各灸15~20分钟。均为每日灸1次,10次为1个疗程。主治月经不调。屡用效佳。

痛 经

痛经是指月经来潮及行经前后出现下腹部疼痛,属月经病范畴,是妇科常见病症。

【病因】 多因气滞血瘀、寒湿凝滞、气血虚损等因所致。气血瘀阻,冲任失调,"不通则痛",故发生痛经。

【症状】 行经期或经前、经后小腹疼痛,或伴腹胀、乳房胀痛,或胸胁胀痛。大抵经前痛多属寒凝气滞,经期痛多属气滞血瘀,经后痛多属气血虚损。

【疗法】

1. 加味失笑散(一) 五灵脂、蒲黄、延胡索、乳香、没药、益母草各 50 克,冰片 5 克。上药共研细末,和匀,贮瓶备用。

用法:取药末 10 克,以白酒调匀成糊状,敷于肚脐上,上盖纱布,胶布固定。每日换药 1 次。1 个月经周期为 1 个疗程。温经散寒,活血化瘀,行气止痛。主治原发性痛经。治疗 98 例,经用药 1~2 个疗程,治愈 85 例,好转 13 例,总有效率为 100%。

2. 加味失笑散(二) 五灵脂、蒲黄、香附、丹参、台乌药各等量。上药共研细末,贮瓶备用,勿泄气。

用法:取药末 3~5 克,填满肚脐,用胶布固定。每日换药 1 次,病愈停药。活血调经,行气止痛。主治痛经。屡用效佳。

3. 痛经散 肉桂、细辛、吴茱萸、苍术、威灵仙、白鲜皮各 30 克,延胡索、香附、乳香、没药各 15 克,白芷、川芎各 10 克。上药共研细末,和匀,贮瓶备用。

用法:取药末适量(每穴 3 克),用陈醋调和摊于塑料薄膜或敷料上,分贴敷于神阙、中极、次髎(双)、地机(双)穴上,胶布固定。2 日换药 1 次。连用 3 个月经周期。调理冲任,通经止痛。主治原发性痛经。治疗 60 例,总有效率为 93.33%。

4. 寒瘀痛经散 白芷 8 克,五灵脂 15 克,炒蒲黄 10 克,食盐 5 克。上药共研细末,贮瓶备用。

　　用法:于经前 5～7 日,取药末 3 克纳入肚脐,上置生姜片,用艾炷灸 2～3 壮,以脐内有热感为度。然后药末用胶布固定。月经结束则停用。温经散寒,活血通经。主治寒凝瘀阻之痛经。屡用效佳。

　　5. 调经止痛膏　炮姜、延胡索各 10 克,山楂 20 克。上药共研细末,贮瓶备用。

　　用法:取药末 6 克,用黄酒调匀成糊状,贴敷肚脐,外用纱布覆盖,胶布固定。每日换药 1 次。暖宫散寒,调理止痛。主治妇人宫寒、月经不调、痛经、腰酸怕冷。屡用效佳。

　　6. 行气通经熨　香附、桃仁各 30 克,延胡索、当归、苏木各 15克,川椒 10 克。上药共研为粗末,用黄酒拌炒至热,装入小布袋内,扎口,备用。

　　用法:取药袋趁热熨肚脐及腹部,冷则再炒再熨。每次熨20～30 分钟。活血化瘀,行气通经。主治痛经、闭经。屡用效佳。或再用艾绒 200 克,食盐 100 克,入锅炒热,分装 2 袋,交替热熨神阙、关元穴。每日 1 次。用治痛经,效果尤佳。

　　7. 蚕沙益母熨　晚蚕沙 100 克,益母草 60 克,小茴香、桂枝、赤芍各 30 克。上药共研为粗末,装入药袋,入锅蒸之,备用。

　　用法:取药袋趁热熨敷肚脐、关元、阿是穴。每次 20～30 分钟。每日 1 次。温经散寒,活血通经。主治痛经、闭经。屡用效佳。

　　8. 活血止痛熨　益母草、丹参、桃仁、红花、牡丹皮、木通各 40克,当归、川芎、木香、香附、小茴香、蒲公英各 60 克。将上药共研为粗末,分为 3 份,备用。

　　用法:取药末 1 份,加入米醋拌匀,以湿而不渗为度,装入事先备好的布袋内。布袋大小以患者合体为宜,上至肚脐,下至耻骨,左右达附件。然后放锅内蒸至透热,取出熨敷在肚脐、少腹。药袋上加盖热水袋,以助热保温,温度以热而不烫为佳。每袋药用 2日,每日早、晚各 1 小时。3 份共用,6 日为 1 个疗程。用药从行经前 1 日开始,经期不停药。活血化瘀,解毒利水,行气止痛。主治痛经。屡用效佳。

9. 归萸散 当归、吴茱萸、乳香、没药、肉桂、细辛各 50 克,樟脑 3 克。先将当归、吴茱萸、肉桂、细辛水煎 2 次,去渣取汁,再煎至浓缩成糊状,再浸入用适量 95％乙醇浸泡过的乳香、没药浸液中,拌匀,烘干后共研细末,然后加入樟脑同研细末,和匀,贮瓶备用,勿泄气。

用法:取上药 1/5,于经前 3 日用黄酒数滴拌成糨糊状,外敷于肚脐上,用麝香止痛膏封固。药干后再换药 1 次。行经 3 日后取下。1 个月经周期为 1 个疗程。连用 3 个疗程,至愈为止。温经散寒,祛瘀止痛。主治经期腹痛。临床应用,疗效显著,治愈率达 80％以上。

10. 白石散 石菖蒲、香白芷各 30 克,公丁香 9 克,精制食盐 500 克。先将前 3 味药共研细末,次将食盐入锅内炒干燥,再将药粉倒入锅内拌炒片刻,装入厚毛巾袋中,扎紧袋口,备用。

用法:用药袋趁热熨敷肚脐上及痛处,至不烫时,将药袋敷于脐部,盖上被子静卧片刻即愈。若未痊愈,可再炒热,继续熨敷 1 次。温经散寒,理气止痛。主治经前腹痛。屡用效佳,通常 1 次见效,最多 2 次,痛经必止。

11. 芷香外敷散 白芷、小茴香、红花各 40 克,当归 50 克,细辛、肉桂各 30 克,延胡索 35 克,益母草 60 克。先将上药水煎 2 次,去渣后,将煎液再浓缩成糊状,浸入用 95％乙醇浸泡过的乳香、没药(各 35 克)浸液中,烘干后,再加樟脑 15 克同研细末,和匀,贮瓶备用,勿泄气。

用法:每取此散 9 克,用黄酒数滴拌成糨糊状,外敷于肚脐、关元穴上,用麝香止痛膏封固。药干后再换药 1 次。温经散寒,活血化瘀,通经止痛。主治痛经、经闭、产后腹痛、恶露不下及人流术后腹痛等。屡用效佳,一般连用 3～6 次即愈。

12. 痛经止痛膏 乳香、没药、延胡索各 15 克,冰片 1.5 克。

先将前 3 味药共研细末,入冰片同研和匀。再用益母草 30 克,水煎 2 次,煎取浓汁,入药粉调和成软膏状,备用。

用法:取药膏 10～15 克搓成药饼状,贴敷于肚脐上(于经前 3 日贴),外盖纱布,胶布固定。于经行 3 日后或经净后取下。每月 1 次,连用 3 次可愈。活血化瘀,理气止痛。主治经前、经行、经后腹痛。经治各型痛经患者 58 例,用药 1～3 次,痊愈 51 例,显效 5 例,有效 2 例,总有效率为 100%。本方有良好的通经止痛作用。验之临床,止痛快,疗效高,每获奇效。又用乳香、没药各等份,研末,于经前取 3 克用水调匀成药饼,贴敷于肚脐上,外用胶布固定。治疗痛经患者 38 例,治愈 6 例,显效 18 例,有效 9 例,无效 5 例。

13. 元胡止痛散　延胡索、丹参、桃仁、吴茱萸、肉桂、细辛、广郁金各 15 克,樟脑 3 克。上药共研细末,和匀,贮瓶备用,勿泄气。

用法:于经前 3 日,取本散 6～9 克填入肚脐中,外用麝香止痛膏封固。每月 1 次,连用 3 次。温经散寒,活血化瘀,理气止痛。主治痛经(寒凝、气滞、血瘀所致者)。笔者经治 40 例患者,用药 1～3 次,痊愈 35 例,显效 2 例,有效 1 例,无效 2 例。

14. 气血双调方　小茴香、干姜、延胡索、五灵脂、没药、川芎、当归、生蒲黄、赤芍、官桂各等份。上药共研细末,贮瓶备用。

用法:以经前 2 日开始。先用盐水洗净脐部,再取药粉 30 克,以食醋调和成糊状,贴敷于肚脐上,外用胶布固定。2 日换药 1 次。连敷 3 次。下次月经周期再如法敷肚脐。5 个月为 1 个疗程。温经散寒,活血化瘀,行气止痛。主治痛经。屡用效佳。

15. 痛经散　官桂、干姜各 10 克,刘寄奴、凤尾草、香附各 15 克,乌药 6 克。上药共研细末,分成 5 份,备用。

用法:每日取药末 1 份,置肚脐上,以麝香止痛膏封固。每日换药 1 次。于月经来临前晚上和经期使用。痛经甚者外加热敷。温经散寒,行气止痛。主治痛经。屡用效佳。

16. 九味痛经散　全当归、川芎、制香附、赤芍、桃仁、生蒲黄各 9 克,延胡索、肉桂各 12 克,琥珀末 1.5 克。上药共研细末,贮瓶备用。

用法:在经前1～2日或行经时取药末3克,用30％乙醇调匀成糊状,贴敷肚脐上,外用纱布和胶布固定。每日换药1次。连敷3～4日。活血化瘀,行气止痛。主治痛经、经色暗而有块、小腹胀痛或刺痛。屡用效佳。

17. 拔罐配穴方(一) 主穴:关元、三阴交、归来、神阙、天枢。配穴:脾俞、肝俞、八髎、肾俞、气海、足三里。每次取主穴3个或4个,配穴2个或3个,均拔罐15～20分钟。除神阙穴用单纯拔罐法外,其余诸穴随证配用其他疗法。如为经前或经后腹痛,可于罐后加温灸(三阴交悬灸,余穴隔姜灸);如为经期腹痛,罐前针刺或刺络,留针拔罐(神阙穴不针)。经前1周开始治疗,每日或隔日治疗1次,经血来潮停止治疗。主治痛经。临床应用多年,疗效满意。一般1～2个月经周期可见效或痊愈。

18. 拔罐配穴方(二) 取神阙、关元、肝俞、三阴交。用单纯拔罐法。留罐10～15分钟。虚寒证罐后加温灸,实证罐前先刺络或针刺后再拔罐(神阙穴不针)。每日1次。于经前施治,连治5～7日。主治痛经。笔者临床屡用,多获良效。

闭　经

闭经是指女子年逾18周岁月经尚未初潮或已行经而又停经3个月以上者,是妇科常见病。

【病因】 多因气血不足、肝肾亏虚、气滞血瘀和痰湿阻遏等因所致。

【症状】 闭经,或伴有厌食、消瘦或肥胖等症。

【疗法】

1. 通经膏(一) 柴胡、当归、半夏、桃仁各12克,白术、白芍、茯苓各10克,薄荷3克,三棱、红花各6克,牛膝20克。上药共研细末,用凡士林调匀成软膏状,备用。

用法:取药膏适量,贴敷肚脐上,上盖纱布,胶布固定。每2日换药 1 次。调和肝脾,活血通经。主治闭经。屡用效佳。

2. 益肾通经散　鹿茸 6 克,巴戟天、肉苁蓉、紫河车、熟地黄、益母草、山楂、鸡内金、当归、人参各 30 克,黄芪 40 克。上药共研细末,和匀,贮瓶备用。

用法:取药末 10 克,以酒调和成团,纳入肚脐中,外盖纱布,胶布固定。每日或隔日换药 1 次。益肾通经。主治肾虚型及气血虚弱型闭经。治疗 122 例,总有效率为 93.44%。本方还具有强身保健作用,且未见任何毒性作用。

3. 闭经散　当归 30 克,川芎 15 克,白芍、五灵脂、延胡索、肉苁蓉、苍术、白术、乌药、小茴香、陈皮、吴茱萸各 3 克。上药共研细末,过筛和匀,贮瓶备用。

用法:取药末 20 克,以醋或酒调和成糊膏状,贴敷肚脐和丹田穴,上盖纱布,胶布固定,再加热熨 30 分钟。每日 2 次或 3 次。活血化瘀,益肾健脾,清热泻火,行气通经。主治闭经。屡用屡效。

4. 温肾祛瘀糊　香白芷、小茴香、红花、延胡索各 4 克,细辛、制附子、肉桂各 3 克,当归 5 克,益母草 6 克,乳香、没药、樟脑末各 10 克。将前 9 味药水煎 2 次,2 次煎液混合浓缩成稠糊状。将乳香、没药浸于 95% 乙醇溶液中。取药糊混合适量 95% 乙醇的乳香、没药浸液,焙干后研为细末,加入樟脑末调匀,贮瓶备用,勿泄气。

用法:取药末 9 克,用黄酒数滴拌成糊状,贴敷肚脐(神阙穴),外用伤湿膏固定。干后再换 1 次。一般连用 3～6 次即可治愈。温肾散寒,活血通经。主治闭经。屡用有效。

5. 熏脐法　麝香、龙骨、虎骨(豹骨代)、蛇骨、木香、雄黄、朱砂、乳香、没药、丁香、附子、胡椒、青盐、夜明砂、五灵脂、小茴香、两头尖各等份。上药除麝香外,共研细末,和匀,贮瓶备用,勿泄气。麝香另研备用。

用法:先将麝香 0.15 克放入肚脐中心,再将面粉用水调匀作一圆圈,围在脐周,然后取药粉填满肚脐,外盖槐树皮或生姜片(中刺数孔),上置艾炷灸之。按年龄推算,每岁 1 壮。随时更换槐树皮或生姜片,防止灼伤皮肤。隔日换药 1 次。理气化瘀,活血通经,扶阳拔毒。主治经闭、崩漏、带下、不孕等症。临床屡用,疗效满意。孕妇禁用。

6. 通经山楂膏 山楂(鲜品)10 枚,桃仁 6 克,生姜 15 克,小茴香(研末)10 克。上药共捣烂如泥状,备用。

用法:将上药泥放入锅中炒热,布包熨肚脐部,每次熨 30 分钟。每日 1 次。连用 3～5 次。散寒、活血、通经。主治闭经(寒凝瘀阻型)。屡用效佳。

7. 闭经散 五灵脂、生蒲黄、苍术、芒硝、肉桂各 9 克,陈皮 12 克,花椒、甘草各 6 克,当归 30 克,牛膝 18 克,益母草、党参各 15 克。上药共研细末,和匀,贮瓶备用。

用法:取药末 10 克,以黄酒调匀成稠糊状,搓成药饼,贴在肚脐上,上盖纱布,胶布固定。每 2 日换药 1 次。温经燥湿,活血通经。主治闭经。屡用屡验,效佳。

8. 补肾益肝通经糊 山茱萸 15 克,当归、怀牛膝、菟丝子各 12 克,熟地黄、枸杞子各 10 克,川芎、白芍、益母草各 30 克。上药烘干,共研细末,和匀,贮瓶备用。

用法:取药末适量,用黄酒调和成糊状,贴敷于肚脐上,外盖纱布,胶布固定。每 2 日换药 1 次。补肾益肝,活血通经。主治闭经。屡用有效。

9. 参术四物膏 党参、白术、茯苓、桃仁、当归、熟地黄、白芍、川芎各等量。上药共研细末,和匀,贮瓶备用。

用法:先将脐部擦洗干净,拭干,再取药末 10 克,以黄酒调匀成软膏状,外敷于肚脐上,上盖纱布,胶布固定。每 2 日换药 1 次,直至病愈为止。益气健脾,活血通经。主治闭经。屡用有效。

10. 芫蔚蚕沙熨 芫蔚子、晚蚕沙各 300 克,大曲酒 100 毫升。先将上药各一半放入砂锅内炒热,旋以大曲酒 100 毫升撒入拌炒片刻,将药末装入白布袋中,扎紧袋口,备用。

用法:取药袋趁温热在肚脐处持续熨之,至袋中药冷,再取另一半药,如上法再熨肚脐。连续 2 次后,覆被静卧半日,月经即可通下。益肝通经。主治闭经。屡用效佳。或用益母草 120 克,月季花 60 克,水煎取浓汁,用厚毛巾 2 条浸透,拧半干,温敷肚脐及下少腹部,以少腹内有温热舒适感为佳。通常敷药后 4～6 小时可见效。

11. 通经膏(二)　当归、益母草、川红花各 30 克,三棱、莪术各 10 克,麝香 1.5 克,䗪虫 6 克。上药除麝香外,共研极细末,再入麝香同研细,和匀,贮瓶备用(密封),勿泄气。

用法:用时取药末 25 克,以白酒调和成软膏状分别敷于涌泉穴(双)、肚脐上,上盖敷料,胶布固定。每日换药 1 次,10 次为 1 个疗程。活血通经。主治闭经。多年应用,屡收良效。尤以原发性闭经疗效尤佳。

12. 灸疗配穴方　取中脘、神阙、关元、气海、归来、命门、肾俞、三阴交。用艾炷隔姜灸,各灸 3～5 壮,每日灸 1 次,或用艾条温和灸,各灸 15～20 分钟,每日灸 1 次。均为 10 日为 1 个疗程。主治闭经。屡用效佳。

崩　漏

崩漏,古谓"经乱之甚",属不规则子宫出血。凡经血量多而阵下,大下为崩,量少而持续不止或止而又来,淋漓不断为漏。两者或有先后转化,故统称为"崩漏"。本病多发于青春期和更年期的妇女,现代医学称为功能失调性子宫出血,简称"功血"。

【病因】　青春期以血热、血瘀所致者居多,而更年期多为肾虚、气虚所致。

【症状】　经血量多阵下,或时多时少,或淋漓日久不止,或经血紫暗有块,或色鲜红,或伴有其他兼症。

【疗法】

1. 止血膏　生地榆 50 克,生地黄炭、花蕊石各 9 克,当归 15

克。上药共研细末,以陈醋调匀成软膏状,备用。

用法:取药膏 20 克,分贴于中极和神阙穴上,外以纱布盖上,胶布固定。每日换药 1 次,至阴道血止为度。凉血止血。主治崩漏(血热型)。治疗 30 例,治愈 25 例,有效 3 例,无效 2 例。

2. 温经行气散 肉桂、沉香各 3 克,当归、延胡索各 9 克,吴茱萸、干姜、艾叶、香附、小茴香各 6 克。上药共研细末,和匀,贮瓶备用。

用法:将上药装入双层纱布中,敷于肚脐上,绷带固定,另用热水袋置药上温之。每日 3 次,每次 30 分钟。温经活血,行气止血。主治子宫出血。屡用有效。

3. 热崩糊 生地黄、地骨皮各 15 克,黄芩、黑栀子、炙龟甲、煅牡蛎各 12 克,牡丹皮 10 克。上药共研细末,贮瓶备用。

用法:取药末 10 克,以醋调匀如泥,敷于肚脐上,纱布覆盖,胶布固定。每日换药 4 次。清热、凉血、止血。主治血热崩漏。屡用效佳。

4. 化瘀止崩散 当归、川芎、肉桂、血竭(另研)、炙甘草各 15 克,蒲黄、乳香、没药、五灵脂各 7.5 克,赤芍 3 克,益母草 10 克。上药(除血竭外)共研细末,和匀,贮瓶备用。

用法:取药末适量(20~30 克)与血竭 0.5 克混合拌匀,用热酒调和成糊状贴敷肚脐上,外以纱布覆盖,胶布固定。每日换药 1 次,至出血干净方可停药。化瘀止崩。主治血瘀崩漏。屡用效佳。

5. 补脾止漏散 党参、白术、炮姜、海螵蛸各 15 克,甘草 6 克。上药共研细末,贮瓶备用。

用法:取药末 10~15 克,用醋调匀成糊膏状,敷于肚脐上,上盖纱布,胶布固定。每日换药 1 次。补脾止漏。主治脾虚崩漏。屡用有效。

6. 益气调经膏 党参、黄芪、白术、茯苓、当归、丹参各 15 克,三七粉 5 克。上药共研细末,和匀,用米醋调和成软膏状,备用。

用法:用时取此膏 30 克,外敷于双手心劳宫穴和肚脐上,用纱布包扎固定,每日换药1次,10次为1个疗程。健脾益气,调经止血。主治崩漏,淋漓不止(脾虚)。屡用有效。一般用药2~3个疗程即可见效或痊愈。

7. 三香肉桂散　肉桂、沉香各3克,吴茱萸、干姜、艾叶、香附、小茴香各6克,当归、延胡索各9克。上药共研细末,和匀,贮瓶备用。

用法:用时取上药末装入两层纱布袋中,缝好口,敷于肚脐上,绷带固定。另用热水袋置药袋上,热熨之。一日3次,每次30分钟。固摄止血。主治崩漏,日久淋漓不止。屡用效佳。

8. 拔罐配穴方(一)　取脾俞、肾俞、命门、气海、神阙,用单纯拔罐法。留罐15~20分钟。起罐后再隔盐灸神阙穴。其方法是用食盐、生地黄炭各等份,共研细末,每取5~10克填于患者肚脐内(略高于皮肤表面),然后将艾炷置于盐药面上,点燃灸治。每次灸治时间,要求至阴道停止出血为度。主治功能性子宫出血,日久淋漓不止。屡用效佳。一般1次,最多3次即愈。

9. 拔罐配穴方(二)　取神阙、八髎,用单纯拔罐法或刺络拔罐法(八髎穴用梅花针叩刺,神阙穴不针)。留罐15~20分钟。八髎穴亦可用走罐法。起罐后,神阙穴加隔盐灸。每日或隔日1次。主治崩漏(虚寒型)。屡用效佳。一般3~5次即愈。

10. 灸疗配穴方　取神阙、血海(双),用艾炷隔姜灸。取0.2厘米鲜姜片(用针穿数孔),放在穴位上,然后置1黄豆粒大小艾炷于姜片上点燃灸之。每次各灸7~10壮,至灸处皮肤红晕、温润为度。每日或隔日灸1次。10次为1个疗程。主治崩漏。屡用有效。

带下(阴道炎)

带下是指妇女经常从阴道流出黏液如涕如唾的一种妇科炎症,是临床常见病,现代医学称之为阴道炎。

【病因】　多因脾虚生湿,湿郁化热,湿热下注,或气血虚弱,外邪入侵所致。

【症状】 带下有五:白、黄、青、赤、黑。临床所见,尤以白带、黄带为多,或伴有种种兼症。

【疗法】

1.补虚止带熨 党参、白术、补骨脂各 10 克,甘草 3 克,炮姜、炮附子各 9 克。上药共研细末,和匀,贮瓶备用。

用法:取药末 50 克,用米醋适量拌匀炒热,装布袋内,敷于肚脐上,冷后再炒,再敷。每日 1 次,每次 30 分钟。7 天为 1 个疗程。温肾、健脾、止带。主治脾肾阳虚、带下量多。屡用有效。

2.白带外敷方 丁香、广木香各 3 克,吴茱萸 4.5 克,肉桂 1.5 克。上药共研细末,贮瓶备用。

用法:取药末 6 克,纳入肚脐,可滴白酒数滴,胶布固定。每 2 日换药 1 次。温中、散寒、止带。主治带多清稀。屡用有效。

3.治白带方 白术(土炒)、云茯苓、红花、醋炒白鸡冠花、荷叶炭各 3 克,净黄土 30 克,白酒适量。先将黄土入锅内炒成黑褐色,再将前 5 味药共研细末,倒入锅中,同炒片刻,旋以白酒适量倒入烹之,待半干时取出,备用。

用法:取出药泥做一药饼,贴敷于肚脐上,外以纱布覆盖,胶布固定。每日换药 1 次,至病愈为止。温中健脾,散寒祛湿,活血消炎。主治白带。临床屡用,疗效显著,通常用药 5～7 日可愈。

4.温带散 官桂、附子、干姜、苍术、半夏、伏龙肝、陈壁土、贯众、鸡冠花各 20 克。上药共研细末,装入布袋内,备用。

用法:取药袋令患者系缚于肚脐及腹部。5～7 日更换 1 次。温补脾肾,祛湿止带。主治虚寒带下。屡用有效。

5.益脾止带饼 醋炙白鸡冠花、酒炒红花、荷叶、白术、茯苓各 3 克,净黄土(用伏龙肝)30 克,车前子 15 克,白酒适量。先将黄土入锅内炒至黑褐色,继将诸药共研成细末,倒入黄土中同炒片刻,旋以白酒适量注入烹之,待半干时取出,做成 3 个药饼,备用。

用法:取药饼,烘热,分别贴敷于神阙、脾俞(双)穴上,盖以纱布,胶布固定。每 2 日换药 1 次。活血利水,益脾止带。主治脾虚湿盛、带下量多。屡用效佳。

6. 化湿止带饼　醋制白鸡冠花、土炒白术、茯苓、红花、荷叶炭、黄柏、虎杖各 3 克,陈壁土 30 克,白酒适量。先将陈壁土放入锅内炒成褐色,再将余 7 种药共研细末,倒入炒过的陈壁土中同炒片刻,旋以白酒适量倒入烹之,待半干时取出,捏成 1 个药饼备用。

用法:把药饼烘热,热敷于神阙穴上,盖以纱布,胶布固定。每日换药 1 次。通常 5～7 日可愈。健脾、清热、利湿、止带。主治脾虚湿热、带下量多色黄。屡用效佳。

7. 芡硝散　芡实、桑螵蛸各 30 克,白芷 20 克。上药共研细末,贮瓶备用。

用法:取药末 10～15 克,用黄酒或米醋调和成糊状,敷于肚脐上,上盖纱布,胶布固定。每日换药 1 次。连用 5～7 日。健脾祛湿,固肾止带。主治白带过多(肾气不足型)。屡用效佳。一般用药 5～7 天即获显效或痊愈。

8. 白带膏丸　硫黄 18 克,母丁香 15 克,麝香 3 克。上药共研细末,以独头蒜(去皮)2 枚,入药末混合,捣茸如膏,制丸如黑豆大,外以朱砂(研末)3 克为衣,备用。再将川椒 50 克,韭菜籽、附片、肉桂、蛇床子各 20 克,独头蒜(去衣)300 克,放入 500 毫升麻油内,炸枯,过滤去渣,再将油熬至滴水成珠,徐徐加入广丹 250克,搅拌收膏,备用。

用法:将熬制好的黑膏适量摊于 6～8 平方厘米的牛皮纸上,再以药丸 1 粒,研末后放入膏药中心,贴敷于曲骨、关元、神阙穴之上。3 日换药 1 次。温补脾肾,拔毒止带。主治脾肾阳虚、带下量多。屡用有效。

9. 止带散　石榴皮、苍术、白术各 20 克,车前子 15 克,柴胡、升麻各 5 克。上药共研细末,贮瓶备用。

用法:先以 75％乙醇棉球消毒肚脐,再取药末 15 克,以米粥少许调成糊状,敷于肚脐上。每日换药 1 次。健脾渗湿,除湿止带。主治脾虚湿盛或湿热带下。治疗 108 例，总有效率为 95.37％，治愈率为 75.93％。

10. 肉桂散 肉桂 15 克，补骨脂、芡实各 20 克，白芷、桑螵蛸各 30 克。上药共研细末，贮瓶备用。

用法：取药末 15 克，以黄酒或米醋调匀成糊状，外敷于肚脐上，上盖纱布，胶布固定。每日换药 1 次。温化寒湿，收敛止带。主治寒湿带下。治疗 15 例，均获良效。

11. 健脾补肾膏 党参、干姜、甘草、五倍子各 10 克，炮附片、白术、补骨脂各 12 克，上药共研极细末，和匀，以米醋适量调和成软膏状收贮备用。

用法：用时取药膏适量，贴敷肚脐上，封固即可。3～5 日换药 1 次。健脾补肾、固涩止带。主治带下病。屡用有效，久用效佳。

12. 固摄膏 补骨脂、党参各 12 克，炒白术 15 克，炮附片、干姜各 10 克，炙甘草 3 克。上药共研细末，和匀，用白酒或米酒调成软膏状，收贮备用。

用法：用时取药膏 10～15 克，贴敷肚脐上，外盖纱布，胶布固定。5 日换药 1 次，至愈为止。温中健脾，补肾固摄。主治带下病。屡用效佳。通常用药 2～5 次见效或痊愈。

13. 止带膏 怀山药、木槿花、白鸡冠花、马齿苋各 30 克，虎杖 15 克，上药共研细末，和匀，以米醋调和成软膏状，收贮备用。

用法：用时取药膏 30 克，外敷于两足心涌泉穴和肚脐上。上盖敷料，胶布固定。每日换药 1 次，5 次为 1 个疗程。健脾、祛湿、止带。主治白带、黄带，屡用效佳。

14. 暖脐膏 鲜生姜 100 克（切片），花椒 500 克，贯众 250 克，生草乌、生川乌、三棱、白术各 60 克，牙皂、桂楠、广木香、母丁香各 30 克，阿魏 15 克，麝香 3 克，生马钱子 30 克，香油 5000 毫升，樟丹 2500 克。上药除麝香外，余药用香油熬枯去渣，滤过，熬油，加入樟丹，边加边搅匀收膏，离水，待温，兑入麝香细粉和匀即成，摊膏备用。

用法:用时取膏药温热化开,贴肚脐上。温经散寒,破瘀消癥、理气止痛。主治癥块癥瘕,妇人血寒,白带清冷,久不孕育,腰腹疼痛。屡用效佳。

15. 十香暖脐膏　元参、白芷、当归、赤芍、大黄、生地黄、小茴香、大茴香、广藿香、怀牛膝、川续断、杜仲、香附、乌药各 300 克。用香油 7500 毫升煎熬前药 1500 克至枯黑,去渣滤过,入樟丹3000 克,熬炼搅匀成膏,收入凉水内以去火毒。再入锅熬沸,待温,再以每锅兑入下列药面 90 克搅匀即成。药面为乳香、没药、木香、沉香、母丁香、肉桂各 60 克,麝香 6 克。共为细面,兑入前膏。摊膏备用。

用法:用时取膏药温热化开,贴敷肚脐、腰眼。舒筋散寒,凉血清热。主治久泻、白带、腹冷痛,理气活血,止泻止带。屡用效佳。

16. 拔罐配穴方　取神阙、气海、关元、命门、足三里、三阴交、带脉,一般用单纯拔罐法,留罐 10～15 分钟。实证用刺络拔罐法,虚证罐后加温灸。每日或隔日灸 1 次。每次取 3～5 穴,神阙穴不针。主治带下。笔者屡用效佳。

17. 灸疗配穴方　取神阙、中极、隐白,用艾条温和灸,各灸10～15 分钟。或用灯火灸隐白穴。每日或隔日灸 1 次。主治白带增多。临床反复验证,疗效甚佳。

盆 腔 炎

盆腔炎是指由于流产、刮宫术、产褥期、老法接生及不洁性交等原因引起子宫内膜炎、输卵管炎、卵巢炎等盆腔炎症的总称,与中医学的"月经不调""痛经""带下""热疝"和"癥瘕积聚"等病的症状有相类似之处,是妇科常见多发病。急性多属湿热蕴结之炎症型;慢性多属气滞血瘀之包块型。急性易治,慢性难疗。

【病因】　多因湿浊热毒,或寒湿凝滞,结于下焦,继而导致气滞血瘀,邪瘀互结所致。但湿热、寒湿、气滞、血瘀又互为因果,病机转化极为复杂。急性多属湿热偏重,慢性以气滞血瘀为多。

【症状】 高热、下腹剧痛、腹肌紧张而拒按、带下黄赤、月经量多、苔黄腻、脉数者，多为急性盆腔炎；而慢性则见低热或不发热，少腹绵绵作痛，月经前后为甚，带下量多或色黄，或形成癥瘕包块等症，且病程较长。

【疗法】

1. **化瘀消癥汤** 三棱、莪术、鸡血藤各 50 克，川楝子、荔枝、透骨草、败酱草、鱼腥草、小茴香、丹参、桂枝各 30 克，白芷、香附、延胡索、红花各 20 克。腹痛者加肉桂 15 克；白带多者加土茯苓 25 克，苍术、白术各 15 克。将上药研为粗末，装入纱布袋内，加热熏蒸后备用。

用法：取药袋，待温度达到腹部耐受程度时，即熏通肚脐及少腹部，或用电热药物熏通仪自然自行调节药气温度对小腹部和肚脐熏通治疗。每次熏通 30 分钟。每日治疗 2 次。1 个月为 1 个疗程。活血化瘀，理气止痛，祛湿消癥。主治慢性盆腔炎、炎性包块、子宫内腹异位症，凡属于妇科癥瘕范围者均可用之。屡用效佳。

2. **盆腔炎方（一）** 当归、川芎、桃仁、小茴香、红花、桂枝、白芍、败酱草、香附各 20 克，乌药、山慈姑各 30 克，刘寄奴、白花蛇舌草各 40 克，制乳香、制没药各 15 克。上药加水煎 2 次，合并 2 次煎液，浓缩至浓汁备用。

用法：取上药汁，浸入厚毛巾（浸透）2 条，每次取 1 条毛巾（拧半干）温敷肚脐及腹部。每日 2 次，每次 20 分钟。10 日为 1 个疗程。清热解毒，活血化瘀，理气止痛，散寒消癥。主治慢性盆腔炎、宫颈炎、阴道炎。屡用有效。

3. **盆腔炎方（二）** 炒干姜 30 克，炒红花 24 克，肉桂 15 克，白芥子 18 克，胆南星 19 克，麻黄、生半夏、生附子各 21 克，红娘子、红牙大戟各 3 克，香油 2500 毫升。将上药用香油炸枯去渣，然后按 500 毫升油兑入樟丹 240 克，即成膏油，再按每 750 毫升膏油兑入麝香 4 克，藤黄面 30 克，搅拌均匀，摊成膏药，大膏药每张重

6克,小膏药每张重3克,备用。

用法:取膏药微火温化后,贴敷肚脐上。同时,下腹部为主者,用小膏贴归来、水道穴,两侧穴位交替使用;以腰痛为主者,贴命门、肾俞、气海俞、腰阳关;以腰骶坠痛为主者,贴关元俞、膀胱俞、上髎、次髎穴;有炎性包块者,用大膏药贴敷于局部皮肤上。一般夏季每12小时换药1次,冬季每2日换药1次。12次为1个疗程,经期停用。温经散寒,化痰散结,活血消癥。主治盆腔炎。屡用有效。笔者应用均加贴神阙穴,验之临床,疗效大有提高,应予重视。

4. 盆腔炎方(三)　川椒、乌药、小茴香、没药、降香末各等份。上药共研细末,贮瓶备用。

用法:取药末50克,用米醋调和成糊膏状,分别贴敷于中极、气海、神阙、大肠俞(双)穴上,上盖纱布,胶布固定。每日1次,每次2~4小时。7~10日为1个疗程。可连治3~5个疗程。温经散寒,化瘀消癥。主治盆腔炎。屡用有效。

5. 乳没山甲散　制乳香、制没药、炮穿山甲各6克,蟾蜍1克,人丹2粒。上药共研细末,贮瓶备用,勿泄气。

用法:先将脐部用温开水洗净,拭干,再用生姜在肚脐部反复涂擦后,取本散3克,滴入薄荷油或风油精2滴或3滴,加适量温水调和成饼状贴敷于肚脐上,上盖不透水纸,用胶布固定,早、晚用热水袋热敷30~45分钟。隔日换药1次。7日为1个疗程。间隔3日后再行第2个疗程。遇皮肤过敏者可停药2~3日再用。理气化瘀,温通消癥。主治慢性盆腔炎。验之临床,若坚持用药,每获良效。

6. 盆腔消炎膏　当归、白芍、红花各500克,生地黄、益母草各240克,川芎、牛膝、牡丹皮、桂枝、黄芩、黄柏、刘寄奴、蒲黄、桃仁各120克,郁金、艾叶、乳香、没药、血竭各90克,冰片9克,香油5000毫升,广丹2100克。上药除乳香、没药、血竭、冰片、广丹外,其余药物放入香油内泡2小时,置火上熬煎,炸枯后过滤去渣取药油液,再加入乳香、没药、血竭、冰片(均研细末),熔化后滤在锅内煎熬,待滴水成珠时再加入广丹收膏,储存备用。

用法:取此膏适量,加温化开,分作 2 饼,令患者平卧,用温水擦净肚脐和小腹部或少腹痛侧。先涂香油或风油精,再把膏药趁热贴敷肚脐及小腹或小腹痛部(以不烫伤皮肤为原则),反复 4 次(约 1 小时),热敷后再留贴上述部位。每日换药 1 次。10 次为 1 个疗程,至病愈为度。凉血解热,活血化瘀,温通消癥。主治急、慢性盆腔炎。临床验证,若能坚持用药,多获良效。

7. 盆腔炎膏 莪术、三棱、桃仁、延胡索各 50 克,丹参 100 克,土茯苓、川黄柏各 15 克,冰片 3 克。上药共研细末,和匀,贮瓶备用,勿泄气。

用法:用时取药散 30 克,以米醋适量调和成软膏状,分别外敷于双足心涌泉穴和肚脐上,上盖敷料,胶布固定,每日换药 1 次,1 个月为 1 个疗程。破瘀消癥,燥湿解毒。主治慢性盆腔炎(包块型)。屡用效佳,但须坚持治疗,其效始著。

8. 清盆散结膏 大黄、黄柏、姜黄、苍术、红藤各 6 克,陈皮、川厚朴、红花、防风、乳香、没药、香附各 3 克,炒艾叶、透骨草、泽兰、天花粉各 12 克,乌头 15 克,丹参 9 克。上药共研细末,和匀,贮瓶备用。

用法:取上药散(一料)用热开水,并加 1/3 白酒调和成糊状,装入布袋内,外敷于肚脐和患处,并再加一热水袋,使之保持一定的温度,每日 1 次,每次敷 0.5～6 小时,每袋可敷用 3～4 次。清热解毒,理气活血,散结止痛。主治输卵管炎,盆腔结缔组织炎,子宫肌炎等。用本方治疗 50 例,痊愈 16 例,良效 25 例,好转 9 例,总有效率达 100%。皮肤溃疡及月经期禁用。

9. 八味消炎膏 大黄、黄柏、侧柏叶、生地榆各 50 克,泽兰、薄荷各 30 克,金银花、蒲公英各 40 克。上药共研细末,和匀,以炼蜜调和成软膏状备用。

用法:用时取此膏适量(约 30 克),分作 2 饼,一饼贴肚脐上,一饼贴下腹或少腹部,外以纱布覆盖,胶布固定。每日换药1次,直至治愈为止。清热解毒,凉血活血,清利湿热。主治急性盆腔炎局部发热甚者。屡用皆效,久用效佳。若配合内服汤剂,可缩短疗程,提高疗效。

10. 消癥膏 炒干姜、川红花各20克,肉桂、白芥子、胆南星、三棱、莪术、乳香、没药各18克,生半夏、生附子各20克,红娘子、红芽大戟各3克,藤黄面、川黄柏各20克,麝香15克。先将前15味药共研细末,再入麝香同研,和匀,贮瓶备用,勿令泄气。

用法:用时取上药粉15~25克,以麻油或米醋调和成软膏状,分作2饼,一饼贴脐中,一饼贴阿是穴(包块处),外以纱布覆盖,胶布固定,每日或隔日换药1次。12次为1个疗程。逢经期时停用。温肾助阳,活血化瘀,散结消癥。主治慢性盆腔炎包块型。屡用皆效,久用可获痊愈。

11. 灸疗配穴方(一) 取大肠俞、次髎、神阙、气海、归来、中极。①用艾炷无瘢痕灸。每次取3~5穴,各灸3~5壮。每日灸1次。10次为1个疗程。②用艾炷隔姜灸。每次取3~5穴,各灸3~5壮。每日灸1次。10次为1个疗程。主治慢性盆腔炎。坚持调治,多获良效。

12. 灸疗配穴方(二) 取神阙、归来、中极、气海、大肠俞、次髎、三阴交,用艾炷隔姜灸(或隔饼状)。根据症状,中极、神阙、气海、归来等各灸3~5壮。余穴则施用艾条温和灸,每穴灸5~10分钟,以灸至局部皮肤灼热红润为度。每日或隔日灸1次。主治盆腔炎。临床屡用,均有一定的疗效。若配合药物治疗,则可缩短疗程,提高疗效。

13. 拔罐配穴方 取中脘、神阙(不针)、气海、关元、足三里、三阴交,用针后拔罐法(寒湿偏甚,罐后加温灸)或单纯拔罐法,留罐10~15分钟。每日或隔日1次。10次为1个疗程。主治慢性盆腔炎。屡用有效,连治3~4个月,多愈。

不孕症

不孕症是指生育年龄的妇女,配偶生理正常,同居 1 年以上不孕,或曾有过生育而后 1 年以上未避孕而不再受孕者。前者为原发性不孕,后者为继发性不孕。

【病因】 导致不孕症原因极为复杂,概括言之,其因有二。一为因病(如月经不调、带下、盆腔炎等)而致不孕;二为因因而致病。因因致病者,主要是由于先天不足,冲任亏损,或因风寒侵袭,寒凝胞脉,或痰瘀阻滞胞宫等因所致,或因内分泌功能紊乱或生理缺陷而致。

【疗法】

1. 暖宫散 五灵脂、白芷各 250 克,川椒、熟附子各 100 克,食盐 50 克,冰片 10 克。上药除冰片外,余药共研细末,再入冰片同研和匀,贮瓶备用,或冰片另研备用,勿泄气。

用法:先取面粉适量,水调成条,圈于脐周,或先放少许冰片于脐内,再放入余药粉,以填满为度,上隔生姜薄片 1 块,以大艾炷灸之。随年龄每岁 1 壮。每日 1 次。暖宫逐寒。主治宫寒不孕。屡用效佳。

2. 药兜肚方 大附子、八角茴香、小茴香、公丁香、母丁香、木香、升麻、五味子、甘遂各 3 克,沉香、麝香各 0.5 克,艾叶 5 克。上药共研细末,揉艾铺帛,缝成兜肚,备用。

用法:将药兜肚缚于患者脐腹部。每 7 日更换 1 次。暖宫升清,行气利水。主治宫寒不孕。屡用有效。

3. 丹椒茴散 黄丹 6 克,白胡椒 50 克,小茴香 100 克。上药共研细末,装入纱布袋内,扎紧袋口,备用。

用法:将药袋贴于肚脐上,用腰带固定。每 10 日换药 1 次。怀孕后停药。温中散寒,暖宫种子。主治寒性或下焦虚寒性不孕症。屡用有效。

4. 调经种子膏 炮附子、巴戟天、肉苁蓉、当归、穿山甲、山茱萸、胡芦巴、川芎、干姜、细辛、黄芪、肉桂、红花、延胡索、石莲子、白术、党参、熟地黄、牡丹皮、补骨脂、木鳖子、菟丝子、血竭、龙骨、鳖甲各 6 克,麝香 0.6 克,铅丹适量,香油 250 毫升。上药按传统方法共制成膏药,备用。

用法:于经期过后 2～3 日用 3 贴分别贴于神阙(肚脐)和双肾俞穴,以宽布带束之,直至下次月经来潮前 1～2 日揭下,待经期过后再敷。温肾暖宫,调经种子。主治不孕症。屡用有效。

5. **通塞散**　虎杖、石菖蒲、王不留行、生马钱子各 10 克,当归、山慈姑、穿山甲、肉苁蓉各 30 克,生半夏、细辛、生附子各 15克。将上药加水煎 3 次,熬煎液成浓缩状,再把乳香、没药、琥珀各30 克,肉桂、蟾酥各 15 克,共为细末,加入拌匀,烘干后再共研细末,贮瓶备用。

用法:先用肥皂水洗净脐眼,取药末 5 克,加白酒和蜂蜜各适量,麝香少许,再加入风油精 3～4 滴调匀成膏状,将药膏放于肚脐上,上盖纱布,胶布固定。每日用热水袋外敷脐部 1～2 小时,以增加药物的吸收能力。温肾祛湿,活血通塞。主治因血瘀寒凝所致输卵管阻塞而致的不孕症。屡用有效。

6. **温脐种子方**　五灵脂、白芷、青盐各 6 克,麝香 0.3 克。上药共研细末,和匀,贮瓶备用,勿泄气。

用法:取药末适量,填满肚脐,再用艾炷灸之,灸至脐部温暖为度。5 日后再如法灸 1 次,或每隔 3 日 1 次。温经散寒,通经种子。主治子宫寒冷、冲任失调所致的不孕症。屡用有效。

7. **助孕膏**　柴胡、当归、小茴香、川芎、牛膝、茯苓、炒白芍、香附、菟丝子、附子、郁金、青皮、益母草、熟地黄各等量。上药共研细末,用白酒或米醋调和成糊膏状,备用。

用法:取药膏适量,敷于肚脐上,上盖纱布,胶布固定。每日换药 1 次。疏肝补肾,活血调经。主治不孕症。多年使用,疗效颇佳,治愈率达 80％以上。

8. **益肾促孕膏**　仙灵脾、菟丝子各 20 克,桑寄生、川续断、白芍、覆盆子、茺蔚子、山药、枸杞子各 15 克。上药共研细末,和匀,贮瓶备用。

用法:用时每取本散 30 克,以米醋适量调和成软膏状,外敷于双手心劳宫穴和肚脐上,或加敷肾俞穴(双),包扎固定,每日换药 1 次,以 3 个月经周期为 1 疗程。益肾促孕。主治不孕症(肾虚型)。屡用有效,久用效佳。

附记:于经后 5 天开始贴敷,连用 10 天。若同时加用本散内服,每次服 3～5 克,日服 3 次,温开水送服。可提高疗效。

9. 通管膏　①虎杖、菖蒲、王不留行各 60 克,当归、山慈姑、穿山甲(代)、肉苁蓉各 30 克,生半夏、细辛、生附子各 15 克。②乳香、没药、琥珀各 30 克,肉桂 15 克,蟾酥 15 克。先将①组药物加水煎煮 3 次,滤汁去渣,合并滤液,加热浓缩;再将②组药共研为细末,与浓缩液和匀,烘干,共研细末,贮瓶备用。

用法:用时取药末 5～10 克,加白酒、蜂蜜各适量,麝香少许,再加风油精三四滴调匀即成膏。脐眼先用肥皂水洗净,酒精消毒后,将药膏纳入脐眼内,外覆盖纱布,胶布固定,最后用红外线灯(250 安培)照射 20 分钟(灯距 30～40 厘米)。每日用热水袋热敷脐眼 1～2 小时。无红外线灯可用 100 瓦灯泡代替,适当调整灯距及照射时间。每日换药 1 次。温肾化瘀、活血通闭。主治输卵管阻塞而致不孕。治疗 115 例,治愈 85 例,有效 18 例,无效 12 例,总有效率为 89.57%。

10. 安阳固本膏　乌药、白芷、木通、当归、赤芍、大黄、川续断、椿白皮、川牛膝、杜仲、附子、锁阳、红花、巴戟天各 36 克,艾叶、香附、肉桂、益母草各 72 克,金樱子 18 克,血竭 14.4 克,乳香、没药、儿茶各 7.2 克。上药除肉桂、血竭、乳香、没药、儿茶外,余药均入香油适量,浸泡并炸枯,滤油去渣,炼油,投入黄丹(适量),搅匀收膏,离火,再将肉桂、血竭、乳香、没药、儿茶均研为细末,投入药油中和匀即得,待温后,摊膏,每张重 25 克,密闭,置阴凉干燥处,备用。

用法:用时取膏药温热化开,贴于肚脐上。温肾暖宫,活血通络。主治女性宫寒不孕、经前腹痛、月经不调,男性精液稀薄、精子稀少、腰膝冷痛。屡用效佳。忌饮酒及辛辣、寒凉食物。孕妇忌用。

11. 灸疗配穴方 取神阙、关元、中极、子宫、气户、阴交、命门、足三里、三阴交,用艾条温和灸,各灸 10~20 分钟,其中神阙穴用艾炷隔盐灸 3~5 壮。每日灸 1 次,10 日为 1 个疗程。主治不孕症。屡用有效。

子宫脱垂

子宫脱垂属中医学"阴挺",多发生于产后妇女。

【病因】 多因素体气虚,加之生产损耗,或产后过早操劳、攀登,或房劳过甚,或生育过多,耗损肾气,以致脾肾气虚,中气下陷,进而引起胞脉松弛不固所致。

【症状】 子宫脱垂。在过劳、剧咳、排便用力太过等情况下,往往引起发作。根据症状轻重不同,一般分为Ⅰ度、Ⅱ度、Ⅲ度子宫脱垂。

【疗法】

1. 升提膏 升麻、黄芪、柴胡、党参各 10 克,枳壳 15 克,麝香 0.3 克。将前 5 味药共研细末,以米醋调和成软膏状,备用。

用法:取麝香 0.1 克纳入肚脐,再用药膏适量敷之,外以纱布盖之,胶布固定。每 3 日换药 1 次。10 次为 1 个疗程。益气疏肝,升提固脱。主治各型阴挺。屡用效佳。一般 1 个疗程,最多 3 个疗程即可见效。

2. 五倍硫乌熨 五倍子 12 克,硫黄、海螵蛸各 30 克。上药共研细末,和匀,贮瓶备用。

用法:取药末 10 克,填入肚脐,上覆毛巾,以熨斗熨之。每次 30~40 分钟。每日 2 次或 3 次,直至病愈为止。暖宫固脱。主治阴挺。屡用效佳。

3. 阴挺散(一) 杜仲、枳壳、蓖麻子(去壳)各 30 克,升麻 10 克。上药共研细末,和匀,贮瓶备用。

用法:取药末 15 克,以食醋调匀成软膏状敷于肚脐上,上盖纱布,胶布固定。每日换药 1 次。固肾升提。主治阴挺(子宫脱垂)。屡用效佳。

4. 升宫药膏 升麻、枳壳各等量,小茴香、丁香、黄酒各适量。上药(除黄酒外)共研细末,和匀,用黄酒调成糊膏状,备用。

用法:取药膏如蚕豆大 2 块,分贴肚脐、子宫穴上,上盖纱布,胶布固定。每 2 日换药 1 次,病愈方可停药。暖宫升提。主治子宫脱垂。屡用效佳。

5. 升宫方 红蓖麻叶 250 克,硫黄 6 克,五倍子 30 克,生油少许。将前 2 味药共捣烂如泥,煨暖,备用。

用法:先将五倍子用水煎液洗净患处,用药棉拭净,再用少许生油涂于阴挺部,然后取上药分别敷于百会穴及肚脐(神阙)上,令患者躺下,头低足高位,待子宫收缩后,迅速将药除去。升宫固脱。主治子宫脱垂。屡用效佳。

6. 蓖麻雄黄膏 蓖麻仁 45 克,雄黄 4.5 克。上药共捣烂成膏,备用。

用法:取上药膏,一半贴百会上,另一半贴肚脐上,以纱布包裹。连用 2~3 日。升宫、解毒、消肿。主治子宫脱垂、局部糜烂红肿。屡用效佳。

7. 阴挺散(二) ①五倍子、防风、益母草各 30 克。②蝉蜕、升麻 15 克,麝香 2 克。上药各共研细末,方①分成 10 份,方②分成 6 份,备用。

用法:每日取药末 1 份,敷肚脐上,以麝香止痛膏固定。每日换药 1 次。10 日为 1 个疗程。方①活血、祛风、固脱。方②祛风升宫。主治阴挺(子宫脱垂)。屡用有效。缺麝香可用冰片 3 克代。若配合中药内服并加用针灸,疗效更好。

8. 五子升提膏 五味子、菟丝子、韭菜子、蛇床子、五倍子各等份,升麻减半。上药共研细末,和匀,贮瓶备用。

用法:用时每取此散 30 克,用米醋适量调和成软膏状,外敷于双手心劳宫穴和肚脐上,外加包扎固定。每日换药 1 次,10 次为 1 个疗程。益肾助阳,升提固脱。主治子宫脱垂(肾虚型)。多年使用,效果甚佳。

9. 拔罐配穴方　主穴:神阙、气海、中极、归来。配穴:百会。主穴先拔罐 20 分钟,起罐后隔药灸 3~5 壮。隔药灸方法:用黄芪 30 克,升麻 15 克,枳壳 10 克,柴胡 5 克,共研细末,每穴取药末 5 克置皮肤上(药层面积应略大于艾炷),将艾炷放置药层中心处,点燃灸 3~5 壮。配穴只灸不拔罐。每 2~3 日治疗 1 次。5 次为 1 个疗程。主治子宫脱垂。多年使用,疗效颇著。灸治时,艾炷刚一接触皮肤即可易之,严防灼伤皮肤。

10. 灸疗配穴方(一)　取神阙,用艾炷隔盐灸。将食盐填满肚脐,上置艾炷点燃灸之。每次灸 7~10 壮。隔日灸 1 次。10 次为 1 个疗程。主治阴挺。坚持施灸,多获良效。

11. 灸疗配穴方(二)　取百会、神阙、关元、气海、脾俞、肾俞、足三里、三阴交。①用艾条温和灸。每次取 3~5 穴,各灸 15~20 分钟,灸至局部皮肤温热舒适为度。每日灸 1 次。10 次为 1 个疗程。②用艾炷隔姜(或附片)灸。每次取 3~5 穴,各灸 3~5 壮。每日或隔日灸 1 次。10 次为 1 个疗程。主治子宫脱垂。临床屡用,坚持施灸,效果颇佳。

房事晕厥、腹痛

房事晕厥、腹痛是指在性交过程中出现的两种不同症状,在临床中并不少见。

【病因】　性交过程中,精泄气脱所致为晕厥,受寒所致为腹痛。中青年男女可罹患。晕厥为重,腹痛为轻也。

【症状】　房事晕厥则见面色苍白、冷汗神昏、四肢厥冷等症,而房事腹痛则为身寒肢冷、口吐寒气、腹痛茎痿、苔白、脉细等症。

【疗法】

1. **还元膏**　胡椒、细辛各 1 克,干姜 2 克。上药共研细末,备用。

用法:将药末(约 4 克)放碗内,用白酒调为糊状,填入肚脐,外用纱布包扎,再用暖水袋熨之,至出汗则愈。散寒回厥。主治房事晕厥。屡用效佳。

2. **姜葱盐熨**　食盐适量,生姜、葱白各 15 克。

用法:将食盐炒热熨,生姜、葱白打碎绞汁,冲热酒灌之,再以药渣熨脐。散寒、通阳、回厥。主治房事晕厥。屡用效佳。

3. **热熨回阳法**　生姜 120 克,大葱 240 克,胡椒 1 克,硫黄 30 克。

用法:将前 3 味炒热,与硫黄装入袋内,热熨肚脐及脐下 1 寸处,并用烧酒壶热熨之。温经回阳。主治房事阳脱而厥。屡用效佳。

4. **麻黄散**　麻黄、绿豆粉、百草霜各 30 克,白芥子、肉桂各 15 克。上药共研细末,和匀,贮瓶备用。

用法:取药末 30 克,用生姜汁或水调成饼,贴肚脐上。覆被汗出为度。散寒止痛。主治房事腹痛。屡用效佳。

5. **朱雀散**　肉桂、丁香、附子、吴茱萸、胡椒各等份,麝香少许。上药共研细末,和匀,贮瓶备用。

用法:每取药末适量,掺膏药上,贴背心、肚脐上,再用吴茱萸、葱白、麦麸、食盐炒热熨肚脐并缚之。温中散寒,通经止痛。主治房事腹痛。屡用效佳。

妊娠恶阻

妊娠恶阻又称妊娠剧吐。

【病因】　多因三焦气机不畅,胃气失于下降而上逆所致。若挟肝热或痰湿,其证尤重。

【症状】　妊娠恶阻。一般在受孕 40 余日后,出现形寒、嗜酸、择食、恶心、呕吐,甚则入食则吐,不能饮食。若多日不愈则呈现全身性虚弱状态。

【疗法】

1. **止呕膏**　黄连 12 克,吴茱萸 6 克,紫苏叶汁 1 小杯,刀豆子 5 个。将黄连、吴茱萸、刀豆子共研细末,取紫苏叶汁与药末拌匀调成厚膏状,备用。

用法:取药膏适量,将肚脐部洗净,将药膏贴敷于肚脐上,外以纱布覆盖,胶布固定。每日换药 2 次或 3 次,直到病愈为止。清热疏肝,和胃止呕。主治肝气犯胃,呕吐苦酸水。屡用效佳。

2. **雄倍矾葱饼**　雄黄、五倍子各 30 克,枯矾 15 克,葱头 5 个,肉桂 3 克,公丁香 2 克,黄酒适量。将上药研末共捣烂,加酒适量调和制成圆形小药饼备用。

用法:取药饼 1 个,贴敷于肚脐上,压紧,胶布固定。可加艾条隔药悬灸 15～20 分钟。每日 1 次,中病即止。解毒温胃,收敛止呕。主治妊娠剧吐不止。屡用效佳。

3. **恶阻膏**　刀豆子 5 个,半夏 5 克,白豆蔻 3 克,生姜汁、生紫叶汁、生萝卜汁各 1 杯。先将刀豆子、半夏、白豆蔻共研细末,再取生姜汁、紫苏叶汁、萝卜汁与药末拌和调匀,捣成厚膏状,备用。

用法:取药膏敷于肚脐上,上盖纱布,胶布固定。和胃止呕。主治妊娠恶阻。屡用效佳。

4. **半夏糊**　半夏 15 克,砂仁、白豆蔻各 3 克,公丁香 5 克,生姜汁适量。先将前 4 味药共研细末,用生姜汁调和成糊膏状,备用。

用法:先用生姜片擦至脐孔发热,再取药糊 15 克敷于肚脐上,上盖纱布,胶布固定。每日涂敷 3～5 次,干后再涂,频换频涂,中病即止。温胃降逆止呕。主治妊娠恶阻。临床屡用,疗效颇佳。

5. **姜豆膏**　鲜生姜汁 1 小杯,刀豆壳(烧灰存性)10 克,米醋适量。将上药混合调匀成糊膏状备用。

用法:取药膏如大枣大 1 块,贴于肚脐上,盖以纱布,胶布固定。每日贴1～3次。温胃止呕。主治妊娠恶阻。屡用效佳。

6. 砂仁散 砂仁6克,半夏、藿香各15克,干姜、陈皮各10克。上药共研细末,分成8份,贮瓶备用。

用法:每日取药末1份,温开水调和如面团状,置肚脐上,外加固定。每日换药1次。和胃温中,降逆止呕。主治妊娠呕吐。屡用效佳。

7. 二香膏 丁香、茴香、陈皮、半夏各10克。上药共研细末,和匀,以生姜汁适量调和成软膏状,备用。

用法:用时取药膏30克,外敷于双手心劳宫穴和肚脐上,上盖敷料,胶布固定。每日换药1次,中病即止。和胃降逆,温中止呕。主治妊娠恶阻。多年使用,效果甚佳。

子 肿

子肿又称妊娠水肿,是指妇女妊娠中后期出现的面目及下肢浮肿的疾病,中医学又称之为"子满""子气""皱脚"等病名。

【病因】 肺、脾、肾三脏功能失调,与膀胱、三焦的关系十分密切。由于肺气不宣,脾失健运,肾阳不足,命门火衰,不能化气行水,或因气机郁滞,升降不利,而致膀胱气化失常,导致三焦不通,体内水液停留而引起水肿。

【症状】 妊娠妇女颜面及双下肢浮肿,伴见胸闷、腹胀、心悸、气短、四肢逆冷、尿少便溏等症。

【疗法】

1. 子肿膏 地龙、甘遂、猪苓、硼砂、肉桂各10克,姜汁、食醋各适量。上药共研细末,加入姜汁、食醋适量调和成厚膏状,备用。

用法:取药膏适量,外敷于孕妇肚脐上,上盖纱布,胶布固定。每日换药1次。温肾消炎,利水消肿。主治子肿。屡用效佳。

2. 甘遂膏 甘遂15克,车前子30克。上药共研细末,贮瓶备用。

用法:取药末3～6克,填入肚脐,外用胶布封闭。每日换药1

次,中病即止。利水消肿。主治子肿。屡用效佳。

3. 车前田蒜泥　车前子 10 克,大田螺(去壳)4 个,大蒜(去衣)5 瓣。先将车前子研为极细末,再加入田螺肉、大蒜共捣茸如泥,捏制成圆形铜钱大的药饼,备用。

用法:取药饼 1 个,烘热,贴于孕妇肚脐上,纱布盖之,胶布固定。每日换药 1 次。利水、拔毒、消肿。主治子肿。屡用效佳。

4. 益脾消肿膏　白术、茯苓各 30 克,砂仁、陈皮各 15 克,葱白、鲜生姜各适量。将前 4 味药共研细末,贮瓶备用。

用法:取药末 5 克,生姜 5 片,葱白 3 根,共捣烂成膏状,用时再加凉开水适量调如糊状,敷于孕妇肚脐上,上盖纱布,胶布固定。每日换药 2～3 次,直至病愈为止。益脾消肿。主治妊娠脾虚水肿。屡用有效。

妊娠小便不通

妊娠期间小便不通,甚至小腹胀急疼痛,称为“妊娠小便不通”,古谓“转胞”或“胞转”等名。

【病因】　主要是胎气下坠,压迫膀胱,以致膀胱不利,水道不通,溺不得出所致。

【症状】　妊娠小便不通。临床有气虚、肾虚之分,治当详察。

【疗法】

1. 通尿膏　冬葵子、滑石、栀子各 3 克。上药共研细末,和田螺肉共捣烂如膏状,或用生葱汁调和成稠膏状,备用。

用法:取上药膏敷于肚脐上,立通。清热、利湿、通尿。主治妊娠小便不通。屡用效佳,多 1 次通尿。

2. 二石消利方　寒水石 60 克,滑石、血余炭、车前子、木通、冬葵子各 30 克,葱白 15 克。先将前 6 味药共研细末,再入葱白同捣烂如泥膏状,备用。

用法:取药膏 30 克,贴敷肚脐上。每日 2 次,中病即止。清热利尿。主治妊娠小便不通。屡用神验。

3. **车前滑石散** 车前草、滑石粉各 30 克。上药共研细末,贮瓶备用。

用法:取药末 25 克,水调匀如膏,贴敷肚脐上。3 小时后不应,再敷 1 次。清热利尿。主治妊娠小便不通。屡用效佳。

4. **益气利尿膏** 党参、白术各 20 克,升麻 15 克,蚯蚓泥、车前子各 6 克,葱白适量。先将党参、白术、升麻、车前子共研细末,再入蚯蚓泥、葱白同捣烂如泥膏状,备用。

用法:取药膏 30 克,贴敷肚脐上。隔 12 小时换药 1 次。益气升清,清热利尿。主治妊娠气虚、小便不通。屡用屡验,最多 3 次小便即通。

5. **子淋方** 花椒(炒)、食盐(炒)各 15 克,葱白(炒)3 根。上药研末,混合捣烂如泥状,炒药,备用。

用法:将上药贴敷肚脐上,至小便通后去药。温通利尿。主治妊娠小便不利、腹胀。屡用效佳。

子 痫

子痫又名妊娠痫证,多发生在妊娠后期,或正值分娩时或分娩后,也称“子冒”。现代医学则称“先兆子痫”。

【病因】 多因肝阳上亢所致。

【症状】 忽然眩晕倒仆,昏不识人,四肢抽搐,牙关紧闭,目睛直视,口吐白沫,少时自醒醒后复发或昏迷不醒。常可出现高血压、水肿、蛋白尿等体征。一般在发作前有前驱症状出现。

【疗法】

1. **子痫丸** 芫花(醋浸 1 日)、明雄黄、白矾、白胡椒各 3 克,胆南星 5 克,生姜汁 1 小杯。将诸药混合,共研细末,和匀,贮瓶备用,勿泄气。

用法:取药末 15～30 克,用生姜汁调和如泥,捏成圆形药丸如龙眼大,纳入肚脐中,以手指按紧,纱布盖之,胶布固定。每日换药 1 次,至控制发作为止。清热化痰,温通利水,平肝息风。主治子痫。屡用有效。

2. 复方马钱子膏　马钱子(制)、僵蚕、胆南星、白矾各等量，青艾叶、生姜各适量。将前4味药混合共研细末，然后把艾叶、姜和诸药末混合捣茸为膏，备用。

用法：取药膏10克贴于肚脐、会阴穴上，上置艾炷点燃施灸。每日1次。化瘀通络，息风止痉。主治子痫。屡用有效。

3. 灸疗配穴方　取三阴交、足三里、太溪、太冲、行间、神阙。①艾条温和灸。每次取3～5穴，各灸10～15分钟，灸至局部皮肤有温热感为度。每日灸1次。5次为1个疗程。此法适用于先兆子痫。②用艾炷无瘢痕灸。先用拇指重掐人中穴，再取太冲、行间穴，以黄豆大的艾炷，着肤直接灸，不计壮数，灸至以苏醒为止。不醒再灸。此法适用于子痫发作。主治子痫。屡用有效。笔者临床治疗子痫，常以药物治疗为主，本疗法为辅，内外并治，效果尤佳。其内服方药为裘氏牡蛎龙齿汤：杜仲、石决明、牡蛎(先煎)各15～30克，龙齿(先煎)12～18克，制女贞子、茯苓、泽泻、白芍各9～12克，夏枯草、桑寄生各9～15克。水肿甚者加车前草、赤小豆、猪苓；挟痰者加竹沥、半夏、制胆星、石菖蒲、旋覆花(布包)。每日1剂，水煎服。

胎萎不长

胎萎不长是指以妊娠子宫小于相应妊娠月份，胎儿存活但生长迟缓为主要表现的疾病。

【病因】　多因漏红伤胎，使胎儿发育受阻，或孕妇素体虚弱，或有宿疾，脾胃不和，气血不足，胎失滋养所致。

【症状】　胎萎不长。

【疗法】

1. 健脾补胎散　党参、白术、当归、枸杞子、白芍、黄芪各30克，甘草10克。上药共研细末，和匀，贮瓶备用。

用法：取药末15克，水调涂于肚脐上(神阙穴)。每日换药1

次,直至病愈为止。益气健脾,补血养胎。主治胎萎不长。屡用有效,久用效佳。

2. 益肾补胎散 杜仲、补骨脂各 30 克,菟丝子 15 克,枸杞子 20 克。上药共研细末,和匀,贮瓶备用。

用法:取药末适量(每次约 15 克),水调匀涂敷于肚脐上。每日换药 1 次,直至病愈。益肾补胎。主治胎萎不长。屡用有效,久用效佳。

3. 加味当归补血散 黄芪 50 克,当归 30 克,党参、白术、杜仲、补骨脂各 15 克,炙甘草 9 克。上药共研细末,和匀,贮瓶备用。

用法:取药末 10~15 克,以凉开水调匀成糊膏状,涂敷肚脐上。每日换药 1 次。10 天为 1 个疗程。适用 3~5 个疗程。健脾益肾,补血养胎。主治胎萎不长。屡用效佳。

流 产

流产是指妇女怀孕后阴道出血,甚则胎儿下坠之症,包括先兆流产、自然流产和习惯性流产三种。先兆流产,中医学称为"胎漏""胎动不安";自然流产,中医学又称"坠胎""小产";习惯性流产,中医学称之为"滑胎"。

【病因】 多因气血两亏、肾虚、血热、外伤以致冲任不调,不能养胎、载胎所致。

【症状】 先兆流产,表现为阴道少量出血或淋漓不断,可有轻微的腰酸腹胀;自然流产,指已成形或未成形的胎儿下坠而出;习惯性流产,是指堕胎或小产后,再次受孕,仍如期而坠,或屡孕屡坠达 3 次以上者。

【疗法】

1. 千金保胎膏 当归、黄芩、益母草各 300 克,熟地黄 240 克,甘草 80 克,黄芪 350 克,白术、川续断各 180 克,白芍、肉苁蓉各 150 克,木香 30 克,龙骨 90 克。上药除龙骨研为细末单放外,其余各药均浸入植物油内 3～5 日,再炸枯去渣,过滤沉淀,然后入锅内熬至滴水成珠时,下黄丹、龙骨搅匀收膏,备用。

用法:取药膏适量,摊在布上,贴敷肚脐上。益肾活血,清热安胎。主治体虚流产。屡用有效。

2. 保胎膏　苎麻根、杜仲、补骨脂各等份。上药共研细末,和匀,用清水调为稀糊状,备用。

用法:取药膏适量,外敷肚脐上,上盖纱布,胶布固定。每日换药 1 次。3～5 日为 1 个疗程。补肾益气安胎。主治先兆流产。屡用有效。又护胎散,即本方去苎麻根,依上法用之,效果亦佳。

3. 益母莲艾散　益母草(烧存性)、莲蓬房(烧存性)、艾叶各 15 克,食醋适量。上药共研细末,贮瓶备用。

用法:取药末 30 克,用食醋调匀如泥状,贴敷于肚脐上,外盖纱布,胶布固定。每日换药 1 次。活血安胎。主治习惯性流产。屡用有效。

4. 罩胎饮　人参、陈皮各 1.5 克,当归、川芎、防风、生甘草各 3 克,赤芍、柴胡、白芷、葛根、砂仁各 15 克,糯米 1 撮,白术、黄芩、荆芥、紫草茸、阿胶各 6 克。上药加水煎 2 次,合并煎液,浓缩成浓汁,备用。

用法:将毛巾浸入汤液中,随即取出拧半下,趁热熨敷肚脐。每日熨 2 次或 3 次。益气活血,清热安胎。主治胎动流产。屡用有效。大热加郁金、荷蒂各 3 克,野麻根 9 克,甜瓜蒂 1 枚,可加强消热安胎之力。

5. 补杜安胎膏　杜仲 18 克,补骨脂 20 克,阿胶 50 克,艾叶 15 克,苎麻根 30 克。上药共研细末,和匀,以清水调匀成软膏,备用。

用法:取药膏 30 克,分贴敷于至阴、神阙穴上,上盖纱布,胶布固定。每日换药 1 次。10 日为 1 个疗程。中病即止。补脾益肾,补气养血,滋阴清热,止血安胎。主治先兆流产。治疗 50 例,总有效率为 92%。

滞　产

滞产又称难产,在临床前无明显自觉症状,须在产前经有经验的妇产科医生检查方能确诊,对已存在的因素予以矫正,方可避免。

【病因】　多因身体虚弱,气血不足,或肾虚,或肝气不舒,气滞血瘀等因所致。

【症状】　产时阵痛微弱,宫缩不强或虽强而无规律,神疲乏力,或产程过长,努挣无力,久产不下等。

【疗法】

1. 催产膏　龟甲 30 克,川芎、当归、车前子末各 15 克,血余炭 10 克,蝉蜕(烧灰)7 个,蛇蜕(烧灰)1 条,葱汁、芝麻油各适量。先将龟甲、川芎、当归共研为细末,加入芝麻油熬煎数滚,将血余炭、蝉蜕灰、蛇蜕灰、车前子末加入,再煎熬 15~20 分钟,取出冷却最后加入葱汁拌匀收膏,装瓶备用。

用法:取药膏 30 克摊膏于纱布中央,敷贴于孕妇的肚脐上,外以绷带扎紧,嘱孕妇闭目静卧 1 小时左右。催产。主治难产。屡用屡验,一般 1 次胎儿即可娩出。

2. 如神丹　巴豆 3 粒(去壳),蓖麻仁 7 粒(去壳,白仁者佳),麝香少许(约 0.15 克)。上药混合,共捣烂如泥成膏状,备用。

用法:将上药膏搓成饼状,贴敷肚脐上,按紧,纱布覆盖,胶布固定,分娩后取去。催生助产。主治难产。一般贴后 1 次见效,助产效果较好。

3. 立圣丹　寒水石(半生用,半煅用)150 克,硼砂 15 克。上药共研细末,和匀,贮瓶备用。

用法:每取本散 1~3 克,水调如膏贴肚脐上,外用胶布封固。分娩后即去掉药膏。清热催产。主治难产、死胎不下。屡用有效。

4. 灸疗配穴方　取至阴、三阴交、足三里、独阴(位于足二趾下横穴穴中处)、神阙。①用温针灸。每次取 3 穴或 4 穴,每穴每次可持续灸 15～20 分钟,还可更换艾条再灸,直至胎儿娩出。②用艾炷无瘢痕灸。取独阴穴,取麦粒大小艾炷,直接置穴上,连续灸,直至胎儿分娩。施灸 3～10 壮即可见效。③用艾炷隔药灸。取神阙穴,以肉桂末合樟脑少许(或合麝香少许),混匀,填平脐窝,将黏膏敷其上,再以艾条温和灸或艾炷置黏胶上隔药灸,直至胎儿娩出。主治滞产。屡用皆效。

产后感冒

产后感冒与体虚外感相似,在临床上并不少见。

【病因】　多因妇人产后气血两亏,正气不足,卫外不固,复感风寒、风热之邪所致。

【症状】　产后恶寒发热、头痛肢痛、流涕、咳嗽、苔薄、脉浮。

【疗法】

1. 退热外敷方　桂枝 50 克,竹叶、白薇、山栀子、黄连各 15 克,赤芍、黄芩、丹参各 20 克。上药共研为粗末,分装在 3 个纱布袋内,略洒白酒,放锅内蒸半个小时,备用。

用法:将药袋取出后放置 10 分钟,当温度适合时,分别放在双侧涌泉穴和肚脐处。在外敷前,先在穴位表皮涂上香油,以免药物刺激皮肤。每日换药 1 次。活血通络,清热解毒。主治产后发热。屡用效佳。

2. 荆防芎归膏　当归 25 克,黑荆芥穗 15 克,防风 9 克,川芎 12 克,血余炭 3 克,炮姜 1.5 克,黑豆 1 撮,葱白 3 个。上药加水煎汤,备用。

用法:取煎汤,熏口鼻。另取 1 剂,用麻油熬,黄丹收膏,加牛胶搅匀,贴心口、背脊、脐腹部。祛风散寒,养血活血。主治产后感冒风寒。屡用效佳。

3. 天麻芎归散　川芎、当归、天麻、羌活、熟地黄各 10 克。上药共研细末,贮瓶备用。

用法:取药末 10 克,以食醋调敷肚脐上,上盖纱布,胶布固定。

每日换药 1 次。活血滋阴,祛风除湿。主治产后感冒。屡用神验。

4. **养血祛风散** 荆芥穗、薄荷叶、紫苏叶各 10 克,板蓝根、当归各 15 克。上药共研细末,和匀,贮瓶备用。

用法:取药末 5～9 克,填入肚脐上,外用纱布包扎。每日换药 1 次。养血祛风。主治产后感冒。屡用效佳。

产后腹痛

产后腹痛又称"儿枕痛",在临床上较为多见。

【病因】 多因子宫收缩乏力所致。主要是新产之后气血运行不畅,阻滞腹部而痛,多由血虚、血瘀或食滞所致。

【症状】 小腹疼痛,恶露量多或量少淋漓不净。

【疗法】

1. **补血止痛散** 党参、当归、川芎各 10 克,甘草 6 克,黄酒适量。上药(除黄酒外)共研细末,贮瓶备用。

用法:取药末 10 克,用黄酒调成糊状,贴敷肚脐上,以纱布覆盖,胶布固定。每日换药 1 次,直至病愈为止。补血止痛。主治产后血虚腹痛。屡用效佳。

2. **失笑散** 生蒲黄、五灵脂各 10 克。上药共研粗末,贮瓶备用。

用法:取药末,洒酒少许于药上,拌匀,放锅内炒之令热,装入布袋内,趁热熨肚脐部,每次熨 20 分钟。每日熨 1 次或 2 次。活血止痛。主治产后腹痛(血瘀型)。屡用效佳。

3. **益母膏** 益母草、丹参各 30 克,广郁金 15 克,甘草 9 克。上药共研细末,和匀,贮瓶备用。

用法:取药末 15 克,以米醋调和成糊状,贴敷肚脐上,上盖纱布,胶布固定。每日换药 1 次,直至病愈为止。活血止痛。主治产后腹痛。屡用效佳。

4. **枳芍桂草散** 枳壳、生白芍、肉桂、生甘草各等份。上药研细末,贮瓶备用。

用法:取 30 克,以醋调为膏状,敷肚脐上,常规方法固定,外放暖水袋热敷。益肾柔肝,行气缩宫。主治产后宫缩不良。屡用有效。

5. 拔罐配穴方(一)　取神阙、中脘、足三里。产后瘀阻型加阿是穴(压痛点)。一般用灸罐法。先拔罐,留罐 20 分钟,起罐后,加艾炷灸 3～5 壮。如为产后瘀阻型,中脘、足三里、阿是穴用刺络拔罐法,即先用三棱针点刺放血少许,再拔罐(神阙穴不针)。每日 1 次。主治产后腹痛。屡用效佳。一般 1～2 次即愈。

6. 拔罐配穴方(二)　取神阙、关元,用灸罐法。即先拔罐,留罐 20 分钟,起罐后再加温灸 3～5 壮。每日 1 次。主治产后腹痛。屡用效佳,通常 1 次或 2 次即愈。

7. 灸疗配穴方　取中极、神阙、三阴交、足三里。①用艾条温和灸。每穴各灸 10～15 分钟。每日灸 1 次,以痛止为度。②用艾炷隔姜灸。在中极、神阙穴隔姜灸,各灸 3～5 壮。每日灸 1 次,以痛止为度。③用温针灸。取中极、三阴交、足三里穴,各灸 3 壮(或10～15 分钟);在神阙穴用隔盐灸 3～5 壮。每日灸 1 次。主治产后腹痛。屡用效佳,多 1 次或 2 次见效。

产后血晕

【病因】　多因产妇体质气血虚弱,又因产时失血过多,阴血下夺,孤阳上越,阴阳乖离,或恶露不下,瘀血上攻,或因产时起居不慎,风寒侵入胞中,血被寒凝,恶血当下而不下,反而血随气逆,上扰神明等因所致。

【症状】　产后突然血晕,目眩,不能起坐,或胸闷胀满,或恶心呕吐,甚则突然昏倒,不省人事,或面色苍白,口开,肢冷,或小腹硬结拒按,烦乱如狂等。

【疗法】

1. 参归糊　人参、当归各 9 克,川芎 3 克,血竭 0.5 克,黄酒适量。将上药前 3 味共研细末,贮瓶备用;血竭另研细末,备用。

用法:取药末9克,用黄酒调成糊状。先将血竭粉填入肚脐上,再将药糊覆盖于血竭上,外盖纱布,胶布固定。2～4小时换药1次。益气活血。主治产后血晕。屡用效佳。

2. 蓖麻冰附糊 蓖麻仁30粒,冰片1克,附子15克。将附子研末,与蓖麻仁、冰片共捣烂如泥状,备用。

用法:将药泥贴敷肚脐上,外用纱布覆盖,胶布固定。另用皂角末吹入鼻腔令嚏。再以荆芥穗(炒)9克,小蓟30克,水煎浓汁服下。温经散瘀,凉血止血。主治产后血晕。屡用有效。

3. 参茸散 人参、百草霜各9克,鹿茸0.5克,童便适量。将人参、鹿茸分别研为细末备用。

用法:先将鹿茸纳入肚脐,再将人参、百草霜掺匀,用童便调成糊状,贴敷在鹿茸上(脐中),纱布覆盖,胶布固定。益肾止血。主治产后血晕。屡用效佳。

4. 镇逆化瘀膏 益母草、桃仁、川红花、大黄、荆芥、代赭石、川牛膝各15克。上药共研细末,和匀,以米醋适量调和成软膏状,收贮备用。

用法:用时取药膏30克,外敷于双手心劳宫穴和肚脐上,外加包扎固定,每日换药1次,7次为1个疗程。活血化瘀,镇逆下行。主治产后血晕。屡用效佳。

5. 灸疗配穴方 取水沟、神阙、血海、三阴交。①用温针灸,先以毫针刺入水沟、血海、三阴交,随证行捻转补泻法,留针10～15分钟,然后取艾炷套在针柄上,点燃灸之,各灸3壮(或10～15分钟),灸至苏醒为止。②用艾炷无瘢痕灸。取黄豆大艾炷置于各穴上,点燃灸之,不计壮数,灸至苏醒为止。③用艾条雀啄灸。取艾条点燃,在各穴上行雀啄灸,各灸10～30分钟,灸至苏醒为止。主治产后血晕。屡用效佳,多1次见效。

恶露不净

恶露是产妇分娩后,子宫内残留的余血和浊液的统称。恶露不净又称恶露不绝,是指以产后恶露持续 3 周以上,仍淋漓不尽为主要表现的疾病。

【病因】　致因虽多,概括有三,即气虚、瘀阻、血热。

【症状】　产后恶露淋漓,日久不绝。

【疗法】

1. 益母桃红散　益母草 30 克,红花 15 克,桃仁、急性子各 20克。上药共研细末,和匀,贮瓶备用。

用法:取此散 20 克,用黄酒少许调匀糊状,敷于肚脐处,外以纱布包扎固定。每日换药 1 次。5～7 日为 1 个疗程。活血化瘀。主治产后恶露不绝。屡用有效。一般用药 1～2 个疗程可愈。

2. 化瘀消露散　当归、川药、肉桂、炙甘草各 15 克,蒲黄、乳香、没药、五灵脂各 7.5 克,赤芍 3 克,血竭(另研)1.5 克,热酒适量。上药除血竭外,其余共研细末,贮瓶备用。血竭另研备用。

用法:取药末 15～30 克,与血竭 0.5 克混匀拌匀,用热酒调和成厚膏状,贴敷于肚脐上,外盖纱布,胶布固定。隔 3 日换药 1 次,至恶露干净后方可停药。活血、化瘀、消露。主治产后恶露不尽。屡用效佳。

3. 化瘀祛露散　附子、肉桂、母丁香各 10 克,五灵脂、蒲黄、茜草根各 15 克,黄酒适量。上药共研细末,过筛和匀,贮瓶备用,勿泄气。

用法:取药末 15～30 克,以黄酒适量煮热,加入药物调和成厚膏状,贴敷于神阙和子宫穴上,以纱布覆盖,胶布固定。每 3 日换药 1 次。温肾、化瘀、祛露。主治产后恶露不绝。屡用效佳。

4. 益脾止露方　黄芪、党参、白术各 15 克,升麻、龙骨(飞)各10 克,甘草 6 克,米醋适量。上药共研细末,贮瓶备用。

用法:取药末 15～30 克,用米醋调成糊状,贴敷于肚脐上,外以纱布,胶布固定。每日换药 1 次,直至病愈为止。益脾止露。主治恶露不净。屡用效佳。

5. 化瘀止痛散　当归、川芎、五灵脂、蒲黄、延胡索各 15 克,血竭 1.5 克。上药共研细末,过筛和匀,贮瓶备用。

用法:取药末 5～9 克,填入肚脐上,或以米醋调敷脐中,上盖纱布,胶布固定。每日换药 1 次,直至病愈为止。化瘀止痛。主治恶露不净(儿枕痛)。笔者多年使用,治验甚多,疗效满意。

6. 贴敷方 ①益母草、红花、桃仁各等份。②川椒、小茴香、吴茱萸各 5 克。上两方各研细末,和匀,贮瓶备用。

用法:随症取药末适量(约 15 克),均用黄酒调为糊状,敷于肚脐处,上盖纱布,胶布固定。每日换药 1 次,5～7 次为 1 个疗程。①活血化瘀,通络止痛。②散寒止痛。主治产后恶露不净(偏血瘀型用方①、寒凝型用方②)。屡用效佳。

7. 灸疗配穴方 取脾俞、足三里、神阙、气海、血海、三阴交。①用艾条温和灸。根据辨证,每次取 3～5 穴,各灸 10～15 分钟。每日灸 1～2 次。7 日为 1 个疗程。②用温盒灸。每次取 3～5 穴,各灸 15～30 分钟。每日灸 1 次或 2 次。7 日为 1 个疗程。③用艾炷隔药饼灸。取丹参、茯苓各 15 克,川红花 6 克,共研细末。每次取药末 5～10 克,用冷开水适量调和制成一药饼置神阙穴上,将艾炷置于药饼上,点燃灸 3～5 壮。每日或隔日灸 1 次,灸至恶露干净为止。主治恶露不净。多年使用,疗效尚属满意。

产后尿潴留

产后尿潴留是指产后 6～8 小时不能排尿,属中医学"癃闭"范畴。

【病因】 多因膀胱和三焦功能失常所致,与肺、脾、肾三脏功能失调有关,其证多虚。

【症状】 产后排尿困难,甚至小便不通。

【疗法】

1. 逐水散 磁石、商陆各 5 克,麝香 0.1 克。先将前 2 味药共研细末,再入麝香同研和匀,分成 2 份,备用,勿泄气。

用法:将上药分别摊放在肚脐、关元穴,外以纱布覆盖,胶布固定,待可自行排尿时即去药。若无效,次日更换敷之。活血通络,通窍逐水,镇静安神。主治产后尿潴留。通常敷药数小时后见效,最多2次小便通利,效佳。若配合毫针刺中极、三阴交,疗效尤佳。

2. 二白膏　葱白2根或3根,白胡椒7粒。将白胡椒研末,入葱白共捣烂如泥成膏状,捏成药饼,备用。

用法:将药饼贴敷于肚脐上,按紧,外用纱布覆盖,胶布固定。通阳化气,排尿止痛。主治产后尿潴留。屡用效佳。一般外敷3～4小时即可见效。或用连须葱白250克(或加川椒末适量),切碎,炒热,用纱布包好,在肚脐部热熨至患者自觉有热气入腹内即可。药凉可再炒再熨,效佳。

3. 贴脐膏　生姜皮15克,大蒜2瓣,葱白10根,食盐适量。将上药混合加水少许,共捣烂如泥成膏状,捏成药饼,备用。

用法:将药饼贴敷肚脐上,上盖纱布(塑料布),胶布固定,再用热水袋外敷其上(温度保持在能忍耐程度为度)。通阳利水。主治产后尿潴留。经治47例患者,治疗后,2小时排尿者28例,2～4小时排尿者15例,4～6小时排尿者3例,无效1例(后改用他法治疗)。用药后有热气窜入腹内之感或稍有不适。如有灼痛等,可先将热水袋取下,一般可使不适感逐渐消失。如灼痛感持续的则终止治疗,改用他法治之。

4. 益泉膏　益智仁、分心木、五味子各等量。上药共研细末,和匀,贮瓶备用。

用法:取药粉5克,以白酒调为糊膏,敷肚脐上,常规方法固定。益肾缩泉。主治产后排尿异常。屡用有效。

5. 拔罐配穴方　取神阙、中极,用灸罐法。取神阙填入食盐,把葛根、葱白捣烂如泥后填上,以艾炷置其上灸5壮或6壮,然后再拔罐,留罐10～15分钟。中极穴用涂药闪罐法。于穴位上先涂薄荷油、姜汁或葱汁等,然后缓慢闪罐10～30次,以局部出现紫红为度。主治产后尿潴留。屡用效佳,多1次即通。

6. 灸疗配穴方　取下腹正中线(自脐正中至耻骨联合处),重点取神阙、关元、中极,用艾条回旋穴。沿正中线来回旋灸 3~5 分钟,再悬灸神阙、关元、中极穴各灸 5 分钟。每日灸 1 次或 2 次。主治产后小便不通。笔者屡用效佳,一般 1 次或 2 次即效。

产后小便失禁

产后小便失禁与产后遗尿、产后小便频数相似,仅轻重差异而已,故一并介绍之。

【病因】 多因膀胱损伤,或中气不足,肾阳亏虚,膀胱开阖(气化)失司所致。

【症状】 产后小便失禁、产后遗尿及产后小便频数。

【疗法】

1. **缩尿散** 吴茱萸、益智仁、小茴香各 15 克,官桂、麦面粉各 10 克,白酒适量。先将前 4 味药共研细末,再入麦面粉拌匀,贮瓶备用。

用法:取药末 15~30 克,用热酒调和,做成药饼 1 个,贴敷于肚脐处,外加纱布覆盖,胶布固定,待敷处发痒时去掉。通常用药 1 剂小便即可正常。温肾缩泉。主治产后小便频数、小便失禁。屡用效佳。

2. **桂附子香饼** 肉桂、附子各 15 克,母丁香、公丁香各 10 克,黄酒适量。上药共研细末,和匀,贮瓶备用。

用法:取药末 25 克,用黄酒调和做成药饼 1 个(如 1 元硬币大),烘热贴于肚脐上,上盖纱布,胶布固定。2 日换药 1 次。温阳理气、固肾。主治产后小便频数。屡用效佳,最多 2 次小便即可恢复正常。

3. **尿频散** 吴茱萸、附子、桑螵蛸(烧炭存性)、肉桂、小茴香各 15 克,黄酒适量。上药共研细末,过筛,和匀,贮瓶备用。

用法:取药末 30 克,用黄酒调和成糊状,涂满产妇肚脐窝,外以纱布盖上,再以胶布固定,待脐部发痒,即可除去敷药。温肾固涩。主治产后小便频数。通常敷 3~4 次可愈。

4. 益气膏　党参、白术各 30 克,当归 15 克,川芎、柴胡、升麻各 10 克。上药共研细末,过筛和匀,加水煎 2 次,浓缩成稠厚药膏,备用。

用法:取药膏摊于蜡纸或纱布中间,分别贴在神阙、气海穴上,外以胶布固定。每 2 日换药 1 次,连续贴药至病情痊愈为止。益气活血,升清缩泉。主治产后小便失禁。屡用效佳。

5. 温固散　附子、干姜、赤石脂各等份。上药共研细末,贮瓶备用。

用法:取药末 15 克,用清水调为糊状,敷于肚脐处,上盖胶布,胶布固定。每日换药 1 次。3～5 日为 1 个疗程。温阳固肾。主治产后遗尿。屡用效佳,一般用药 1 个疗程可愈。

6. 五银散　五味子、五倍子、银杏各等份。上药共研细末,装瓶备用。

用法:取药末适量,用清水调为糊状,敷于肚脐处,上盖纱布,胶布固定。每日换药 1 次。3～5 日为 1 个疗程。收敛止遗。主治产后遗尿。屡用效佳。又用桑螵蛸 5 克,研末调糊敷脐,疗效亦佳。

7. 拔罐配穴方　取神阙、中极、曲骨、肾俞、小肠俞、脾俞,先用单纯拔罐法,留罐 20 分钟。起罐后,神阙穴加敷脐疗法;其余诸穴加艾灸。每日 1 次。敷脐法为:吴茱萸、益智仁各 15 克,五倍子、肉桂、小茴香各 10 克,煅龙骨、煅牡蛎各 6 克。共研细末。每取 5～10 克药物,用面粉 1～2 克和匀,加米醋调匀成稠糊状,做成药饼,贴于肚脐上,外以胶布覆盖固定,待脐孔发痒时即去掉药饼。主治产后小便失禁。治验甚多,疗效满意,一般 1 次或 2 次即愈。

更年期综合征

更年期综合征又称绝经期综合征,中医学无此病名,是指妇女在“七七任脉虚,太冲虚衰少,天癸竭”(《黄帝内经》)期间所出现的一系列症状和体征的综合征,是 50 岁左右妇女的常见多发病。

【病因】 多因肾虚,或肾虚肝旺,或心脾两虚所致。

【症状】 眩晕、耳鸣、腰酸膝软、背痛、潮热汗出、情绪烦躁、易怒、心悸、失眠、多梦、水肿、食欲缺乏、精神倦怠、口干唇燥、月经异常、性欲减退。

【疗法】

1. **菟丝子散** 菟丝子、巴戟天各 100 克,熟地黄、牛膝、肉苁蓉、附子、鹿茸、党参、远志、茯神、黄芪、山药、当归、龙骨、五味子各 60 克。上药共研细末,用麻油熬,黄丹收膏,备用。

用法:取药膏适量,分别敷于肾俞、神阙、关元、气海、足三里、三阴交、曲骨穴上,按常规方法固定。每日换药 1 次,每次 2～5 小时。15～30 日为 1 个疗程。连治 3～6 个疗程。温肾益气,活血安神,固涩收敛。主治更年期综合征。屡用有效。

2. **朱砂琥珀方** 太子参 60 克,朱砂、琥珀各 15 克,豆蔻、薄荷各 10 克。上药共研细末,贮瓶备用。

用法:取药末 15 克,用清水调匀成糊状,贴敷肚脐上,纱布固定。每日换药 1 次。益气养阴,安神止汗。主治更年期综合征。屡用有效。

3. **二乌皂角散** 皂角、白芥子、白芷、红花、草乌、芦荟、桃仁、杏仁、草决明、使君子各 10 克,细辛、川乌、白花椒各 5 克,山栀子 20 克,冰片 2 克。共研细末,贮瓶备用,勿泄气。

用法:用时取药末适量,以姜汁调成糊状,摊于方形纱块上,每张纱块摊药 5 克。取穴天突、膻中、中脘、神阙、身柱、灵台、至阳、足三里、内关等穴。每次选 5 个穴位。交替敷贴 48～72 小时,2 次为 1 个疗程。祛风散寒,清热化痰,活血通络。主治更年期综合征。屡用有效。

4. **养血安神膏** 当归、生地黄、白芍、川芎、丹参、炒枣仁各 15 克,玄参、珍珠母各 30 克,杭菊花 9 克。上药共研细末,和匀,以食醋调和成软膏状,收贮备用。

用法:用时取此药膏 30 克,分别外敷于两足心涌泉穴和肚脐上,上盖敷料,胶布固定,每日换药1次。10次为1个疗程。滋阴潜阳,养血安神。主治更年期综合征,多年应用,效果甚佳。若配合本方改为汤剂,每日1剂,水煎服,日服2次,效果尤佳。

5. 拔罐配穴方 取神阙、气海、中极、命门、肾俞、肝俞、脾俞,一般用单纯拔罐法,留罐20分钟。阳虚型罐后加温灸。每日1次。10次为1个疗程。主治更年期综合征。屡用有效。

6. 灸疗配穴方 取神阙、关元、三阴交、足三里、肾俞。①用艾条温和灸。各灸10～15分钟。每日灸1次。②用艾炷隔姜(或隔附片)灸。每次取3～5穴或全取,各灸3～5壮。每日灸1次。10日为1个疗程。主治更年期综合征。笔者屡用有效,久用效佳。

产 后 痉

产后痉又称产后发痉,在临床上并不少见。

【病因】 多因产后失血伤津,心肝血虚,筋脉失于濡养所致。

【症状】 新产后发生手足抽搐、项背强直,甚至"口噤"、角弓反张。

【疗法】

1. 息风止痉糊 全蝎、僵蚕、蜈蚣各12克,胆南星10克,鲜竹沥适量。将前4味药共研细末,贮瓶备用。

用法:取药末10克,以鲜竹沥调和成糊状,贴敷在肚脐上。每日2次,直至病愈为止。息风、化痰、止痉。主治产后痉。屡用效佳。

2. 止痉膏 天麻、川芎、当归、姜黄、熟地黄各等量,陈醋适量。上药共研细末,和匀,贮瓶备用。

用法:取药末15～30克,用陈醋调和成糊状,贴敷肚脐上,盖以纱布,胶布固定。每日换药1次。滋阴活血,息风止痉。主治产后痉。屡用效佳。

3. 养血止痉散 丹参50克,白附子、干地龙、蝉蜕各15克,蜈蚣 5 条。上药共研细末,和匀,贮瓶备用。

用法:取药末 15～30 克,用鲜竹沥或米醋调匀成糊状,贴敷于肚脐上,上盖纱布,胶布固定。每日换药 1～2 次,中病即止。养血活血,息风止痉。主治产后痉。治疗 30 例患者,痉愈 25 例,有效 4 例,无效 1 例。

产后大便难

产后大便难又称产后便秘,是指产后饮食如常,大便数日不解的一种病症。

【病因】 由于分娩失血,营血骤虚,津液亏耗,不能滋润肠道,以致肠燥便难;或阴虚火旺,内灼津液,肠道失于滋润,传导不利所致。

【症状】 产后大便数日不解,或排便时干燥疼痛,难以解出者。

【疗法】

1. 生地麦螺膏 鲜生地黄 30 克,鲜麦冬 15 克,活田螺(去壳)5～7 个。将上药共捣烂成厚膏状,备用。

用法:取药膏 15～30 克,贴敷于产妇肚脐上,上盖纱布,胶布固定。每日换药 1～2 次。连贴 3～4 日为 1 个疗程。增液润肠。主治产后大便难。屡用有效。

2. 参芪通便饼 黄芪、党参、白术、大黄各 10 克,升麻 6 克,葱白 5 根。将前 5 味药共研细末,和匀,贮瓶备用。

用法:药末 15～30 克,以葱白捣烂,加清水少许,调和成厚糊状,捏成药饼,贴敷肚脐上,上盖纱布,胶布固定。每日换药 1 次或 2 次。益气健脾,升清通阳,清热通便。主治产后大便难。屡用效佳。

3. 归苁膏 当归、肉苁蓉、瓜蒌子各 30 克。上药共研细末,和匀,以蜂蜜调和成糊膏状,备用。

用法:取药膏 15～30 克,贴敷肚脐上,上盖纱布,胶布固定。每日换药 1 次。养血润燥,助阳通便。主治产后大便难,以高龄产妇便秘尤宜。笔者多年应用,效果甚佳,总有效率达 97% 以上。

4. **丹参二仁散**　丹参 15 克,肉苁蓉、郁李仁、火麻仁各 5 克。上药共研细末,和匀,贮瓶备用。

用法:用时每取本散 10 克,以蜂蜜水调和成软膏状,搓成药饼,贴敷肚脐上,上盖敷料,胶布固定。每日换药 1 次。润下通便。主治产后大便难。临床屡用,总有效率达 97% 以上。

子宫肌瘤

子宫肌瘤为子宫良性肿瘤的一种,由平滑肌和结缔组织所组成,故又有子宫纤维瘤、子宫纤维肌瘤或子宫平滑肌瘤等不同名称。

【病因】　多因气滞血瘀、湿热内蕴、痰瘀互结等因所致。

【症状】　经期延长或不规则出血,严重者可出现继发性贫血、下腹可触及包块,少数有痉挛及压迫症状。常并发高血压。局部为子宫增大,质硬,表面不平等。

【疗法】

1. **宫瘤消**　天南星 12 克,蜈蚣 12 条,马钱子 50 粒,土鳖虫、川乌、乳香、没药各 18 克,凡士林适量。上药共研细末,和匀,以凡士林调和成糊膏状,备用。

用法:取药膏 30 克,分摊于纱布棉垫上,贴敷肚脐及下腹部包块上,胶布固定。每次贴敷 2 小时。化痰消瘀,搜风通络,温经消瘤。主治子宫肌瘤。屡用有效。

2. **子宫肌瘤散**　没药、乳香、川芎、红花各 10 克,重楼 20 克,杜仲 12 克,赤芍 15 克,桃仁 25 克。上药共研细末,过筛和匀,贮瓶备用。

用法:取药末适量,用米醋调和成糊状,分敷神阙、子宫、曲泉、曲骨、横骨、太溪、水泉穴。每日 1 次,每次 2～3 小时。1～3 个月为 1 个疗程。活血化瘀,解毒消肿。主治子宫肌瘤。屡用有效。

3. **白宫膏**　白芷、玄参、大黄、赤芍、木鳖子各 120 克,官桂、血余炭各 90 克,当归、生地黄各 330 克。上药用香油 10 000 毫升炸枯去渣,再熬沸,入黄丹3000克,搅匀成膏。再取阿魏、乳香、没药各60克,共研为细粉。每500毫升膏油兑药粉15克,搅匀摊贴,大张每帖重15克,小张每帖重6克,收储备用。

用法:取膏药温化,贴敷神阙、阿是穴(包块处)上,每3～5日更换1次。凉血活血,滋阴泻火,化瘀消瘤。主治子宫肌瘤。屡用有效。笔者应用,常依本方加三棱、莪术各60克,验之临床,化瘀消瘤作用增强,效果尤佳。

4. 加味桂枝茯苓膏 桂枝、茯苓、桃仁、赤芍、牡丹皮、三棱、莪术各30克,生马钱子15克。上药共研细末,和匀,用米醋调和成厚膏状,备用。

用法:取药膏60克,分贴敷于肚脐及少腹肿块上,胶布固定。每日1次。10日为1个疗程。活血化瘀,凉血消炎,温经消瘤。主治子宫肌瘤。屡用有效。

四、男科疾病

前列腺炎

前列腺炎属中医学"白浊"范畴,在临床上较为常见。

【病因】 多因饮酒过度,会阴损伤,或手淫、房事不节,下元虚惫,从而导致湿热之邪乘虚入肾,下注膀胱,与气血壅滞,结聚会阴所致。

【症状】 尿急、尿频、尿痛,终致血尿,尿道口常有乳白色或无色黏性分泌物,晨起时有的可被黏液封闭尿道口。急性期多伴有恶寒发热,头痛乏力,腰骶部、会阴穴有坠胀不适感,以及性欲减退、遗精。尿中有大量白细胞。

【疗法】

1. 贴脐散 麝香0.15克,白胡椒7枚。将白胡椒研为细末,备用。

用法:上药为1次量。先将肚脐用温水洗净擦干,然后将麝香粉倒入脐窝内,再将白胡椒粉盖在上面,外盖一白圆纸(以盖住肚脐为度),外用胶布固定,紧贴四周,勿令药粉漏出。每7~10日换药1次。10次为1个疗程。每疗程间休息5~7日。连用6个疗程无效者即停用。清热止痛,通利小便。主治慢性前列腺炎。治疗11例,痊愈6例,好转3例。疗程2~4个月。另2例治疗已见效,因故中断治疗。本方还可用于急性腹泻、慢性痢疾、慢性非特异性溃疡性结肠炎、慢性盆腔炎,效果亦佳。

2. 二草膏　龙胆草15克,鲜车前草(或子)30克,冰片1.5克。将龙胆草、冰片分研细末,与车前草共捣烂如泥膏状,备用。

用法:取药膏15~30克,贴敷肚脐上,按紧,上盖纱布,胶布固定。每日换药1次,至病愈为度。清利湿热,通溺止痛。主治急性前列腺炎。笔者经验方。一般一次见效,最多3次。经治30例患者,近期治愈25例,有效3例,无效2例。随后配用对证汤剂内服,均告治愈。

3. 雄冰散(膏)　雄黄、冰片、乳香、五倍子、小茴香、三七、浙贝母各10克,全蝎30克,蜈蚣5克,大黄、天花粉各50克,野菊花100克。上药共研极细末,用白醋适量,先用武火熬沸约15分钟,后用文火熬10分钟,至黏稠,挑起稍成粗丝即成。密闭5分钟,待冷却,装瓷缸备用。

用法:先用温水洗净肚脐、会阴部,取药膏适量,贴敷肚脐上,上盖纱布,胶布固定。再用月经带装上两层卫生纸,挑适量药膏于塑料纸或桑皮纸中央,固定在月经带上,然后置于会阴部,使药膏接触会阴穴。每晚1次。清热解毒,活血化瘀,利湿散寒,通络止痛。主治慢性前列腺炎(湿热夹瘀型)。屡用有效。

4. 敷脐方　①活田螺2只,食盐、白矾各10克。②蛞蝓2只,葱白2寸,白胡椒(研)7粒。上列2方,各共捣烂如泥膏状,备用。

用法:随证选方,均取药膏适量,填敷肚脐上,按常规方法固定。

每日换药 1 次。方①清热利湿,消肿止痛;方②散瘀通阳,温经止痛。主治慢性前列腺炎(湿热型用方①,血瘀型用方②)。屡用有效。

5. 琥珀膏 琥珀 20 克,大黄、半夏各 15 克,麝香(后入)1.5克。上药共研为细末,用蜂蜜调和成软膏,备用。

用法:取药膏适量,贴敷于肚脐和阿是穴,用纱布覆盖,外用胶布固定。每日换药 1 次。清热通便,活血利水,通窍止痛。主治急、慢性前列腺炎。治疗数例,均收良效。若配合内治,疗效尤佳。

6. 前列散 黄芪 5 份,附子 4 份,川芎 3 份,大黄、黄柏各 2份,马钱子、冰片各 1 份。上药按比例配制,焙干,共研细末,贮瓶备用。

用法:取药末 10 克,以 75% 乙醇调匀填敷肚脐上,上盖纱布,胶布固定。隔日换药 1 次。10 次为 1 个疗程。每疗程间隔 7 日,共治 3 个疗程。益气温阳,清热燥湿,通络散血,活血镇痛。主治慢性前列腺炎。治疗 81 例,有效率为 93.83%。

7. 前列安贴 丹参、麝香各 100 克,胡椒 60 克,甘草 30 克,氮酮 20 克。上药共研细末,和匀,共制成药丸 1000 粒,贮瓶备用。

用法:先用温水洗净脐部,拭干,取药丸 1 粒贴于肚脐上,外用胶布固定。每日 1 贴。前列腺炎 10 日为 1 个疗程,前列腺增生25 日为 1 个疗程。活血化瘀,利水通闭,消炎止痛。主治前列腺炎及前列腺增生。治疗前列腺炎患者 58 例,临床控制率 46.6%,总有效率为 96.6%;前列腺增生患者 42 例,临床控制率 31.35%,总有效率 87.1%。

8. 三香散 麝香 1 克,香附 9 克,乌药、延胡索、小茴香各 6克。加减:兼有尿频、尿急者,加木通 6 克;兼有腰膝酸软、失眠多梦、遗精者,加枸杞子 6 克;兼有腰酸膝冷、阳痿、早泄者,加补骨脂6 克。上药共研细末,和匀,贮瓶备用。

用法:取药粉适量,以冷开水调成糊状,敷于肚脐上,外用胶布固定。40 小时取下。每周 2 次,4 次为 1 个疗程。一般需治 3 个疗程。疏肝理气,活血止痛。主治慢性前列腺炎。治疗 54 例患者,其中年龄为 17—46 岁,病程最短 3 个月,最长 3 年。结果治愈 45 例,有效 9 例,总有效率为 100%。同时,注意改变不良饮食与生活习惯,忌辛辣或烟酒,有规律的性生活。

9. 拔罐配穴方　取神阙、关元、中极、肾俞,用单纯拔罐法。留罐 10～15 分钟。急性期每日 1 次,慢性期隔日 1 次。10 次为 1 个疗程。起罐后,常配合敷脐疗法(急性用二草膏,慢性用贴脐散)。主治急、慢性前列腺炎。多年使用,疗效较为满意。治疗时还可用针刺或梅花针叩刺拔罐法,宜按证选用。

前列腺肥大

前列腺肥大又称前列腺增生,属中医学"癃闭"范畴。本病多发于老年人,中、青年人亦有发生。

【病因】　多因肺热气壅,不能通调水道,下输膀胱,或三焦火热,气逆不降,水道不通,或脾失健运,不能升清降浊,湿热下注膀胱,或肾阳不足,下焦气化失司而致开阖不利所致,与脾、肺、肾三脏(三焦)功能失调有关。

【症状】　小便不通或不利。若伴见头昏脑涨、口渴、胸闷气粗、心烦、小腹胀痛、舌红苔黄、脉弦数者,多为三焦火热;咽干烦渴、呼吸急促、苔黄、脉数者,多属肺热气壅。

【疗法】

1. 消炎膏　大蒜 3 瓣,生栀子 3 枚,净芒硝 3 克。先将生栀子研末,入大蒜捣烂如泥,再入芒硝同捣匀,收储备用。

用法:取药膏适量贴敷肚脐上,按紧,外以纱布覆盖,胶布固定。待小便通解后,即去药膏。消炎解毒,化积利水。主治前列腺肥大、小便不通。通常用药 1 次见效,最多 2 次,小便即通。

2. 栀蒜膏　独头蒜 1 个,山栀子 3 个,食盐少许,冰片 1 克。上药共捣烂如泥糊状,备用。

用法:取上药泥(1 次量),贴敷在肚脐处,上盖纱布,胶布固定。每日换药 1 次。连用 5～7 次。活血通络,解毒利尿。主治前列腺肥大所致的尿潴留。屡用有效。

3. 金匮肾气丸 取金匮肾气丸(中成药)大丸半粒或小丸 5 粒,压碎制成铜钱大的药饼 1 个,备用。

用法:先将神阙穴用温水洗净,轻轻按摩使局部微红有热感,再用 75% 乙醇消毒,然后将药饼贴敷肚脐处,按平,上盖生姜 1 片,再置黄豆大小艾炷灸 6 壮,灸毕去掉生姜片,纱布包药饼,胶布固定。每晚睡前用艾条灸药饼 10～15 分钟。3 日换药 1 次。6 次为 1 个疗程。温肾利水。主治前列腺肥大。共治疗 36 例,治愈 12 例,有效 22 例,无效 2 例,总有效率为 94.4%。

4. 田螺膏 鲜车前草 1 棵,大田螺 1 个,冰片 1 克。先将车前草捣烂,再取田螺(去壳)、冰片(研末)同捣烂如泥,备用。

用法:取上药膏(1 次量)贴敷于肚脐上,按紧,外以纱布覆盖,胶布固定。待小便通利后即去掉。如不应,再敷肚脐 1 次。清热利尿。主治前列腺肥大、小便不通。通常用药 1 次,最多 2 次,小便即通。

5. 二乌白附散 川乌、草乌、白附子、黄丹、生半夏、白鲜皮、蛇床子、天花粉、栀子、枯矾、云矾、甘松各 10 克,木通 9 克,羌活、独活、狼毒、地骨皮、透骨草、木贼草、艾叶、红花各 12 克,花椒 15 克,皂角 60 克,料姜石 110 克。上药共研为粗末,和匀,用布袋分装,每袋 50 克,备用。

用法:取药袋 2 袋,蒸热后热敷肚脐及会阴穴,冷则再蒸再敷。每日 2 次,每次 30 分钟。祛风除湿,温经通络,活血化瘀,通窍利水,消肿止痛。主治前列腺肥大、小便淋漓。屡用有效。

6. 二白膏 大葱白 5 枚,白矾 9 克。将白矾研为细末,入葱白共捣烂如泥状,备用。

用法:取药泥涂布于塑料纸上,贴肚脐上,按紧,外以胶布固定。每日换药 1 次。通阳利水。主治前列腺肥大、小便淋漓。屡用效佳。通常治疗 1～2 次小便即通。

7. 王不留行散 王不留行 150 克,天竺黄、虎杖、土贝母、没药各 100 克,蜂房 50 克。上药用 4000 毫升清水浸 2 小时,煎 30 分钟,取滤液,药渣再加水复煎 1 次。2 次煎液滤液混合,浓缩成稠液,加益智仁粉 100 克,拌匀,烘干压粉,装瓶备用。

用法:取药末 1 克纳入肚脐,上压一干棉球,胶布固定。24 小时换药 1 次。用 5 日停 2 日,2 周为 1 个疗程。连用 1～4 个疗程。清热化痰,活血通络,解毒消肿。主治前列腺增生症。屡用有效。

8. 蝼蒜膏 蝼蛄 5 个,大蒜头 1 个,冰片 1 克。上药共捣烂如泥膏状,备用。

用法:取药膏贴敷肚脐上,约 30 分钟即可见效。利水消肿。主治前列腺增生、小便不适。屡用效佳。

9. 椒辛散 白胡椒 1.5 克,北细辛 1 克。上药共研细末,贮瓶备用。

用法:取药末 2.5 克,填入肚脐上,外用胶布固定。每日换药 1 次。10 次为 1 个疗程。每疗程间休 2 日。提壶揭盖,温阳通络。主治老年性前列腺肥大。治疗 31 例,总有效率达 96.77%。对肝郁气滞、湿浊瘀阻者疗效较佳。

阳 痿

阳痿又称阴痿,现代医学称为性功能障碍或性神经衰弱,在临床上较为常见,尤以中老年男性居多。

【病因】 多因肾虚、惊恐,或纵欲过度、精气虚损,或少年手淫、损伤肾气,或思虑过度、情志不舒,或湿热下注、宗筋弛纵所致,尤以肾虚和精神因素者居多。

【症状】 阳事不举或举而不坚,常伴有头晕目眩、心悸耳鸣、夜寐不安、纳谷不香、腰酸腿软、面色无华、气短无力。

【疗法】

1. 阳痿散 白蒺藜、细辛、生硫黄各 30 克,吴茱萸 15 克,穿山甲、制马钱子各 10 克,冰片 5 克。上药共研细末,和匀,贮瓶备用。

用法:每取药 6 克,以津液调匀贴敷肚脐及曲骨穴上,胶布固定,并用热水袋熨之。每 2 日换药 1 次。温肾疏肝,通络亢痿。主治阳痿。屡用有效。

2. **强阳散** 蜈蚣 15 条,干姜 15 克,白芍、制附子、当归、肉苁蓉、菟丝子各 30 克,鹿茸 6 克。上药共研细末,过筛和匀,贮瓶备用。

用法:取药末 10～15 克,以白酒调匀成厚糊状,搓成药饼,贴敷肚脐上,按紧,外以纱布覆盖,胶布固定。每 2 日换药 1 次。10 日为 1 个疗程。温肾壮阳,通络亢痿。主治阴茎不举或举而不坚、不久的阳痿。本方为笔者临床常用之方,通常用药 1 个疗程见效,最多 3 个疗程可愈。经治 45 例患者,连续用药 1～3 个疗程,痊愈 29 例,显效 7 例,有效 6 例,无效 3 例。

3. **贴脐膏** 阳起石、蛇床子、香附、韭菜籽各 3 克,蝼蛄(去翅足,煅)7 个,大风子(去壳)、麝香、硫黄各 1.5 克。上药共研为细末,和匀,炼蜜为丸如指顶大,贮瓶备用。

用法:取药丸 1 粒,于房事前 1 小时以油纸护贴在肚脐上,外用绢带固定,房事毕即去药。温肾兴阳,通窍亢痿。主治阳痿。屡用有效。

4. **三子兴阳膏** 大附子、马蔺子、蛇床子、木香、肉桂、吴茱萸各等量。上药共研细末,和匀,贮瓶备用。

用法:取药末 15 克,以白面粉、姜汁调匀成膏,贴敷肚脐上,上盖纱布,胶布固定。每日换药 1 次。兴阳亢痿。主治阳痿、脐腹冷痛(肾阳虚型)。屡用有效。

5. **起阳带** 巴戟天、淫羊藿、金樱子、胡芦巴各 10 克,柴胡 6 克,阳起石 12 克。上药共研细末,做成药带,备用。

用法:将药带缚于患者肚脐或少腹。温肾起阳,疏肝振痿。主治阳痿。屡用有效。

6. **痿遗兜** 白檀香、羚羊角(代)各 30 克,沉香、白芷、马兜铃、木鳖仁、甘松、升麻、血竭、丁香各 15 克,麝香 1 克,艾绒 60 克。

上药除麝香另研、艾绒另捣碎外,余药共研细末,加入麝香末和匀,最后加入艾绒调拌,做成肚兜,备用。

用法:取肚兜护患者肚脐及丹田穴。清肝行气,祛风活血,通窍温肾,亢痿止遗。主治阳痿、遗精。屡用有效。

7. 壮阳灵　肉苁蓉 20 克,淫羊藿、菟丝子、赤芍、巴戟天各 15 克,阳起石、水蛭、韭菜籽、制附子各 10 克,制马钱子 8 克,蜈蚣 5 条,麝香 2 克,冰片、肉桂各 6 克。上药烘干,共研极细末,和匀,贮瓶备用,勿泄气。

用法:取药粉适量,以食醋调匀成厚膏状,做成 5 分硬币大,0.5 厘米厚圆饼,贴肚脐上,盖塑料薄膜与敷料,胶布固定。每贴 72 小时。隔日复贴,直至痊愈。另外,根据病因不同,配合心理治疗、性行为治疗及中药内服等。温补肾阳,疏肝活血。主治阳痿。治疗 60 例患者,年龄为 20—65 岁,病程 3 个月至 8 年。结果痊愈 30 例,好转 24 例,无效 6 例。总有效率为 90%。患者年龄越轻、病程越短,疗效越好。

8. 行房饼　甘遂、甘草、干姜、硼砂、龙骨、附子、白矾、海螵蛸、蛇床子、乳香、韭菜籽、木鳖子各等量。上药共研细末,和匀,贮瓶备用。

用法:取药末 15～30 克,用生蜂蜜调匀做成药饼,于房事前用油纸贴肚脐上,用绷带固定,候药力到方可行房事。消炎逐水,助阳固精。主治阴茎举而不坚。屡用屡验,效佳。

9. 四子振雄糊　急性子、蛇床子、菟丝子各 15 克,熟附子、蟾酥各 3 克,麝香 0.3 克。将前 4 味药共研细末,加入麝香、蟾酥同研极细末,和匀,贮瓶备用,勿泄气。

用法:取药末 20 克,以黄酒调和成糊状,分别涂敷于肚脐、曲骨穴上,外以纱布覆盖,胶布固定。每日换药 1 次。一般 15 日为 1 个疗程。温肾壮阳亢痿。主治阳痿。屡用有效。

10. 回阳散　雄黄、全蝎、阳起石、蜂房灰各 10 克,蟾酥 1 克,附子 20 克。上药共研细末,过 100 目筛,和匀,贮瓶备用。

用法:取药末 10 克,纳入肚脐,外用胶布固定。每日换药 1 次。温肾回阳,搜风通络。主治阳痿。屡用效佳。治疗 45 例患者,显效 21 例,有效 22 例,无效 2 例,总有效率为 95.6%。

11. **雄附膏** 天雄、附子、川乌各 6 克,桂心、肉桂、桂枝、细辛、干姜、川椒各 60 克。上药共切片,用香油 1000 毫升浸泡(春季 5 日,夏季 3 日,秋季 7 日,冬季 10 日),加热熬枯、去渣,滤净再熬,徐徐下丹,不住手搅,至滴水不散为度,摊膏备用。

用法:取膏药温热化开,贴敷肚脐及丹田穴。温肾壮阳,通络亢痿。主治阳痿。屡用有效。

12. **双茸丸** 鹿茸(浸捣)、麋茸(浸捣)、肉苁蓉、五味子、茯苓、山药、龙骨、沉香、熟地黄各 60 克,麝香少许。上药共研细末,酒泛为丸,如弹子大,备用。

用法:取药丸 1 粒,研细,掺麝香膏上贴肚脐。滋肾壮阳,健脾固精。主治阳痿、遗精。屡用有效。

13. **阳痿散** 淫羊藿、巴戟天、紫梢花、韭菜籽、葱籽各 10 克,冰片 1 克,生姜适量。将前 6 味药共研末,分成 8 份,收储备用。

用法:取药末 1 份置肚脐上,以生姜 1 大片盖于药末上,外加固定,并用暖煲热敷半小时。每日换药 1 次。温肾固精。主治阳痿、遗精。屡用有效。

14. **壮阳灵** 肉苁蓉 20 克,淫羊藿、菟丝子、赤芍、巴戟天各 15 克,阳起石、水蛭、韭菜子、制附子各 10 克,制马钱子 8 克,蜈蚣 5 条,麝香 2 克,冰片、肉桂各 6 克。将上药前 11 味药烘干,与后 3 味药共研细末,和匀,贮瓶备用,勿泄气。

用法:用时取上药粉适量,以食醋调和成软膏状,做成 5 分硬币大,0.5 厘米厚圆饼,贴敷肚脐上,上盖塑料薄膜与敷料,胶布固定。每贴 72 小时,隔天复贴,直至痊愈。另外,可根据病因不同,配合心理治疗、性行为治疗及中药内服。温补肾阳、疏肝活血。主治阳痿。治疗 60 例,年龄 20—65 岁,病程 3 个月~8 年。治愈 30 例,好转 24 例,无效 6 例,总有效率为 90%。患者年龄越轻,病程越短,疗效越好。

15. 拔罐配穴方　取神阙至中极,用走罐法。依法从神阙至中极往返走罐至皮肤潮红为度,然后将罐扣在神阙、中极穴上,留罐 15 分钟。每日或隔日 1 次。主治各型阳痿,肾阳虚型尤佳。屡用屡验。笔者常配合外敷,在拔罐后,用白胡椒 3 克,大蒜 1 个,食盐适量,冷饭 1 团,共捣烂为饼,敷贴肚脐(神阙)上,1～1.5 小时后取下。每日 1 次,效果尤佳。

16. 拔罐配穴方(二)　取神阙、关元、曲骨,用单纯拔罐法。留罐 10～15 分钟。每日 1 次。起罐后,用急性子、天竺黄各 30 克,蜈蚣 10 条,炮穿山甲 10 克,麝香 0.5 克(或冰片 1 克),面粉适量。先将前 4 味药共研细末,入麝香(或冰片)或研和匀,再用热黄酒调和成厚糊状,分做 3 个药饼,贴敷于以上各穴上,外用胶布固定。主治阳痿兼腰膝酸软。屡用效佳。

17. 灸疗配穴方(一)　取关元、神阙及神阙上、下、左、右各 0.5 寸处,用灯火灼灸。取粗灯心草 1 根,蘸菜油点燃,先爆关元 1 次,再于神阙穴及其上、下、左、右各 0.5 寸处爆灸 1 次,使之感觉腹中有热感为止。隔 3 日再灼灸 1 次。主治阳痿、遗精等。屡用效佳。

遗　精

遗精是指不因性交而精液自行外泄的一种男性疾病。古谓:"有梦而遗精者,名曰遗精;无梦而遗精者,甚则醒时精液流出者,称为滑精。"因精液外泄,故统称为遗精,是男性常见病。

【病因】　多因性器官及性神经功能失调所致。其因有三:①烦劳过度,阴血暗耗,或由于多思妄想,恣性纵欲,损伤肾阳,以致阴液不足,"阴虚生内热",热扰精室;②手淫频繁或早始损伤肾精,肾虚失藏,精关不固,因而遗精;③饮食不节,醇酒厚味,损伤脾胃,内生湿热,湿热下注,扰动精室所致。

【症状】　遗精次数过频,每周 2 次以上,或梦时而遗,或醒时外溢,伴有精神萎靡、腰酸腿软、心慌气喘等症状者,属于病理性遗精。成年男子偶尔遗精,一般每周不超过 2 次,且次日无任何不适者,则属于正常生理现象。

【疗法】

1. 脐疗摄精丹　海螵蛸、龙骨、文蛤各 40 克,金樱子 20 克。先将金樱子在砂锅中熔烧,但不能过焦,以能为末为度。再入前 3 味药共研细末(忌用铁器),和匀,贮瓶备用。

用法:取药末 10 克,与患者精液或唾液调和成糊状,涂在消毒纱布上,速贴肚脐上,再用胶布或膏药贴固以免脱落而影响疗效。每 2 日换药 1 次。直到不再出现遗精后,再续贴 2 周即可。固肾纳气,封髓摄精。主治遗精。临床屡用,疗效颇佳。

2. 固精膏　五倍子 30 克,煅龙骨、煅牡蛎、远志各 9 克,桂枝、木通各 6 克。上药共研细末,用食醋调和成泥膏状,储存备用。

用法:取药膏适量,搓成药饼,贴敷肚脐上,按紧,外用纱布覆盖,胶布固定。每日换药 1 次。5 日为 1 个疗程。连敷 3～5 个疗程。交通心肾,固涩止精。主治梦遗、滑精。笔者于 1968 年间经治 30 例患者(其中滑精患者 10 例),连敷 1～5 个疗程,痊愈 24 例,显效 2 例,有效 3 例,无效 1 例。

3. 温肾固精散　韭菜籽 10 克,小茴香、五倍子各 3 克。上药共研细末,和匀,贮瓶备用。

用法:取药粉 9～16 克,以米醋调匀成糊状,敷于肚脐上,上盖纱布,胶布固定。每日换药 1 次。7 日为 1 个疗程。温阳固精。主治遗精、遗尿等。屡用效佳。

4. 乾坤丹　黄连、黄柏各 6 克,肉桂、制附子各 3 克,五倍子 15 克。上药共研细末,贮瓶备用。

用法:取药粉 1～2 克,用温开水调和成糊状,贴敷肚脐上,上盖纱布,胶布固定。每日换药 1 次。连用 7～10 日。交通心肾,温阳固精。主治遗精。屡用效佳。

5. 止遗兜　大附子、八角茴香、小茴香各 20 克,公丁香、母丁香、木香、升麻、五味子、甘遂、沉香各 10 克,麝香 1 克,艾绒 60 克。上药除麝香另研、艾绒捣碎外,余药共研细末,依次加入麝香、艾绒拌匀,做成肚兜,备用。

用法:取肚兜令患者兜护脐腹及丹田穴。温肾壮阳,升清降浊,通窍止遗。主治遗精。屡用有效。

6. 滑精膏　硫黄 18 克,母丁香 15 克,麝香、朱砂各 3 克,独头蒜(去衣)2 枚。上药共研细末(其中朱砂另研细),以独头蒜与诸药末混合,捣茸如膏,制丸如黑豆大,朱砂为衣,备用。再将川椒 50 克,韭菜籽、附子、肉桂、蛇床子各 20 克,独头蒜 300 克,放入芝麻油内(约 500 毫升),入锅加热,将药炸枯,过滤去渣,再将油熬至滴水成珠,加入广丹 250 克,搅拌收膏,待用。可将熬制的黑膏,摊于 6～8 平方厘米的牛皮纸上,备用。

用法:取药丸 1 粒,研碎,放黑膏药中央,分别贴敷于曲骨、神阙、关元穴处。每 3 日贴敷 1 次。温肾壮阳,拔毒止遗。主治滑精。屡用有效。

7. 滋阴清火膏　生地黄、白芍、川芎、当归、麦冬、黄柏、知母、玄参、黄连、栀子、炮姜、山茱萸、煅牡蛎各 30 克,麻油 500 毫升,黄丹适量。上药用麻油熬枯,去渣,炼油,加黄丹收膏,搅匀,备用。

用法:取膏药适量,温化摊膏,贴肚脐上。每 2～3 日更换 1 次。5 次为 1 个疗程。滋阴清火,活血涩精。主治遗精。屡用效佳。

8. 五君散　黄柏、知母、茯苓、酸枣仁各 20 克,五倍子 30 克。上药共研细末,贮瓶备用。

用法:取药末 10 克,用蜂蜜调成糊状,捏成一圆形药饼,贴于肚脐上,上覆清洁塑料薄膜 1 块,上盖纱布,胶布固定。每日换药 1 次。10 日为 1 个疗程。清泄相火,涩精止遗。主治遗精。屡用效佳。

9. 温肾固精膏　胡椒、硫黄、母丁香各 18 克,麝香(或公丁香)5克,蒜头、杏仁各适量,朱砂少许。先将前3味药共研为细末,加入麝香同研和匀,再加入蒜头、杏仁共捣烂为丸,如蚕豆大,外加朱砂相拌为衣,贮瓶备用。

用法:每晚临睡前用1丸纳入肚脐上,外加胶布固定。每日换药1次。温肾固精。主治肾气虚寒、无梦滑精。一般连用5~7日即可见效。

10. 止遗带　金樱子、莲子肉、益智仁各10克,芡实20克,生牡蛎15克,白蒺藜95克。上药共研细末,做成药带,备用。

用法:令患者系药带于腰脐、少腹部或丹田穴。固肾涩精,止遗。主治遗精、早泄。屡用效佳。

11. 硫黄散　硫黄、母丁香、胡椒、菟丝子各15克,麝香2克,大蒜适量,朱砂少许。先将前5味药共研细末,再加入麝香研匀,贮瓶备用,勿泄气。

用法:取药末适量,加入大蒜共捣烂为丸,如蚕豆大,以朱砂为衣,于每晚睡前纳入肚脐,外用胶布封固。每晚换药1次。10次为1个疗程。温肾固精。主治遗精(肾虚不固型)。屡用效佳。

12. 拔罐配穴方　取神阙、关元、气海、中极,用单纯拔罐法。留罐20分钟。或罐后加温灸。每日1次。10次为1个疗程。主治遗精。屡用效佳。一般1~2个疗程即可见效。

13. 灸疗配穴方　取肾俞、关元、神阙、三阴交、足三里。偏肾阳虚者加气海、命门穴。用隔物灸。取干姜15克,煎汁300毫升,与面粉调和成糊状,涂敷在5层或6层的干净白棉布上(禁用化纤布),晒干后剪成边长10厘米左右的方块备用。每次取3~5穴,灸时将药制棉布压在穴位上,再将艾条点燃一端按在药制棉布上,待局部感到灼热,即提起艾灸,5次后更换穴位。每晚1次。5次为1个疗程。主治遗精、阳痿。屡用效佳。

早　泄

早泄是指性交时男子勃起的阴茎尚未进入女子阴道即已射

精,或刚刚性交即发生射精,随之阴茎软缩而影响正常性生活的男性病症。

【病因】　多因疏泄失常、约束无力,或肾虚封藏失职、固摄无权所致。亦可因精神紧张、害怕女方不合作而起。

【症状】　早泄(射精过早、过快)。致因不同,兼症亦异。

【疗法】

1. **龙牡罂粟膏**　罂粟壳粉、诃子肉粉、煅龙骨粉、煅牡蛎粉各等份。将上药混合均匀,贮瓶备用。

用法:取药粉 6~9 克填入肚脐上,外用胶布固定。每日 1 次。同时于性交前 30 分钟,用冷开水调药粉成糊状,涂在龟头部,临行房事前用温热水洗去即可。固涩止泄。主治早泄。笔者应用时加用敷脐法,验之临床,效果尤佳。

2. **贴脐膏**　阳起石、蛇床子、香附、韭菜籽各 3 克,蝼蛄(去翅、足、煅)7 个,大风子(去壳)、麝香、硫黄各 1.5 克。上药共研细末,和匀,炼蜜为丸如指顶大,贮瓶备用。

用法:于性交前 1 小时以油纸或塑料薄膜护贴肚脐上,上盖纱布,胶布固定,房事毕即去药。温肾助阳,理气止泄。主治早泄,对阳痿亦有效。屡用效佳。

3. **蜂白散**　露蜂房、白芷各 10 克。上药烘干发脆,共研细末,贮瓶备用。

用法:取药末 10 克,以食醋调匀成糊状,于临睡前贴敷肚脐处,上盖纱布,胶布固定。每 1~2 日换药 1 次。连用 3~5 日。收敛止泄。主治早泄、阳痿。屡用效佳。

4. **五萸膏**　吴茱萸、五倍子各等份。上药共研细末,贮瓶备用。

用法:取药末 6~9 克,以食醋调成糊状,于睡前敷于神阙穴,上盖纱布,胶布固定,次晨去掉。每日 1 次。7 次为 1 个疗程。温阳、收敛、止泄。主治早泄、阳痿轻证。屡用效佳。

5. **兜肚袋**　小茴香、檀香、丁香、白蒺藜、木香、香附各 15 克,芡实、金樱子、煅龙骨、煅牡蛎各 20 克。上药共研细末,装入药袋,封口,备用。

用法:取药袋佩戴于腰带、肚脐、小腹丹田部。益肾助阳,理气固涩。主治早泄。屡用有效,久用效佳。

6. 射蜈散 射干、甘松各 10 克,蜈蚣 6 条。上药共研细末,分成 6 份,备用。

用法:取药末 1 份,以黄酒调敷肚脐上,上盖纱布,胶布固定。晚贴晨去。消炎、助阳、止泄。主治早泄、阳痿。屡用有效。

7. 五白膏 五倍子 15 克,白芷 10 克。上药共研细末,用米醋及清水各半,和成面团状,备用。

用法:每取本膏 10 克,做成药饼,于临睡前贴敷于肚脐上(神阙穴),外用纱布盖上,胶布固定。每日换药 1 次。连敷 3~5 日。益肾固涩。主治早泄。屡用效佳。一般用药 2~6 天即获痊愈。

强 中

强中又名阳强,是指无性欲及性刺激情况下阴茎异常勃起,甚至持续时间较久,举而不衰的一种男性疾病,多发生于 16—50 岁性活动最多的年龄。

【病因】 多因阴虚火旺、肝郁化火或败精阻络所致。

【症状】 阴茎异常勃起,常持续数小时,甚则数日,乃至逾月不衰。部分患者可见阴茎或睾丸肿胀、疼痛,严重者不能排尿或排尿困难等。

【疗法】

1. 强中散 黄连、知母、栀子、青皮、白芷各 10 克,川楝子 20 克(一方用 10 克),丁香 6 克。上药共研细末,贮瓶备用。

用法:取药粉 6~9 克,以清水调匀成糊状,填入肚脐上,上盖纱布,胶布固定。每日用药 1 次。直至治愈为止。清热疏肝。主治阳强。屡用有效。

2. 留冰散 王不留行 7 粒,冰片 1 克。上药共研细末,和匀,贮瓶备用。

用法:上药为 1 次量。先用消毒干棉球洗净肚脐部,将上药粉填入肚脐,再用麝香止痛膏贴于肚脐上,以紧贴药末不外漏为度。每 3 日换药 1 次。散瘀通络,消炎软坚。主治阳强不射精。屡用有效。

3. 硝冰散　芒硝、冰片各等份。上药共研细末,贮瓶备用,勿泄气。

用法:用水调面粉成面团状,搓条围于脐周,面圈内放药粉5～10 克,渐滴冷水令药溶。每日用药 1 次。消炎软坚。主治阳强。屡用效佳。

4. 缩阳丹　水蛭 9 条,麝香、苏合香各 3 克。上药共研细末,和匀,分成 2 份,收贮备用,勿泄气。

用法:取上药以蜂蜜调匀做成药饼 2 个,阳兴时一药饼贴敷肚脐,一药饼涂擦双足心,反复擦之。每次 15～20 分钟。散瘀通窍。主治阳强不射精。屡用有效。笔者应用时加敷肚脐,验之临床,效果尤佳。

5. 钩硝饼　钩藤、芒硝各 100 克。上药共研细末,和匀,贮瓶备用。

用法:取药粉 30 克,以大黄汁调和成糊状,一半做成药饼,贴敷肚脐上,上盖纱布,胶布固定。一半药糊涂敷阴茎上。每日用药1 次。平肝软坚。主治阳强(肝阳上亢型)伴阴囊肿痛者。屡用效佳。

6. 玄桂散　玄参 50 克,肉桂 10 克,透骨草、白芷各 20 克。上药共研细末,和匀,贮瓶备用。

用法:取药末 35 克,以水调和成糊状,做成 3 个药饼,分贴肚脐和足心涌泉穴上,上盖纱布,胶布固定。每日换药 1 次。滋阴泻火,引火归元,祛风除湿。主治阳强(虚火妄动型)。屡用效佳。

不 育

不育是指以婚后女方生理正常,有正常性生活而 2 年不能生育为主要表现的男科疾病。在已婚育龄夫妇中,不能生育者占 15％～20％,而其中不育占 35％～50％。

【病因】 现代医学认为,主要原因有三:①精子产生障碍;②精道阻塞;③精液不能进入阴道。中医学认为,多因精寒、气衰、痰多、相火亢盛、精少、瘀阻、气郁所致,多责之于肾,与肝、脾有关。不育除前面提到的阳痿、遗精、早泄所致者外,临床常见的还有无精子、少精子、精子活力低下、精液不液化、不射精、精冷、阳强等。

【症状】 男子不育。

【疗法】

1. 麻黄散 将麻黄(适量)研为细末,贮瓶备用。

用法:取药末适量,用米醋调成糊状,敷于肚脐处,外用麝香止痛膏固定。每日换药 1 次。连用 7～10 日。散寒通络。主治不射精症。屡用多效。

2. 地黄枸杞煎 熟地黄、枸杞子、山药、楮实子、菟丝子各 15克,淫羊藿 12 克,泽泻、山茱萸、牡丹皮、茯苓、透骨草各 10 克,丁香 9 克。上药加清水 2000 毫升煎煮至约 1000 毫升时,过滤去渣,取煎液,备用。

用法:将毛巾浸泡于药液中,温度适宜后取出毛巾,绞出毛巾上的药液(以毛巾不自然滴水为度),将其敷于肚脐处。毛巾凉后再浸再敷。共 3 次。然后以同样方法热敷命门、肾俞(双)穴,共 3次。每日 1 剂。培补阴阳,益肾生精。主治肾阴阳两虚之精子缺乏所致不育。屡用有效,久用效佳。

3. 五子二胶方 熟地黄、补骨脂、蛇床子、枸杞子、菟丝子、淫羊藿、肉苁蓉、牛膝、五味子、莲须、金樱子、煅牡蛎、鹿角胶、龟甲胶各 15 克,大青盐 10 克。上药用 1000 毫升凉开水浸泡 30 分钟左右,然后文火煎煮成 300 毫升,取汁,备用。

用法:将2个洁净口罩浸泡于药汁中,使之湿透(干湿以不自然滴水为宜)。待浸湿之口罩温度适中后,分别敷在腹部神阙、关元及腰部命门、肾俞位置,再将电极板置于两口罩上调节电流,使患者不感觉有针刺样疼痛。每次治疗20分钟。每日1次。补益肝肾,益肾填精。主治肝肾精亏型精子缺乏所致不育。屡用有效。

4. 温脐种子方　五灵脂、白芷、盐各6克,麝香0.3克,荞麦面、艾炷各适量。将前4味药共研细末,备用。

用法:将荞麦面水调搓成条状,圈于脐周,再将上药粉放入面圈内,上置艾炷灸,以腹内感觉微温为度。温脐种子。主治不育症。屡用有效。

5. 益肾种子方　熟地黄、山药、茯神、巴戟天各90克,当归、淫羊藿、泽泻、山萸肉、牛膝、牡丹皮、黄连、生甘草、龟甲、枸杞子、鹿角各30克。上药共研细末,过筛和匀,用麻油熬膏,备用。

用法:取药膏适量(每穴10克),敷于穴位上,上盖纱布,胶布固定。每次任选2穴,如神阙、关元、中极、命门、肾俞(双)穴,交替使用。每日换药1次。7日为1个疗程。每疗程间休5日,再行下一个疗程。益肾生精,温肾种子。主治精子缺乏、精冷。屡用效佳。

6. 灸疗配穴方(一)　取神阙,用艾炷隔盐灸。将精盐填入肚脐内,与脐平,上置艾炷(如黄豆大或枣核大)。每次灸10～15壮。每日灸1次。10次为1个疗程。每疗程间隔5日。主治精子缺乏症。屡用有效。

7. 灸疗配穴方(二)　取关元、神阙、肾俞、命门、三阴交,用艾卷灸。每次取2～4穴,各灸20分钟。每日灸1次。10次为1个疗程。主治精子缺乏症。屡用效佳。

缩阳、缩阴症

缩阳、缩阴症,男性为缩阳,女性为缩阴,此病多属危候。

【病因】　多因阴阳虚极所致。阴虚生内热,阳虚生内寒。寒热由内所生,故为虚寒、虚热,此乃阳虚或阴虚之病理反应所致。

【症状】 缩阳症见男子阴茎或阴囊突然内缩;缩阴症见女子阴户或乳头内缩。

【疗法】

1.复方黑附膏 黑附子 12 克,山茱萸、胡椒、干姜各 10 克。上药共研细末,和匀,贮瓶备用。

用法:取药末 15 克,以开水或白酒调成糊状,敷神阙穴,外加热敷。内服中成药桂附理中丸。温补脾肾,回阳救逆。主治缩阳症。屡用效佳。

2.硫黄吴茱散 硫黄、吴茱萸各等量。上药烘干,共研为细末,过筛和匀,备用。

用法:取药末 60 克,加大蒜适量,共捣烂为膏,纱布包裹,敷神阙穴,胶布固定,再加热敷,至治愈为止。温阳补肾,暖肝散寒。主治缩阳症。屡用效佳。

3.龟龙散 干蚯蚓 6 克,龟头骨炭 9 克,薤白汁适量。偏阳虚加附子 6 克;偏阴虚加熟地黄 6 克。上药共研细末,和匀,贮瓶备用。

用法:取药末 20～30 克,用薤白汁适量调和成泥状,敷于肚脐上。男子缩阳症加敷龟头;女子缩阴症加敷阴户,乳头内缩加敷乳头。外以纱布覆盖,胶布固定。每日换药 1～2 次。或外加热熨肚脐处。温阳,滋肾通络,活血搜风,助伸止缩。主治男子阴茎或阴囊内缩,女子阴户内缩、乳头内缩。屡用效佳。笔者临床应用,证属阳虚,依本方加白胡椒、葱白各适量,共捣烂如泥;阴虚,依本方以生地黄 9 克换熟地黄,加二至丸(研末)6 克,葱白 3 根,共捣烂如泥。依上法敷之,疗效尤佳。

4.椒白膏 白胡椒 15 克,葱白(连须)15 根,百草霜 6 克。将胡椒研细末,加入葱白、百草霜共捣烂如泥状,备用。

用法:取上药泥,搓成药饼,敷于肚脐上。缩阳证加敷龟头,乳头内缩加敷乳头。外以纱布覆盖,胶布固定。每日换药 1 次。外加布鞋底烘热熨之。通阳散寒,活血通络。主治男子阴茎或阴囊内缩、女子阴户或乳头内缩、手足弯曲。屡用效佳。

5. 葱白熨 鲜葱白(连须)1000 克。将葱白切碎,用陈醋炒热,再用布包好,备用。

用法:取药包趁热熨肚脐及脐周,待腹内作响、病退为止。通阳散寒。主治阴囊紧缩,因房事后恣食生冷所致者。屡用效佳。

6. 伸阳定痛丸 麻黄、白胡椒粉、百草霜各 30 克,白芥子、肉桂各 15 克。上药共研细末,和匀,贮瓶备用。

用法:取药末 15~30 克,以清水调和做成药饼,敷肚脐上,覆被汗出为度。温经散寒止痛。主治房事后缩阳腹痛症。屡用效佳。

7. 胡椒蒜盐饼 白胡椒 3 克,大蒜(去皮)1 个,食盐 1 小撮,冷米饭 1 小团。将白胡椒研为细末,加入大蒜、食盐共捣烂和匀,再加入冷米饭共捣至极烂,摆成小圆形药饼,放入笼内蒸热,备用。

用法:取药饼 1 个贴于肚脐中央处,外以纱布覆盖,胶布固定。每日换药 1 次。频贴至病愈为止。散寒通络。主治缩阳症。屡用效佳。

8. 灸疗配穴方 取关元、神阙。①用艾条悬灸法。各灸 30~50 分钟,以灸至病情缓解为度。每日灸 1 次或 2 次,中病即止。②用艾炷无瘢痕灸(或隔姜灸)。直接灸关元穴,隔盐垫姜灸神阙穴,壮数不拘,灸至病情缓解为度。每日灸 1 次或 2 次,中病即止。同时配合热熨下腹部。用旧布鞋底两只,烘热,每取 1 只鞋底熨下腹部,冷则易之,交替使用。主治缩阳(阴)症。笔者用此法治疗 10 例患者,均获痊愈。

睾丸炎与附睾炎

睾丸炎古称癞疝,多见于少年儿童;附睾炎多见于成年人。它们是两种男性疾病,在临床上并不少见。

【病因】 多因淋球菌(湿热)侵入睾丸或附睾而发,尤以尿道炎继发附睾炎者为最多。

【症状】 睾丸炎,睾丸肿大,疼痛下坠,肿甚如拳,痛甚可以阴囊向下腹部放散。多在一侧,两侧者少。急性多伴有恶寒、发热、头痛;慢性则痛剧,经久不愈。

附睾炎有急、慢性之分。急性发病突然,附睾肿大,疼痛放射至腹股沟、下腹及会阴部,多半有寒热;慢性则微肿微痛,阴囊有下坠感。

【疗法】

1. 青黛糊 青黛、冰片各 1.5 克,雄黄 5 克,白矾 3 克,花生油适量。将上药共研细末,和匀,用花生油调和成糊状,备用。

用法:取药糊适量摊涂在纱布上,外贴敷于肚脐,睾丸部,外加包扣固定。每日换药 1 次。若合并腮腺炎,可加服清热解毒中药。清热解毒,消肿止痛。主治睾丸炎。屡用效佳。

2. 大黄枣姜泥 生大黄、雄黄、大枣(去核)、鲜生姜(去皮)各 50 克。将上药研末共捣烂如泥膏状,备用。

用法:取药泥适量,敷贴于肚脐及阴囊部,外用纱布包扎固定。每日换药 1 次。清热解毒,消肿止痛。主治睾丸炎。屡用效佳。

3. 消肿散结膏 马鞭草、山楂、荔枝核、橘核、蒲公英、海藻各 20 克,泽泻、杜仲各 15 克,芒硝 50 克,桃仁、牛膝各 10 克,木香、延胡索各 5 克。上药共研细末,过筛和匀,贮瓶备用。

用法:取药粉适量,用蜂蜜调为稀糊状,外敷于肚脐、阴囊患处,必要时加敷涌泉(双)穴,上盖纱布,胶布固定。每日换药 1 次。5 次为 1 个疗程。清热解毒,消肿散结。主治急、慢性睾丸炎。临床屡用,疗效尚属满意。

4. 三黄乳没膏 大黄、黄连、黄柏各 20 克,乳香、没药各 16 克。上药共研细末,和匀,加米醋调为稀糊状,备用。

用法:取药糊适量,外敷于患侧阴囊处,并加敷肚脐,外用敷料敷盖,胶布固定。每日换药 2 次。连用 2～3 日。清热解毒,消肿止痛。主治急性附睾炎。屡用效佳。

5. 贴脐方　土茯苓 20 克,仙人掌(去刺)、蒲公英各 30 克,净芒硝 50 克。上药共研细末,和匀,贮瓶备用。

用法:取药末 30～50 克,急性用鸡蛋清,慢性用米醋,调和成糊状,外敷于肚脐及患处,上盖敷料,胶布固定。每日换药 1 次。5 次为 1 个疗程。清热解毒,消肿散结。主治急、慢性睾丸炎及附睾炎。笔者多年使用,疗效尚属满意。

6. 泽黄散　泽兰、大黄、大青叶各 15 克,黄柏、黄药子、荔枝核、延胡索、皂角刺、穿山甲(代)各 12 克,千里光 30 克。上药共研细末,和匀,贮瓶备用。

用法:取药末 30 克,用米醋调和成糊状,外敷于肚脐处及患处,上盖纱布,胶布固定。每日换药 1 次。5 次为 1 个疗程。清热解毒,消肿止痛。主治急、慢性睾丸炎及附睾炎。笔者祖传经验方,经临床反复验证,均获得较好的疗效。

睾丸鞘膜积液

睾丸鞘膜积液,中医学称"水疝"。本病以小儿为多见。

【病因】　多因厥阴肝经之脉不得疏利,复受寒湿或湿热郁结阴囊所致。

【症状】　阴囊一侧或两侧肿大,不红不热,下控睾丸,下引小腹,或瘙痒流水,苔薄白而腻,脉沉弦。寒湿之邪,久郁化热,亦可见阴囊红肿,小便短赤。

【疗法】

1. 丁辛散　丁香 60 克,细辛 15 克。上药共研细末,过 100 目筛,贮瓶备用。

用法:先将肚脐周围洗净,擦干,再在肚脐上放药粉 2 克,然后盖上消毒敷料,用胶布固定。每隔 2 日换药 1 次。10 次为 1 个疗程。散寒祛湿。主治睾丸鞘膜积液。据临床观察,一般用药 1～2 个疗程即可好转或痊愈,其中治愈率为 91% 以上。

2. **丁母散** 母丁香 100 克。上药研为极细末,贮瓶备用。

用法:将肚脐周围洗干净,擦干,取药末 2 克放入肚脐,宜高于皮肤 0.3 厘米,然后盖上消毒后的敷料,用胶布呈十字固定。每隔 2 日换药 1 次。10 次为 1 个疗程。祛风胜湿,温经散寒。主治小儿睾丸鞘膜积液。屡用效佳。

3. **茴香散** 八角茴香 7 粒,大枣(去核)7 枚。上药共研细末,和匀,备用(1 次量)。

用法:将蜂蜜烧开去沫,投入以上药粉调匀,捏成 1 厘米厚,直径 5 厘米大小的药饼。将肚脐常规消毒,取药饼贴敷肚脐上,用胶布固定。另取小茴香 50 克,屋梁上老尘土 50 克,掺匀,装入一个长 4 寸、宽 3 寸白布袋内,熨热敷于睾丸上,凉了再热,每次敷 20 分钟。每日治疗 1 次。温经消液。主治睾丸鞘膜积液。屡用效佳。

五、伤外、皮肤科疾病

阑尾炎(肠痈)

阑尾炎是阑尾梗阻继发感染而成,为外科急腹症之一,属中医学"肠痈"范畴(肠道的痈肿,谓之肠痈)。本病任何年龄均有发生,但以青壮年为多。

【病因】 多因嗜食膏粱厚味,贪食生冷,暴饮暴食,以致胃肠功能紊乱,糟粕积聚,湿热蕴结,气血运行失畅,气滞血瘀,积聚于肠道,郁久化热所致。

【症状】 右下腹痛,拒按,或伴发热恶寒、恶心呕吐。一般分为急性阑尾炎和慢性阑尾炎。

【疗法】

1. **四黄膏** 木芙蓉叶、大黄各 300 克,黄芩、黄连、黄柏、泽兰各 250 克,冰片 9 克。上药共研细末,过筛和匀,用黄酒或葱酒煎后调成软膏状,摊于油纸上 0.3～0.4 厘米厚,备用。

用法:取药膏贴敷于患处,并加敷肚脐处,外加包扎固定。每日换药 2 次。清热泻火,解毒活血,消肿止痛。主治阑尾炎(较重证)或阑尾胀肿早期合并轻型腹膜炎。屡用效佳。

2. **大黄散**　大黄、鬼针草各 30 克,木香 10 克。上药共研细末,和匀,分成 10 份,备用。

用法:取药末 1 份,用香油调和成面团状,置脐上,用保鲜膜覆盖,上压小布块,外用绷带固定。每日 1 换。清热解毒,消肿止痛。主治肠痈(急、慢性阑尾炎),症见右下腹疼痛拒按,持续疼痛,或时痛时止,大便干苔黄,脉弦紧。屡用效佳。又急性阑尾炎,用仙人掌 1 块(去刺),捣烂置肚脐上,每日 1 换,效佳。

3. **肠痈膏**　鲜雾水葛(吮脓头)、生木芙蓉叶各 30 克,绿豆粉 15 克,蜂蜜适量。上药共捣烂如泥状,加蜂蜜调和成糊膏状,备用。

用法:取膏药适量,贴敷肚脐上,用绷布或宽布带束紧。每日换药 2 次或 3 次。清热解毒,消肿止痛。主治肠痈、溃疡。屡用效佳。

4. **五神膏**　杏仁 30 克,玄参 15 克,蛇蜕、乱发各 7.5 克,麻油 80 毫升,黄丹 20 克。上药用香油浸泡,加热熬枯,去渣,加黄丹,收膏,备用。

用法:取药膏贴肚脐上,以腹泻为度。每日换药 1 次。清热解毒,消肿止痛。主治肠痈已成。屡用神验。

5. **六一散**　滑石 60 克,生甘草 10 克。上药共研细末,过筛和匀,贮瓶备用。

用法:取药末 30 克,填入肚脐,外加五神膏覆盖,胶布固定。每日换药 1 次。7 日为 1 个疗程。清热利湿,消肿止痛。主治肠痈初起。屡用效佳。

6. **大黄鸡蛋糊**　生大黄 30 克,鸡蛋 2 枚。将大黄研细末,加鸡蛋清调和成糊状,备用。

用法:取药糊适量,涂敷肚脐及脐周。每日涂 2 次或 3 次。清热泻火,消肿止痛。主治肠痈初起。屡用效佳。

7. 七味大黄膏 大黄、侧柏叶各 50 克,黄柏、泽兰、蒲公英各 25 克,乳香、没药各 15 克。上药共研细末,过筛和匀,用蜂蜜和清水各半调成糊膏状,备用。

用法:取药膏 50 克,炒热,分贴敷肚脐处及阑尾穴上,上盖纱布,胶布固定,再加热水袋热敷,或冷后炒热再敷。每日换药 2 次。1 剂可用 2~3 日。清热活血,消肿止痛。主治单纯性阑尾炎或化脓性阑尾炎。笔者多年使用,疗效尚属满意。若为化脓性阑尾炎,可于上方加炮穿山甲 10 克,三棱、莪术各 15 克。

8. 拔罐配穴方 取大肠俞(右)、神阙,用刺络拔罐法(神阙穴在脐周点刺)。先用三棱针点刺(微出血),再拔罐,留罐 15~20 分钟。每日治疗 1 次。可配合服增效联磺片提高疗效。主治急性阑尾炎。屡用多效,一般 5 日左右即愈。

肝 痈

肝痈又称肝脓肿。

【病因】 多因肝郁化火、气滞血瘀致聚而成痈。

【症状】 初起右胁胀痛,拒按,不能右侧睡卧,恶寒发热或持续高热不退。如脓肿破溃则可咳吐或下痢脓血,脓呈咖啡色带臭秽。

【疗法】

1. 消痈膏 金钱草、野菊花、大青叶各 50 克,合欢皮 15 克。上药共研细末,以绿茶水、蜂蜜各半调和成软膏状,备用。

用法:取药膏适量,分贴敷于肚脐处和期门穴,外以纱布盖,胶布固定。每日换药 1 次。用时,加用本方内服。每日 1 剂,水煎服。清热解毒,消肿安神。主治肝痈。笔者治疗 18 例患者,均有良效。

2. 仙蚤膏 仙人掌(去刺)、重楼(蚤休)各 60 克。先将重楼研为细末,再将仙人掌捣烂如泥,然后将两者共捣拌匀成膏状,分为2份备用。

用法:取药膏2份,分别贴于肚脐和期门(右)穴上,上盖纱布,胶布固定。每日换药1次。清热解毒,消痈止痛。主治肝痈初起。屡用效佳。

3. **蜈蚣雄黄糊**　蜈蚣2条,雄黄12克,鸡蛋清适量。上药共研细末,用鸡蛋清调成糊状,备用。

用法:取药糊适量,涂敷于肚脐、期门穴上,上盖纱布,胶布固定。每日涂3次或4次。5日为1个疗程。清热解毒,搜风通络。主治肝痈下血。屡用效佳。

4. **蛤蟆六一散**　活蛤蟆2个,滑石粉12克,生甘草粉2克。先杀死蛤蟆,去掉其内脏,再将滑石粉、甘草粉混合拌匀(即成六一散),撒布于蛤蟆腹壁内,备用。

用法:将2个蛤腹蟆分敷在肚脐和期门穴上,用纱布带固定紧。每日换药1次。清热解毒,利湿消肿。主治肝痈化脓、溃疡。屡用有效。

5. **二黄青黛散**　大黄60克,雄黄、仙人掌(去刺)各30克,金钱草20克,延胡索15克,青黛10克,冰片3克。上药共研细末,和匀,贮瓶备用。

用法:取药末15~30克,用鸡蛋清调和成糊状,分贴敷于肚脐和期门(右)穴上,上盖纱布,胶布固定。每日换药1次。清热解毒,消肿止痛。主治肝痈。多年应用,疗效尚属满意。

乳腺增生

乳腺增生又称慢性囊性乳腺病、乳腺小叶增生,属中医学“乳癖”范畴,多发生于25—40岁,以乳房外上方为多见,是常见病。

【病因】　多因情志内伤,肝郁痰凝,积聚乳房、胃络所致;或因思虑伤脾,郁怒伤肝,以致冲任不调,气滞痰凝而成。

【症状】　乳房结块,皮色不变,形似鸡卵,质地坚实,或呈结节状,边界清楚,活动度大,经年累月不会溃破,在怀孕期肿块迅速增大,部分有恶变之虞。一般为单个或多个。

【疗法】

1. 消癖散 蒲公英、木香、当归、白芷、薄荷、栀子各 30 克,紫花地丁、瓜蒌、黄芪、郁金各 18 克,麝香 4 克。上药共研细末,和匀,贮瓶备用。

用法:取药末 4 克纳入肚脐上,随后用干棉球轻压散剂片刻,用胶布密封紧贴脐上。每 3 日换药 1 次。清热解毒,益气活血,理气散结。主治乳癖。屡用效佳。

2. 丹水透热法 ①丹药:硫黄粉 30 克,朱砂、雄黄各 12 克。②丹座药:法半夏、天南星各 30 克,木香、两头尖各 18 克,蜂蜜适量。丹药制法:将硫黄粉放铜勺中,微火烊化,和入雄黄、朱砂调匀,趁热注在平盆上冷却成片状。丹座制法:将丹座药共研细末,蜂蜜调匀为膏状,捏成中心凹陷如粟子大丹座,备用。

用法:将丹座置于肚脐、乳核表面放稳,取瓜子大小药片,放在丹座凹陷中点燃,以皮肤有灼热感为度,熄火用油纸和纱布。外敷 2 小时。每日 1 次。温经化痰,解毒散结。主治乳腺纤维瘤。屡用有效,久用效佳。

3. 乳康贴 丹参 1.5 克,益母草、郁金、莪术、乳香、没药、延胡索各 10 克,橘核、王不留行、丁香、川楝子、皂角刺各 12 克,细辛、麝香各 5 克,冰片 3 克。上药共研细末,和匀,贮瓶备用。

用法:取药末 30 克,以鸡蛋清或米醋调匀成糊膏状,分贴敷于神阙穴和痛点上,上盖纱布,胶布固定。每 2 日换药 1 次。4 周为 1 个疗程。活血祛瘀,通经开窍,消肿止痛。主治乳腺增生症。治疗 70 例患者,总有效率为 94.29%。

4. 乳癖膏 生川乌、生草乌、天南星、半夏、三棱、莪术、桃仁、乳香、没药、浙贝母、郁金、延胡索、白芥子各 30 克,黄丹 1500 克,香油 3000 毫升,白芷粉 500 克。先将前 13 味用香油浸 1～3 小时,加热熬枯,去渣,炼油至滴水成珠,离火,加黄丹(徐徐加入,不断搅拌)收膏,再加白芷粉,搅拌均匀,备用。

用法:取膏药温热化开,贴敷于病变部位,加贴肚脐处。每5～7日换药1次。3次为1个疗程。温热化痰,活血化瘀,理气散结,通络止痛。主治乳腺增生。治疗100例患者,总有效率97%。

5. 敷脐方 仙茅、淫羊藿、鹿角霜、巴戟天、青皮、全蝎、炒五灵脂各3克,活地龙适量。先将前7味药共研细末,贮瓶备用。

用法:取药末10克,取地龙适量捣烂,与药面混匀成糊膏状,敷于肚脐上,胶布固定,用热水袋热敷15～30分钟。每日换药1次。温补肾阳,疏肝活血,消肿止痛。主治乳癖结节疼痛。屡用效佳。

6. 乳核膏 山慈姑、重楼各15克,蟾酥5克,陈米醋适量。上药共研细末,过筛和匀,用陈米醋调和成糊膏状,备用。

用法:取药膏适量,分贴敷肚脐、乳核上,上盖纱布,胶布固定。每日换药1次。10次为1个疗程。消热解毒,消肿散结。主治乳核初起。屡用效佳。

痔

痔,古谓"痔有五,即壮痔、牝痔、肠痔、脉痔、血痔是也"。今分内痔、外痔、混合痔。痔类虽多,统以痔名之,是临床常见病。

【病因】《严氏济生方》云:"多由饮食不节,醉饱无时,恣食肥腻,久坐湿地,性欲耽著,强忍不便,遂成阴阳不和,关格壅塞,风热下行后成五痔。"

【症状】 肛门生物,或左或右,或内或外,或状如鼠奶,或形成樱桃,或脓或血,或痒或痛,或软或硬,或翥或肿,久之则成漏矣。

【疗法】

1. 地榆散 生地榆、大黄各15克,艾叶、升麻各6克,桂枝10克。上药共研细末,和匀,分成10份,备用。

用法:取药1份,用蜂蜜调和成面团状,贴敷肚脐上,敷以麝香止痛膏盖贴效果更佳,外加绷带固定。每日1换。清热凉血,消肿止痛。主治痔疮、痔漏、大便秘结、肛门疼痛,便时更甚,大便带血或便血。

2. 山甲散 穿山甲球 10 克,炒莱菔子、白矾各 6 克,冰片 1 克。上药共研细末,和匀,分成 5 份,备用。

用法:取药末 1 份,用蜂蜜调成糊状,置入肚脐,外加固定。每日换药 1 次。消炎理气,通络散结,消肿止痛。主治内痔脱虚或痔嵌、混合痔及脱肛、行走艰难、坐卧不宁。

3. 僵蝎散 僵蚕、全蝎各 15 克,绿豆 100 粒。上药共研细末,和匀,分成 5 份,贮瓶备用。

用法:取药末 1 份,用鸡蛋清调和成面团状,置肚脐上,外加固定。每日 1 换。5 日为 1 个疗程。消肿止痛。主治内痔。

4. 黛及散 青黛 10 克,白及 20 克,香附 15 克,冰片 1 克。上药共研细末,和匀,分成 5 份,备用。

用法:取药末 1 份,用蜂蜜调和成面团状,置肚脐上,外加固定。每日 1 换。5 日为 1 个疗程。清热润燥,理气生肌。主治陈旧性肛裂、灼痛、大便干、便时疼痛剧烈、便后滴血。多年使用,效果均佳。

5. 痔疮膏 生大黄、生地榆、生侧柏叶、徐长卿、苦参、鱼腥草、土茯苓、蒲公英各 30 克,当归、红花、乳香、没药、延胡索、白矾各 15 克,冰片 5 克,生天南星、生半夏各 10 克。上药共研细末,过筛和匀,贮瓶备用。

用法:取药 30 克,以香油调和成糊膏状,分贴敷于肚脐处及患处,上盖纱布,胶布固定。每日换药 1 次。5 日为 1 个疗程。清热解毒,凉血活血,化痰散结,消肿止痛。主治内痔、外痔、混合痔,症见肛门红肿疼痛,便血。笔者多年应用,治验甚多,疗效尚属满意。

6. 拔罐配穴方 取神阙、大肠俞(双)、神阙穴用单纯拔罐法,留罐 20 分钟,每日 1 次。大肠俞穴用刺罐拔罐法。先用三棱针垂直快速点刺 0.5～1 厘米,进针后针体左右摇摆拔动 5 次或 6 次,同侧下肢有显酸胀放射感时起针,再用闪火法拔罐于针眼处 20 分钟。起罐后用75％乙醇棉球压迫针眼,以胶布固定。每隔3日治疗1次。3次为1个疗程。主治痔疮。笔者屡用效佳。治疗期间忌食生冷辛辣食物,保持规律性生活,忌过劳。

7. 灸疗配穴方　取关元、气海、神阙、百会,用艾条雀啄灸。在关元、气海、神阙穴各灸5～10分钟,灸至局部皮肤灼热、潮红为度。每日或隔日灸1次。百会穴,宜用隔姜、隔饼灸3～5壮,注意勿灼伤皮肤。灸百会穴时宜先剪去穴周头发。主治痔疮。屡用有效。

破 伤 风

破伤风是由破伤风杆菌所致的肌肉阵发性痉挛和紧张性收缩为特征的急性疾病。

【病因】　多因创伤后或有感染病灶,失于调治,出血过多,营卫空虚,正气低下,外感风邪,由表达里而发病。

【症状】　一般有1～2周潜伏期,始觉全身不适,伤口有刺麻感,肢痛,继则肌肉强直和肌痉挛,角弓反张,牙关紧闭,四肢抽搐,甚至导致呼吸、循环和全身衰竭。

【疗法】

1. 解痉膏　樟丹、火硝各18克,胡椒40粒,带根葱白3茎,米醋适量。上药共捣烂,用米醋调为糊状,备用。

用法:取药膏适量,外敷于双足心(涌泉)及双手心(劳宫穴),用布包扎固定,可放置热水袋以助温热,尚可配敷肚脐。一般只用1次即可。祛风解痉。防治破伤风。屡用神效。

2. 止痉膏　白附子30克,天麻、蝉蜕各15克,干地龙、蛇蜕各12克,蜈蚣2条。上药共研细末,和匀,用黄酒或米醋调匀成糊状,备用。

用法:取药膏30克,分敷于肚脐和肝俞(双)穴上,上盖纱布,胶布固定。每日换药1次或2次,中病即止。祛风化痰,息风止痉。主治破伤风。屡用效佳。

3. 灸疗配穴方　取百会、气海、关元、神阙、隐白。①用艾炷隔盐灸。取神阙穴,以隔盐灸 9～15 壮。隔日灸 1 次。②用艾炷无瘢痕灸。在百会、气海、关元、隐白穴各灸 9～15 壮,灸至局部灼热、红润但不起疱为度。隔日灸 1 次。③用艾条温和灸。在上述穴位各灸 30～120 分钟。每日或隔日 1 次。发热者暂不施灸。主治破伤风。屡用有效。

脑 震 荡

脑震荡是指头部受外力打击后出现的短暂性脑功能障碍,是头部对外伤中最轻的一种。若受伤 3 个月后未能痊愈者,多留有后遗症。

【病因】 多因拳头、棍棒击伤头部,或因跌坠、撞击颅脑,或砸伤头部所致。

【症状】 头部受伤后立即出现意识障碍,呼之不应,对外界刺激没有反应,但时间短暂,一般几分钟,最多不超过半小时,随后头痛、头昏、恶心、呕吐、记忆力减退,或后遗头痛、头晕、失眠、健忘或耳鸣目眩。无颅脑器质性损伤。

【疗法】

1. 吴茱萸散 吴茱萸 100 克,朱砂 15 克,白矾 30 克,硫黄 5克,川芎 45 克。上药共研细末,和匀,贮瓶备用。

用法:取药末 3～6 克,以黄酒调匀成糊状,敷于肚脐上,外以纱布固定。3 日换药 1 次。连用 3 个月。温经活血,消炎安神。主治脑震荡。屡用有效,久用效佳。

2. 川芎散 川芎 50 克,香白芷 30 克,蔓荆子、天麻各 20 克,延胡索、红花、白矾各 15 克。上药共研细末,和匀,贮瓶备用。

用法:取药末 15～30 克,用黄酒调和成糊膏状,分贴敷于肚脐和阿是穴(压痛点)上,上盖纱布,胶布固定。每日换药 1 次。5 次为 1 个疗程。祛风化痰,活血化瘀,通络止痛。主治脑震荡后遗症。笔者多年使用,效果甚佳。

腰 痛

腰痛又称腰脊痛,是以自觉腰部疼痛为主症的一类病症,且常见于现代医学的腰部软组织损伤、肌肉风湿、腰椎病变及部分内脏病变,是临床常见病。

【病因】 主要与感受外邪、跌仆损伤和劳欲太过等因素有关。多因感受风寒,或坐卧湿地,或长期从事较重的体力劳动,或腰部扭、闪、挫、撞、击伤未全恢复,或腰肌劳损,以脉受损,瘀血阻络,导致腰部经络气血阻滞,不通则痛。亦可因素体禀赋不足,或年老精血亏衰,或房劳过度,损伐肾气,"腰为肾之府",腰部脉络失于温煦、濡养,而产生腰痛。

【症状】 腰痛、腰扭伤及腰肌劳损。

【疗法】

1. **桂乌散** 肉桂 5 克,川乌、草乌、秦艽、乳香、川椒各 10 克,樟脑 1 克。上药共研细末,和匀,贮瓶备用。

用法:取药末 60 克,用白酒调和成糊状,分敷于肚脐、肾俞、命门、次髎穴上,上盖纱布,胶布固定。或加用热水袋热敷上述穴位。每次 20～30 分钟。每日换药 1 次。祛风除湿,温经通络,化瘀止痛。主治风寒湿型腰肌劳损,症见腰部酸痛,重着不利,阴雨天加重者。屡用效佳。

2. **腰痛散** 木香、桂枝、肉桂、附子、炒吴茱萸、马蔺子、蛇床子各 15 克,面粉、生姜汁各适量。将前 7 味药共研细末,和匀,贮瓶备用。

用法:取药末适量,加入面粉拌匀,用生姜汁调和成糊状,外敷于肚脐及腰部痛处,外以纱布覆盖,胶布固定。每日换药 1 次。10次为 1 个疗程。温经散寒,通络止痛。主治寒湿腰痛。屡用有效。

3. **三子膏** 韭菜籽、蛇床子、附子、官桂各 30 克,独头蒜 500克,川椒 90 克,硫黄、母丁香各 18 克,麝香 1 克。先将前 6 味药用香油 1000 毫升,浸 10 日,加热熬枯,去渣,炼油,加黄丹搅匀收膏,摊膏备用。再将后3味药共研细末,拌匀,加蒜捣烂为丸,如豆大,备用。

用法:取药丸1粒,填入肚脐内,外贴上膏。3日换药1次。温经通络,散寒止痛。主治寒腰痛。屡用效佳。

4. 伤痛散 白附子、黄丹、羌活、独活、肉桂、天花粉、栀子、蛇床子、枯矾、云矾、川乌头、甘松各6克,白鲜皮8克,硫黄、红花各15克,地骨皮、透骨草、生半夏、艾叶、狼毒、乳香、没药、三棱、莪术各9克,大皂角(火煨)60克。上药共研细末,过筛和匀,贮瓶备用。

用法:取药末30克,用白酒调和成糊状,外敷于神阙穴和阿是穴(伤处)上,上盖纱布,胶布固定。每日或隔日换药1次。5次为1个疗程。祛风除湿,温经散寒,活血化瘀,通络止痛。主治一切没有破损的跌打损伤、闪挫扭伤、风湿及类风湿疾病、骨质增生、非化脓性慢性软组织炎。屡用有效,久用效佳。

荨麻疹

荨麻疹又称风疹块,古谓"瘾疹"。本病可发生在身体任何部位上,男女老幼均可发病,是临床常见病。

【病因】 致因甚多,概之有三:一为外感风、湿、热之邪,客于肌肤;二是饮食不节,湿热内蕴,复感风邪,搏于肌肤;三为血虚风燥。

【症状】 皮肤出现鲜红色或苍白风团,时隐时现。多为局限性、大小不等的扁平隆起,小如麻疹,大如豆瓣,剧痒,灼热,或如虫行皮中。疹随搔抓增大、增多,甚则融合成环状、地图状及各种形状,边缘清楚,周围有充血红晕,且又时隐时现。慢性可反复发作,经久不愈。

【疗法】

1. 肤痒散 红花、桃仁、杏仁、生栀子各15克,冰片5克。上药共研细末,贮瓶备用。

用法:取药末 5～10 克,用凡士林(或蜂蜜)调和成糊状,敷于肚脐上,再用敷料固定。每日换药 1 次。2～10 次为 1 个疗程。清热化痰,活血止痒。主治荨麻疹肤痒。屡用效佳。

2. 止痒散 银柴胡、胡黄连、防风、浮萍、乌梅、甘草各等量。上药共研细末,贮瓶备用。

用法:取药末适量,填满肚脐窝,用手压实,纱布盖之,胶布固定。每日换药 1 次。坚持常贴,1 个月为 1 个疗程。养阴清热,祛风止痒。主治荨麻疹。屡用效佳。用药期间忌食生冷、辛辣及鱼、虾、蟹、蛋类食品。

3. 参敏散 苦参 30 克,氯苯那敏(扑尔敏)30 片,防风 15 克。上药各自单独研为细末,分别装瓶,密封备用。

用法:各取上药 1/3 混合均匀,填入肚脐窝,以纱布覆盖,胶布固定。每日换药 1 次。10 日为 1 个疗程。直至痊愈为止。疏风止痒,清热凉血。主治荨麻疹。

4. 多虑平乳膏 多塞平(多虑平),每片 2.5 毫克,50 片。将上药研为极细末,加入水包油型乳膏基质 100 克,调匀即得,备用。

用法:取黄豆大小药膏涂敷于神阙穴,上盖纱布,胶布固定。每日换药 1 次。抗郁止痒。主治丘疹性荨麻疹。治疗 80 例患者,总有效率为 82.5%。

5. 拔罐配穴方 取大椎、神阙。疹发上肢者配曲池;疹发下肢者配血海、风市、委中;顽固性者配脾俞、肺俞;疹发背部者配膈俞、风门。用单纯拔罐法或刺络拔罐法。留罐 15 分钟。神阙穴可用闪火法拔罐,连拔 3 下。每日或隔日治疗 1 次。5 次为 1 个疗程。主治急、慢性荨麻疹。笔者治验甚多,有效率达 100%。

6. 灸疗配穴方 取风门、身柱、膈俞、神阙、曲池、手三里、风市、血海、足三里、筑宾、百会、长强。①用艾炷无瘢痕灸。每次取 3～5 穴,取麦粒大艾炷,各灸 5～7 壮,灸至以局部皮肤红润但不起疱为度。每日灸 1 次。②用艾炷隔姜灸。每次取 3～5 穴,将姜片放在穴上,上置麦粒大艾炷,点燃施灸,各灸 5～7 壮,灸至以局

部皮肤红润为度。每日灸1次。③用艾炷隔徐长卿灸。每次取
3～5穴,取徐长卿鲜根捣烂成糊状,置患处或穴上,上置艾炷,各
灸5～10壮。每日灸1次。④用艾条温和灸。每次取3～5穴,各
灸5～10分钟,灸至以局部皮肤红润为度。每日灸1次或2次。
⑤用灯火灼灸。在百会、长强穴上各灼灸1下。每日灸1次。主
治荨麻疹。屡用有效。

皮肤瘙痒症

皮肤瘙痒症临床上一般分为广泛性和局限性两类,是临床常
见病。

【病因】 多因湿热蕴于肌肤,不得疏泄所致,此以青年人多;
又血虚生风,以致化燥,肌肤失养所致,此以老年人居多。

【症状】 皮肤阵发性瘙痒,往往以晚间为重,难以遏止,每次
延及数分钟或数小时,多呈现抓痕,表皮剥落,直至皮破血流、疼
痛、皲裂、潮红、湿润、血痂,甚则皮肤增厚,呈现色素沉着、湿疹化
和苔藓样变。常伴有夜寐不安,白天精神不振。

【疗法】

1. **祛风止痒散** 地肤子、红花、僵蚕、蝉蜕各9克。上药共研
细末,贮瓶备用。

用法:取药末3～6克,水调为糊,敷于肚脐上,外用纱布包扎
固定。每日换药1次。祛风止痒。主治皮肤瘙痒症。屡用有效。

2. **桃红荆肤散** 红花、桃仁、杏仁、生栀子、荆芥、地肤子各等
份。上药共研细末,和匀,贮瓶备用。

用法:取药粉适量,以蜂蜜调和成糊状,摊成3厘米×3厘
米×1厘米的药饼,贴敷肚脐上,外用伤湿止痛膏或胶布固定。每
日换药1次。连用5日。清热活血,祛风止痒。主治小儿皮肤瘙
痒症。屡用效佳。

3. **双红益母散** 红花6克,桃仁、生杏仁、生栀子各10克,红
藤、益母草各15克,冰片1克。上药共研细末,分成10份,备用。

用法:取药末1份,用温开水调和成面团状,置肚脐上,外加固定。每日1换。活血祛风止痒。主治皮肤瘙痒、难以入睡、心烦失眠。屡用效佳。

4.皮痒灵贴脐膏　当归、白芍、生地黄各30克,麦冬、远志、首乌藤、全蝎、蜈蚣各20克,苦参、地肤子、白鲜皮、川椒各15克。上药共研细末,贮瓶备用。

用法:取药末适量(约10克),用陈醋调为稀糊状,敷于肚脐处,上盖纱布,胶布固定。可用热水袋热熨30分钟。每日换药1次。7日为1个疗程。养血平肝,祛风润燥。主治老年性皮肤瘙痒症。笔者临床治疗50例患者,总有效率达100%。

湿　疹

湿疹一般分为急性和慢性两大类。根据本病有广泛性和局限性发病特点,中医学又有"浸淫疮""血风疮""粟疮""旋耳疮""肾囊风""四弯风"和"乳头风"等病名。本病一年四季均有发生,是临床常见病。

【病因】　多因饮食内伤,或外感湿热之邪,或脾虚失运,素体蕴湿,郁久化热,湿热壅遏而终成湿热相搏,或挟风邪、劳风,客于肌肤所致。慢性多由急性失治迁延转化而成,或因血虚、风燥,或因脾虚蕴湿所致。

【症状】　周身或胸背腰腹四肢,或阴囊、肛门出现红色皮疹;或皮肤潮红而有集簇或散发性粟米大小之红色疱疹或丘疹、水疱、瘙痒;或皮肤溃烂、渗出液较多,常伴有便干泻赤、口渴、心烦。慢性多经常反复发作、缠绵不愈,且多出现鳞屑、苔藓样变等损害,皮损处有融合及渗出的倾向。

【疗法】

1.湿疹膏　珍珠粉、轻粉各4.8克,龙骨粉4克,赤石脂2.7克,冰片4克,泼尼松0.2克,氯苯那敏0.08克,凡士林80克。先将前7味药共研细末,用凡士林调和成软膏状,收储备用。

用法：每取本药膏适量，涂擦患处，并加贴肚脐处。每日1次或3次。1周为1个疗程。清热解毒，敛疮，抗过敏。主治急、慢性湿疹。屡用有效，久用效佳。

2. **湿疹膏** 寒水石、煅石膏各150克，川黄柏、土槿皮、嫩藜芦、金炉底、白矾各50克，扫盆9克，地肤子、顶青黛、苦参、老松香、滑石、五倍子各60克，百部、木鳖子各30克。上药共研极细末，加入麻油或凡士林调成厚糊状，备用。

用法：湿疹有痂，须先用2%硼酸溶液拭去，再用消毒棉球吸干渗出液，然后涂敷湿疹膏，盖上纱布，并包扎好。如湿疹在颊部或其他露出部位，涂敷后不必用纱布包扎。加敷肚脐处。均为每日换药1次。清热燥湿、杀虫、生肌、止痒。主治湿疹，一般有红色或浅红色斑，大小不一，边界不整，有痒感，甚至红斑内有密集的针尖大小的丘疹或水疱，搔抓后继发感染。治疗婴儿湿疹100例，全部治愈。治愈时间最长不超过2周。

3. **黑风散** 苍术40克，黄柏、青黛各90克，硼砂、大黄、黄连各60克，冰片9克。上药共研细末，和匀，贮瓶备用，勿泄气。

用法：取药末适量，香油调和成软膏状，敷于肚脐和患处（结痂者），上盖纱布，胶布固定。溃疡流水者干撒。每日换药1次。5次为1个疗程。清热解毒，渗湿消肿。主治湿疹、黄水疮、缠腰火丹、过敏性皮炎及烫烧伤等。屡用有效，久用效佳。

4. **拔罐配穴方** 取病灶局部及大椎、灵台、肺俞、曲池、血海、三阴交、神阙。①病灶用单纯拔罐法（依病灶宽窄，可置单罐或密排罐，要求尽量罩住病灶）。若病灶炎症甚者，加大椎或灵台穴，行刺络拔罐法或毫针罐法，均留罐10～15分钟。每日或隔日1次。②若病灶处不能拔罐，或为泛发性者，取以上各穴位行刺络拔罐或毫针罐法（神阙穴忌针），留罐10～15分钟。每日或隔日1次。③慢性顽固性者，每次选2个或3个穴位，先行挑罐法（神阙穴忌针），然后于其他穴位上行单纯拔罐法，留罐10～15分钟。每3～4日1次。主治湿疹、皮肤瘙痒症。临床屡用，效果均佳。若为糖尿病、血液病引起的皮肤瘙痒症,用本法无效。

色　斑

色斑是一种局部皮肤色泽变异的慢性皮肤病,尤以黄褐斑为多见。本病好发于头面部,其他部位(如手、足部)次之。

【病因】　多因邪毒壅滞,经脉失畅,而致气滞血瘀,肤失所养;或饮食不洁,虫积内生,脾虚失运,以致虫毒、气滞郁于头面皮肤所致。前者多见于成年人,以继发性为多,后者多见于儿童和女性青年。

【症状】　头面部或肌肤局部呈现黄褐斑或淡白色斑,或色素沉着等肤色变异现象。

【疗法】

1. **复方三白散**　白芷、白芍、白附子各适量。上药共研细末,贮瓶备用。

用法:取 23 克药料,装入布袋内,制成药芯,将药芯装入固定带中,做成脐疗带。药带中心对准肚脐部,系于腰间。一般只白日佩戴。祛风养阴,祛斑减肥。主治面部黄褐斑、痤疮、单纯性肥胖。屡用效佳。

2. **去斑膏**　①山楂、葛根各 100 克,甘草 30 克,白芍 150 克。②鸡血藤、穿山甲、厚朴各 100 克,桂枝 30 克。③乳香、没药各 100 克,冰片 15 克。将①组药加水煎 2 次,合并煎液,浓缩成膏。②组药共研细末。③组药共溶于 95％的乙醇 200 毫升中,除去不溶物,再烘干为末。将以上 3 组药混合,贮瓶备用,勿泄气。

用法:取药粉 200 毫克填入肚脐内,外用胶布贴固。3～7 日换药 1 次。活血去斑。主治颜面色斑。屡用效佳。

3. **敷脐去斑方**　生地黄、山茱萸、枸杞子、牡丹皮、黄柏、墨旱莲各等份。上药共研细末,和匀,贮瓶备用。

用法:取药末 8 克,以食醋调匀,敷于肚脐上,外用胶布固定。3～5 日换药 1 次。养阴凉血,消炎祛斑。主治各种面部色斑。屡用有效。

4. 敷脐方 红花、生乳香、鸡血藤、穿山甲、土鳖虫、桂枝各等份,麝香少许。上药共研细末,和匀,贮瓶备用,勿泄气。

用法:取药末 10 克,以陈醋调匀成糊状,敷于肚脐上,外用胶布固定。3～5 日换药 1 次。活血化瘀,通络去斑。主治各种面部色斑。屡用有效。

5. 丹白膏 白芍、白芷、白茯苓、白僵蚕、白菊花、丹参、牡丹皮各等份。上药共研细末,过 100 目筛,贮瓶备用。

用法:取药末 15～30 克,用鸡蛋清或黄瓜汁调和成糊状,根据皮损面积大小,均匀地涂于患处,保留 21～30 分钟,清水洗去。每日涂 1～2 次。同时加敷肚脐处,上盖纱布,胶布固定。每日换药 1 次。7 日为 1 个疗程,中病即止。清热活血,祛风去斑(消斑祛瘀)。主治黄褐斑。治疗 107 例患者,连治 6 个疗程后,治愈 57 例,好转 44 例,无效 6 例,总有效率为 94.39%。

6. 祛斑散 白僵蚕、红花、川芎、白芍、苏木、生地黄、熟地黄、桂枝、黄芪各 30 克,冰片 5 克。上药共研细末,贮瓶备用,勿泄气。

用法:取药末 10 克,以白蜂蜜调匀成糊状,外敷于肚脐上,上盖纱布,胶布固定。每 2 日换药 1 次。7 日为 1 个疗程。益气通络,活血祛斑。主治黄褐斑。治疗 60 例患者,总有效率为 95%。

7. 祛斑贴脐散 麝香 1.5 克,白芷、白芍、当归、乳香、没药、厚朴、穿山甲、细辛、鸡血藤、白附子、丹参、大黄、苍术、白僵蚕各 30 克。上药共研细末,过 100 目筛,贮瓶备用,勿泄气。

用法:取药末 6～9 克,用食醋调匀成糊膏状,外敷肚脐上,上盖纱布,胶布固定。每日换药 1 次。同时加涂患处,每日涂 2～3 次。疏通经络,养血和血,疏风祛斑。主治黄褐斑。屡用有效,久用效佳。

8. 珍珠增白粉 珍珠数颗或珍珠层粉 1 克。上药磨粉,贮瓶备用。

用法:取药末 1～3 克,以水调成糊状,敷于肚脐上,上盖纱布,胶布固定。每周更换1次。每月敷1～2次。增白祛斑。主治颜面色斑。屡用效佳。

六、耳鼻咽喉科及其他疾病

咽喉病

【疗法】

1. **肾寒咽痛方** 半夏、桂枝、甘草、附子、姜汁各适量。将半夏、桂枝和甘草共研细末,用姜汁调和成糊状,备用。

用法:取药糊分别敷于肚脐及廉泉穴,另将附子贴足心涌泉穴,外用纱布覆盖,胶布固定。每2日换药1次。主治咽痛。

2. **黄连膏** 黄连3份,吴茱萸2份。上药共研细末,用米醋调和成软膏状,备用。

用法:取药膏适量,于入睡前分敷于肚脐和双侧涌泉穴上,油纸覆盖,胶布固定,次日晨起去掉。每日1次。3次为1个疗程。主治咽喉肿痛。

3. **柠檬玫蜜糊** 玫瑰花6克,柠檬10克,蜂蜜20克。将玫瑰花、柠檬共捣烂,加入蜂蜜调匀,如糊状,备用。

用法:将药糊敷于肚脐上,上盖油纸,胶布固定。每日换药1次。主治失音。

4. **菖远荷星散** 石菖蒲、远志、薄荷、胆南星各等量。将上药混合压碎为细粉,贮瓶备用。

用法:取药末2～5克,以生姜汁调匀成糊,填入肚脐,上盖纱布,胶布固定。每日换药1次。7日为1个疗程。主治失音。

5. **麝斑膏** 斑蝥12克(拌糯米炒黄,去米)、血竭、乳香、没药、全蝎、玄参各2克,麝香、冰片各1克。上药共研细末,和匀,贮瓶备用,勿泄气。

用法:在患者颈前按压,找到明显压痛点,用小块胶布剪1小孔,对准压痛点贴上,挑药末如黄豆大置孔中,外用胶布固定。夏天2～3小时(冬天6小时后)即起疱,起疱后揭去胶布,以消毒针头刺破水疱,流出黄水,涂以甲紫,盖上敷料,数日可愈。主治失音,凡急慢性咽喉炎、喉头结核、声带息肉、创伤等引起的失音均可用之。

6. 纳气膏 党参、川芎、当归、熟地黄、白芍、茯苓、菟丝子、五味子、杜仲、巴戟天、橘红、半夏曲各32克,牛膝、白术、补骨脂、胡芦巴、益智仁、甘草各15克,石菖蒲10克。加姜、枣各少许。上药用麻油熬,黄丹收,摊膏备用。贴肚脐及肚脐下。主治肾虚失音。

7. 贴脐方 芙蓉叶(鲜)适量,鸡蛋1枚。将芙蓉叶捣烂取汁煮鸡蛋,蛋熟去壳再煮,剖开备用。

用法:趁热取鸡蛋,一半贴于肚脐上,一半贴于囟门。每日1次。主治锁喉风,兼见牙关紧闭,口噤难言。

鼻 病

【疗法】

1. 清肺止衄散 黄芩、桑白皮、生地黄、玄参、侧柏叶各15克。上药共研细末,和匀,贮瓶备用。

用法:取药末适量,以凉开水调和成糊膏状,涂敷于肚脐上,外用普通膏药封固,同时将1贴与普通膏药贴于背部第6、7胸椎处。每3日换药1次。主治鼻衄。

2. 鼻衄散 生石膏30克,知母15克,麦冬18克,黄芩、牛膝各12克,清阳膏药肉适量。将前5味药共研极细末,过筛和匀,贮瓶备用。

用法:将膏药肉置于水浴上熔化,加入适量药末,搅匀,摊于布上,每贴量20～25克,分别贴于肚脐及胃脘处。每2～3日换药1次。主治鼻衄。

3. 龙柴止衄散 龙胆草、柴胡各15克,栀子、黄芩各12克,生地黄、白茅根各18克,木通9克,清阳膏1贴。上药共研极细末,和匀,贮瓶备用。

用法:取药末适量,以凉开水调和成糊膏状,外敷于肚脐处,外用普通膏封贴。每2～3日换药1次。主治鼻衄。

4. **止衄膏**　黄柏、牡丹皮、郁金、山栀子各15克,大蒜适量。上药共研细末,与大蒜捣匀成膏糊状,分为3份,备用。

用法:取药糊,分贴双足心涌泉穴及肚脐处,待足心及脐部有强烈刺激感时除去。每日1次。主治经行鼻出血不止。

5. **拔罐配穴方**　取神阙,用闪火法拔罐。每隔5分钟拔1回,连拔3回为1次。每日1次。约3日后病情缓解可改为隔日1次。10次为1个疗程。主治过敏性鼻炎。

口腔炎(口疮)

【疗法】

1. **黄石细辛糊**　黄柏、生石膏、细辛各2克。上药共研细末,贮瓶备用。

用法:取药末6克,用清水调匀成糊状,外敷肚脐上,纱布包扎固定。每日换药1次。连用3～7日为1个疗程。主治胃火口疮。

2. **朱砂滑石散**　朱砂3克,滑石10克,冰片1克。上药共研细末,贮瓶备用,勿泄气。

用法:取药末3～6克纳入肚脐,外用胶布固定。隔日换药1次。主治口疮。

3. **积热口疮膏**　大黄、硝石、白矾各等量,米醋、面粉各少量。上药共研细末,和匀,贮瓶备用。

用法:取药末15～30克,加入米醋、面粉各少量,调和成糊膏状,外敷于肚脐上和两足心涌泉穴,盖以纱布扎牢或加胶布固定。每日换药1次。连用3～4次见效。主治脾胃积热型口疮。

4. **五倍柏清散**　五倍子30克,炙黄柏、滑石(飞)各15克。上药共研细末,贮瓶备用。

用法:取药末6～9克,填入肚脐。上盖纱布,胶布固定。每日换药 1 次。主治口疮溃破。

5. 细辛敷脐方 细辛适量,上药研为粉末,加水或……重甘油或用米醋调和成糊状,储存备用。

用法:取药糊适量,做一药饼,贴敷肚脐上,上盖纱布,胶布固定。每 3 日换药 1 次。主治口腔黏膜疾病(如口腔炎、口腔黏膜糜烂、舌糜烂)。

6. 口腔炎散 辽细辛、正官桂、吴茱萸各 3 克。上药共研细末,贮瓶备用。

用法:取药末,撒满肚脐孔,并以指按紧,用胶布固定,勿使药物漏出。同时兼用本散涂药搽口腔溃疡处。主治口舌溃疡,久不收口。

7. 赴宴散 黄连、干姜、黄柏、黄芩、栀子、细辛各 3 克。上药共研细末,贮瓶备用。

用法:取药末 6～15 克,用水调成糊状,敷于肚脐,上盖纱布,胶布固定。主治口疮溃烂而痈。

8. 灸疗配穴方 取神阙,用艾条温和灸。将艾绒或加入其他药物(如丁香、吴茱萸、附子、细辛等以加强作用)做成艾条,点燃,对准肚脐部进行熏烤(悬灸),直到患者感觉温热舒适,即将艾条燃端固定在一定高度(一般距离 2 厘米左右)。连续熏烤 5～10 分钟,至局部皮肤发红为止。也可配合雀啄灸。每日灸 1 次,重者加灸 1 次。主治口腔溃疡。在灸治中,注意防止烧伤。孕妇勿灸。

结胸(胸腹膜炎)

【疗法】

1. 结胸膏 大黄、芒硝、甘遂、枳实各 6 克,清阳膏 2 贴。前 4 味共研细末,和匀,贮瓶备用。

用法:取药末 3 克,以蜂蜜调和成糊膏状,涂敷肚脐上,外用清阳膏封贴,同时将 1 贴清阳膏贴于胃脘部。每 2～3 日换药 1 次。主治结胸症。

2. **硝黄葶杏糊**　生大黄、芒硝、葶苈子、杏仁各 3 克。上药共研细末,和匀,贮瓶备用。

用法:取药末适量,以水调和成糊状,敷于肚脐上,常规法固定。每日或隔日换药 1 次。主治结胸。

抑 郁 症

【疗法】

1. **礞石丹**　石菖蒲、郁金、胆南星、茯苓、法半夏、远志、艾叶各 10 克,青礞石、透骨草各 20 克。将青礞石先煎 30 分钟,再加入余药煮 30 分钟,去渣取汁备用。

用法:将 1 块洁净纱布浸泡于药汁中,取出敷于神阙、气海、关元穴上 15 分钟,然后再敷心俞 15 分钟。每日 1 次。主治抑郁症。

2. **二石敷脐膏**　磁石、石菖蒲各 30 克,胆南星、朱砂各 16 克,远志、茯神各 60 克,琥珀 20 克,橘络、川贝母各 50 克。上药共研细末,过筛和匀,加有机泥或生铁落 500 克,研碎水煎取液,调匀,制成药物泥,备用。

用法:取药泥 15 克,贴敷于肚脐及脐周。每日 3 次,每次敷 20 分钟。主治癔症、抑郁。

3. **贴脐方**　黄连、牡丹皮各 10 克,肉桂 5 克,炒酸枣仁 20 克。上药共研细末,贮瓶备用。

用法:取药末 10～15 克,以酒、水各半调和成糊状,临睡前敷在肚脐上,外用塑料薄膜遮盖,胶布固定,次晨取下。每日 1 次,直至睡眠改善为止。主治神经衰弱、抑郁。

4. **贴敷方**　生地黄、茯苓、黄芪、白术、当归、远志、茯神各 64 克,益智仁、天冬、麦冬、柏子仁、半夏各 30 克,广陈皮 16 克,生甘草、黄连各 15 克,陈胆星、首乌藤各 24 克。上药共研细末,过 100 目筛,贮瓶备用。

用法:取药末,用麻油熬熟,入药末调匀成糊状,外敷于膻中、中脘、神阙、期门、章门穴上,常规方法固定。2～3 日换药 1 次。

10日为1个疗程。直至控制发作为止。主治癔症、抑郁症。

奔 豚

【疗法】

1. **消豚膏**　吴茱萸（米醋炒）、陈皮、黑附子各30克，肉桂10克，丁香6克。将上药烘干，共研细末，过筛和匀，贮瓶备用。

用法：取药末适量，加生姜汁调和成糊膏状，外敷于神阙、关元、肾俞穴上，上盖油纸、纱布，胶布固定。每日换药1次。主治奔豚气。

2. **温降气逆方**　干姜、附子、桂心、吴茱萸、橘核、川楝子、小茴香各等量。上药共研细末，和匀，贮瓶备用。

用法：取药末15克，以生姜汁和成糊状，敷于肚脐上，并热熨之。主治奔豚气。

关 格

【疗法】

1. **升降法方**　黄芪、柴胡、木香各6克，升麻3克，白术、槟榔各9克。上药共研粗末，布包之，备用。

用法：将药包放肚脐上，用热熨斗熨之。主治关格（虚证）。

2. **关格良方**　人参、附子各3克，麝香0.5克。上药共研细末，贮瓶备用，勿泄气。

用法：取药末6.5克，纳入肚脐，布膏盖之。主治阳气虚之关格。

3. **二石通葵散**　寒水石10克，滑石、血余炭、车前子、木通、冬葵子各30克，葱白15克。上药（除葱白外）共研细末，和匀，贮瓶备用。

用法：取药末10～15克，再将葱白捣烂，绞取汁调药粉为糊状，敷于肚脐上。主治急性癃淋热闭而呕。

4. **关格熨方**　葱白500克，麝香1.5克。将葱白切碎，与麝香拌匀，分成2包，备用。

用法:取药包,先以一包置肚脐上,热熨斗熨之,半小时另换一包(熨剂不温时则可换之),至愈为度。主治阴寒内盛之关格。

5. 冰麝皂角散 皂角、冰片、麝香各 1 克。上药共研细末,贮瓶备用,勿泄气。

用法:取药末 3 克,以黄酒调为糊状纳入肚脐上,通窍后,继用祛寒降火之剂即可。主治血瘀痰结之关格。

脚 气

【疗法】

1. 脚气膏 吴茱萸、木瓜、槟榔、大黄各 10 克。上药共研细末,贮瓶备用。

用法:取药末 10 克,用水调成糊膏状,敷于肚脐上,外用麝香止痛膏,封贴。每 2～3 日更换 1 次。主治湿脚气。

2. 遂丑散 甘遂、牵牛子各 15 克,荞麦面适量。上药共研细末,和匀,贮瓶备用。

用法:取药末 15 克,用水调匀,制成药饼,在锅内蒸熟后贴于肚脐处。主治脚气肿胀。

3. 田螺盐敷方 田螺数枚(去壳),食盐少许。将上药共捣烂如泥,备用。

用法:取药泥敷于肚脐上,上盖敷料,胶布固定。主治脚气上冲。

4. 二妙散 苍术、黄柏各 30 克,麝香膏药适量。将前 2 味药共研细末,备用。

用法:将麝香膏药置水浴上熔化,加入适量药末(约 35 克),搅匀,摊涂厚纸或布上,每帖重 20～30 克,贴敷于肚脐及痛处。每 2～3 日更换 1 次。主治脚气。

下焦蓄血

【疗法】

1. 蓄血膏(一) 苏木、当归、大黄、赤芍、桃仁、五灵脂、红花各 6 克,清阳膏药肉适量。将前 7 味药共研细末,和匀,贮瓶备用。

用法:将清阳膏药肉置水浴上熔化后,加入适量药末(约 35 克),搅匀,分摊于布上,每帖重 20～30 克,分贴于肚脐处及小腹部。每 3 日更换 1 次。主治下焦蓄血。

2. 蓄血膏(二)　生地黄 60 克,白芍、黄芩、黄柏、栀子、甘草各 30 克,牡丹皮 15 克,水牛角 100 克,麻油 300 毫升,黄丹 210 克,生石膏 120 克。先将前 8 味药用麻油熬枯,去渣,再加黄丹、生石膏(研末),搅匀收膏即成。

用法:取膏药肉适量置水浴上熔化后,摊涂于厚纸或布上,每帖重 20～30 克,贴于肚脐上。每 3 日更换 1 次。主治下焦蓄血。

胁　痛

【疗法】

1. 胁痛散　当归、川芎、白芷、陈皮、苍术、厚朴、半夏、麻黄、枳壳、桔梗各 3 克,吴茱萸 1.5 克,羌活、独活、牛膝各 2 克,甘草 1 克,散阳膏药肉适量。将前 15 味药共研细末,和匀,贮瓶备用。

用法:将散阳膏药肉置水浴上熔化,加入适量药末(约 15 克),搅匀,分摊于纸上或布上,每帖重 20～30 克,贴于肚脐上。每 2～3 日更换 1 次。主治气滞血瘀、痰郁寒凝、肝脉不利之胁痛。

2. 连翘龙栀散　连翘、龙胆草、栀子各等量,清阳膏 1 帖。将前 3 味药共研细末,贮瓶备用。

用法:取药末 9～15 克,以水调成膏状,涂敷于肚脐上,外用清阳膏封固。每 2 日换药 1 次。主治湿热型胁痛。

3. 行气止痛贴　当归、赤芍、柴胡、茯苓、白术、薄荷、川芎、香附、川楝子、延胡索、吴茱萸、青木香、乳香、没药、沉香、檀香、木香各等份。上药共研细末,过筛和匀,贮瓶备用。

用法:取药末 100 克,加透皮剂调和成糊膏状,分贴于中脘、神阙、章门、期门、日月等穴上,上盖纱布,胶布固定。每日换药 1 次。5 次为 1 个疗程。主治肝气郁结型胁痛。

4. **山甲行瘀散**　穿山甲 100 克,乳香、没药醇浸液 70 毫升,鸡血藤挥发油 0.5 毫升,冰片 0.5 克。将穿山甲研为细末,喷入乳香、没药醇浸液,烘干研为细末,再加入鸡血藤挥发油、冰片调和均匀,贮瓶备用,勿泄气。

用法:取药粉 1 克,以陈醋调和成糊膏状,敷于肚脐上,盖以软纸片、棉球,外用胶布封贴。每 3 日换药 1 次。4 次为 1 个疗程。主治瘀滞胁痛。

食管梗阻(噎膈)

【疗法】

1. **启膈糊**　桑树皮、荷叶、四季葱、皂角灰、红糖水各适量。将前 3 味药共捣烂,炒热,备用。

用法:取上药泥,贴心窝,或用皂角灰、红糖水调贴肚脐上。主治噎膈。

2. **噎膈丸**　胆南星 1 个,瓦楞子 5 克,生白矾 2 克,枯矾、雄黄、牛黄、琥珀、乳香、没药、珍珠、白降丹各 1.5 克,白砒 2.5 克,麝香 0.3 克,青鱼胆 2 个。上药除青鱼胆外,余药混合,共研细末,加入青鱼胆汁调和为丸,如芥菜籽大,收储备用。

用法:每穴取药丸 1 粒,放在黑膏药中间,贴敷在上脘、中脘、膻中、神阙穴上。每 2 日 1 换。15 日为 1 个疗程,至愈为止。如果连贴 2 个月无效,则改用其他方法治疗。主治噎膈,症见饮食不下、呕吐白沫、粪如羊屎。

3. **噎膈方**　枫树浆、皂角灰各适量。取枫树浆,收集作膏,掺入皂角灰和匀成膏状,备用。

用法:取药膏适量,贴肚脐上。每日或隔日 1 换,至治愈为度。主治噎膈呕吐、小便不利者。

4. **五膈方**　杏仁(去皮炎),香豉熬曲、干姜、吴茱萸、川椒各等份。将上药分炒去汁,共研细末,和匀,炼蜜为丸,每丸重 3 克,备用。

用法:取药丸,用以擦敷胸口(膻中)和肚脐处(神阙)。每日擦数次。主治噎膈反胃。

伤食(消化不良)

【疗法】

1. 补中消食散 党参、白术、炙甘草、半夏、陈皮、香附、木香、砂仁、益智仁、厚朴、神曲、干姜各适量,金仙膏2帖。以上药物除金仙膏外,余药混合,共研细末,贮瓶备用。

用法:取药末适量,炒热,填满肚脐孔,再将金仙膏加温软化,分别贴于肚脐处及上脘穴。每2日换药1次。主治伤食(脾胃虚弱型)。

2. 莱菔枳实熨 莱菔子、枳实、麸皮、食盐各适量,金仙膏1帖。

用法:将金仙膏加温软化,贴于患者的肚脐上(每2~3日更换1次)。再将莱菔子和枳实混合共研粗末,加入食盐、麸皮,在锅内炒热,用布包裹,乘热熨于脐腹部,冷则再炒再熨,每次持续40分钟。每日热熨2次或3次。主治伤食。

3. 复方棱莪熨 三棱、莪术、大黄、槟榔、苍术、香附、厚朴、半夏、陈皮、枳壳、山楂、麦芽、神曲、莱菔子、紫苏、生姜、食盐各适量,金仙膏1帖。

用法:将金仙膏加温软化,贴于肚脐上(每2~3日更换1次)。再将上述药物共研成粗末,在锅内炒热,用布包裹,趁热熨于脐腹部。冷则再炒再熨,每次持续40分钟。每日热熨2次或3次。主治伤食。

4. 伤食熨 苍术、香附、厚朴、半夏、陈皮、枳壳、山楂、麦芽、神曲、莱菔子、紫苏、生姜、食盐各适量,金仙膏1帖。

用法:将金仙膏加温软化,贴于肚脐上(每2~3日更换1次)。再将上述药物混合共研成粗末,在锅内炒热,用布包裹,趁热熨于脐腹部,冷则再炒再熨,每次持续40分钟。每日热熨2次或3次。

主治伤食、消化不良。

5. **加味香砂熨**　木香、丁香、砂仁、草果、莱菔子、枳实、麸皮、食盐各适量，金仙膏1帖。

用法：将金仙膏加温软化，贴于肚脐上（每2～3日更换1次）。再将上述药物混合共研成粗末，在锅内炒热，用布包裹，趁热熨于脐腹部，冷则再炒再熨，每次持续40～60分钟。每日热熨2次或3次。一方加附子、巴豆。主治伤冷食。

高脂血症、脂肪肝

【疗法】

1. **砂鱼贴**　砂仁30克，鲜鲫鱼1条，白糖50克。先将砂仁研为细末，鲜鲫鱼捣烂去刺，再加白砂糖，混合共捣烂，和匀如糊膏状，收储备用。

用法：每取药膏1/4量，分别贴敷于神阙、至阳、期门、阳陵泉穴上，用纱布覆盖，外用胶布固定。每日换药1次。7次为1个疗程。主治高脂血症、脂肪肝（湿热阳黄）。

2. **外用克消膏**　吴茱萸、海螵蛸各100克，三七、血竭、鸡内金、法半夏各50克，陈皮20克，莪术15克，生山楂30克。上药用麻油熬，黄丹收膏。

用法：按常规法贴于肝区、鸠尾、中脘、神阙、胃俞、脾俞及胃、脾经有关穴位上。每2日更换1次。12次为1个疗程，每疗程可间歇6日。主治脂肪肝。

3. **泽泻降脂膏**　泽泻、生山楂、龙胆草各30克，丹参20克，黄精、虎杖、荷叶、莱菔子各15克。上药共研细末，和匀，用米醋适量，调拌成糊膏状，备用。

用法：取药膏适量，分别均匀敷于神阙、期门、中脘、阳陵泉穴上，用纱布覆盖，外用胶布固定。每日换药1次。10次为1个疗程。主治高脂血症、脂肪肝。

4. **麝香散**　麝香2克，沉香6.5克，冰片1.5克。将沉香粉碎后与麝香、冰片共入研钵中反复研磨,混合均匀,贮瓶备用,勿泄气。

用法:取药末 0.5～1.0 克(或每穴 0.3～0.5 克),置入足三里、丰隆、三阴交、脾俞、中脘、神阙穴上,用胶布固定。每周敷药 3 次。一般 21 日为 1 个疗程。主治高脂血症。

瘿瘤(甲状腺肿)

【疗法】

1. **消瘿膏** ①麻油 500 毫升,浙贝母、红花各 10 克,蓖麻仁 20 粒,五铢钱 2 枚,蜘蛛 6 只,头发 1 小团,红丹 15 克。②乳香、没药、儿茶、麝香各 1.2 克。先将方①诸药中除红丹(另研末)外的余药放入麻油,浸泡 1 日,入锅,文武火煎熬至药枯,去渣,取油熬至滴水成珠时,徐徐加入红丹,不断搅拌,继取方②诸药共研细末,掺入方①药油中,拌匀,离火冷却,收膏备用。

用法:取药膏约蚕豆大摊于 1 块白布或蜡纸上,贴于肚脐上,用纱布束紧固定。每 3 日换药 1 次,至瘿瘤消失为止。主治瘿瘤。

2. **散瘿饼** 昆布、海藻、黄药子、夏枯草、丹参、生牡蛎、三棱、莪术各 30 克,麝香末 3 克,面粉适量。将前 8 味药共研为粗末,置入锅中加水煎 2 次,去渣,取 2 次药液混合熬成厚膏状,备用。

用法:取药膏 15 克,加面粉适量,和匀,控成圆药饼(直径约 1.5 厘米),蒸熟,然后把麝香末 0.5 克,纳入肚脐上,上置药饼,用胶布固定。每 2 日换药 1 次。3 个月为 1 疗程。主治瘿瘤。

先天性巨结肠症

【疗法】

1. **吴氏外敷方** 当归、白芍、白术、薏苡仁、桔梗、陈皮、大腹皮、玄明粉各 6 克,茯苓、莱菔子各 9 克。上药共研为粗末,加麸皮少许,拌匀,共炒黄后喷醋备用。

用法:趁热敷于肚脐处,外以纱布包扎固定。每日 1 次。主治先天性巨结肠之腑实证。

2. **通结散**　玄明粉、郁李仁、槟榔、川厚朴各等份。上药共研细末,和匀,贮瓶备用。

用法:取药粉 5 克,以白酒调和成软膏状,贴敷肚脐上,外以纱布包扎固定,便通除之。隔 2 日再敷 1 次。主治先天性巨结肠症,便结不通。

癌　症

【疗法】

1. **敷脐膏**　雄黄、轻粉、砒石各 2 克,蟾蜍 5000 克,蜈蚣 4 条,全蝎 4 个,白花蛇舌草 20 克,木鳖子、硇砂、黄药子各 4 克,天南星、山慈姑各 10 克,蜂房 7.5 克,冰片 6.5 克,斑蝥 3 克,大黄 5 克,干姜 50 克。上药共研极细末,用香油调和成软膏状,备用。

用法:取药膏 50 克,贴敷肚脐上,上盖纱布,胶布固定。每 2 日换药 1 次。主治胃癌。

2. **田螺甘遂散**　麝香 0.3 克,田螺(去壳)4 个,甘遂 5 克,雄黄 3 克。将后 3 味药共捣烂如泥,和匀,贮瓶备用。

用法:将麝香置于脐孔内(神阙穴),再取上药泥(以神阙穴为中心)平敷于肚脐上,用纱布包扎固定。每日换药 1 次。3 次为 1 个疗程。主治癌性腹水。

3. **和胃散**　姜半夏、白术、砂仁各 150 克,陈皮、云茯苓各 100 克,木通 60 克,甘草 30 克。上药共研为细末,和匀,贮瓶备用,勿泄气。

用法:先用消毒后的干棉球擦净肚脐,再取本散 0.5 克填于神阙穴内,外用麝香止痛膏封贴,以贴紧药末,不使外漏为度。48 小时更换 1 次。同时加用王不留行对准耳穴(肾上腺、神门、脑点、胃口)各 1 粒,胶布固定,按压 4 次或 5 次,3 日后去掉。未愈再贴压,至愈为度。主治肿瘤化疗后有胃肠反应者。

4. **肝癌定痛方**　龙脑冰片 30 克,丁香油 30 毫升,大曲酒 500

毫升,先将冰片研末入大曲酒中溶化,再把丁香油倒入同摇至均匀,密封备用。

用法:用时用脱脂棉球蘸上药液涂搽脐窝处及肿块疼痛处之皮肤上,每隔 1 小时涂搽 1 次,待痛减后,可酌情减少搽药次数。清热消肿止痛。主治肝癌肿痛。屡用有效。

5. 敷脐贴 穿山甲末(代)30 克,乳香、没药各适量,鸡血藤少许。用穿山甲喷入乳香、没药醇浸液,加入鸡血藤挥发油,食醋调糊,贴敷于脐中。活血通络止痛。主治肝癌瘀血积聚。屡用有效。